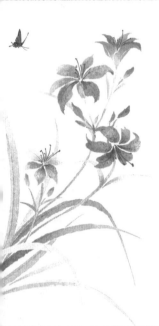

广东省名中医

# 黄德弘

## 临证医论医案选

黄德弘 主编

SPM
南方传媒
广东科技出版社
全国优秀出版社
广州

图书在版编目（CIP）数据

广东省名中医黄德弘临证医论医案选 / 黄德弘主编. —广州：
广东科技出版社，2023.11
　ISBN 978-7-5359-8070-0

　Ⅰ.①广…　Ⅱ.①黄…　Ⅲ.①中医临床—经验—中国—现
代　Ⅳ.①R249.7

　中国国家版本馆CIP数据核字（2023）第104650号

**广东省名中医黄德弘临证医论医案选**
Guangdong Sheng Ming Zhongyi Huang Dehong Linzheng Yilun Yi'an Xuan

出　版　人：严奉强
策　　　划：刘　耕
责任编辑：李　芹
装帧设计：友间文化
责任校对：曾乐慧　李云柯
责任印制：彭海波
出版发行：广东科技出版社
　　　　　（广州市环市东路水荫路11号　邮政编码：510075）
销售热线：020-37607413
https://www.gdstp.com.cn
E-mail：gdkjbw@nfcb.com.cn
经　　　销：广东新华发行集团股份有限公司
印　　　刷：广州一龙印刷有限公司
　　　　　（广州市增城区荔新九路43号一栋自编101房）
规　　　格：787 mm×1 092 mm　1/16　印张18　字数360千
版　　　次：2023年11月第1版
　　　　　2023年11月第1次印刷
定　　　价：89.00元

# 编委会名单

—— **主 编** ——

黄德弘

—— **副主编** ——

陈秀慧

—— **编 委** ——

吕金丹　刘　青　刘艳荣　许幸仪　何子意
张海峰　林法财　翁旭亮　翁映虹　梁颖愉

# 序

  岭南中医，渊博精湛，蕴藏真知，兼收并蓄，自成体系。上溯晋代，下迄今兹，脑病繁烦奇多，然名医辈出，学验精深，救人甚众，广受推崇。喜闻《广东省名中医黄德弘临证医论医案选》一书出版，旧学融新知，学科添新著，欣然为之序。

  黄德弘先生，杏苑深耕三十余载，勤求古训，博采众方，守规而取用于巧，临证善通于变，辨析独具见地；擅治脑科病及内科疑难杂症，对中风、血管性痴呆、抑郁症、偏头痛、眩晕、失眠等尤有卓识；贯以"辨证为主、辨病为辅"遣方用药，多从痰瘀论治老年脑病，善用加味通络方治疗中风，巧用黄连阿胶汤、十味温胆汤治疗顽固性失眠；首倡运用三期分经治疗周围神经病，执简驭繁，达"观其脉证，知犯何逆，随证治之"之效；另辟百会穴治疗脑梗死后抑郁症之蹊径，验之临床，疗效颇著。

  躬身岐黄济苍生，俯育桃李泽杏林，先生治学严谨，因材施教，怀技人才层出不穷，匠心传承成果丰硕。适逢中医药事业蓬勃发展，黄德弘广东省名中医专家传承工作室应时而立，《广东省名中医黄德弘临证医论医案选》一书出版，此乃工作室建设的又一成果展现。全书博观约取，归纳谋篇，分为医论医话、临证治验和验案选录三部分，医论部分述理明确，思路缜密；临证验案立法遣方，切中肯綮；令人可读而悟于心，临证应手而不苦于折肱。初学之士熟习而深思之，业医之人含咀而抉择之，是以广医学之识见，启后学之困蒙。余有感于此举嘉行，特书以贺之。

吴维城

广东省名中医

2022年10月

# 目 录
Preface

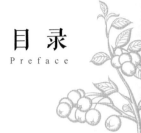

## 第一章　医论医话

## 第二章 临证治验

## 第三章　验案选录

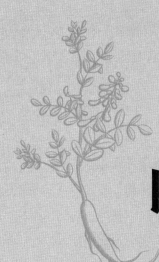

第一章

# 医论医话

# 第一节 黄德弘教授学术思想浅析

笔者师从黄德弘教授数载，对其学术思想有较粗浅体会，现试浅析之。

## 一、病证结合衷中参西

中医临床诊治疾病主要通过辨病和辨证。中医的辨病是通过疾病的全过程，特征上认识疾病的本质；辨证则是从疾病当前某一特定阶段的表现来判断其目前的病因、病机、部位及邪正关系等病理变化。"病"与"证"对疾病实质的反映侧重点各有不同，所以强调"辨病"与"辨证"相互结合。如同一种疾病中，在疾病发展的不同阶段，证候不相同，治法也不同，出现"同病异治"；而在不同的疾病中会出现相同或者相似的证候变化，治疗方法也就相同，即所谓"异病同治"。

黄德弘教授强调在临床中应辨病与辨证相结合。在按照中医传统的辨病与辨证的同时，还应该将现代医学疾病的鉴别诊断与中医的辨证相结合。中西医对疾病认识的方法明显不同：西医通过微观世界观察疾病，过于重视靶器官病理改变，忽视了患者整体机体功能、精神状态；而中医从宏观角度，以类比方式观察疾病某一特定阶段的表现，判断疾病的病因病机、部位及预后。中医因受文化影响，易忽视表面的症状而掩盖疾病内在的病理变化，有其局限性和不确定性。某一些疾病因为潜伏期、早期或无症状期可无任何不适，此时中医辨证施治会无证可辨，施治困难；若借助现代医学的相关检查，就可对这些"潜证""隐证"做出早期的诊断和治疗，以免延误病情。黄德弘教授强调现代中医师应该同时加强现代医学理论学习，并借助各种先进的检测手段，以利于疾病的早期发现，防止误诊、漏诊。中医临床医生不应该抱门户之见，应充分发挥中西医的优势，取二者之长，为我所用。黄德弘教授同时强调，中医的整体观及辨证思维有其独特优势，临证时切忌用西医的思维指导中医的辨证论治，不能以现代对中药的药理学研究代替中药的性味归经。诊治疾病时必须衷中参西，中西结合。

## 二、熟读经典，强调望诊

《黄帝内经》作为成书于两千多年前的我国最早的医学经典巨著，不仅全面总结了秦汉以前的医学成就，而且奠定了中医学的理论基础，书中对于诊法的有关论述更为后世四诊理论的形成及发展提供了理论来源。黄德弘教授熟读《黄帝内经》，尤其重视其中关于望诊方面的内容，其望诊除望舌外，还细分为望神、察色、观目、视形、审虚里等几个部分。

1. 望神

神是机体生命活动的体现，广义的神是指生命，狭义的神则指人体的精神活动。神来源于先天之精而又靠后天之精滋养，所以《灵枢·本神》言"生之来谓之精，两精相搏谓之神"，《灵枢·平人绝谷》又曰"故神者，水谷之精气也……五脏安定，血脉和利，精神乃居"。通过望神不仅可以了解五脏精气的盛衰，还可以综合观察评判人体的生命活动。神是一身的主宰，于全身皆有体现，需从神志、言语、目光、面色、声息、体态、脉象等多方面综合所见，但却更突出地表现于目光。《素问·脉要精微论》言"夫精明五色者，气之华也……夫精明者，所以视万物，别黑白，审短长"，故《素问·脉要精微论》主张"切脉动静，而视精明，察五色，观五脏有余不足，六腑强弱，形之盛衰，以此参伍，决死生之分"。黄德弘教授认为，临床上凡病见目光明亮，精彩内含，神志清楚，语言清晰，面色荣润，体态自如，脉象平和有力者皆为有神之象，虽病则易向愈；若病见目暗睛迷，瞳神呆滞，左右不等，神志昏迷，言语失伦，面色晦暗或颧赤如妆，活动迟钝或动作失常，脉象纷乱失神气者，皆为病危重之象。

2. 察色

色泽是脏腑气血之外荣，又有"察五色，观五脏有余不足，六腑强弱，形之盛衰"之语，可见通过察五色，可以了解脏腑气血之盛衰。而五

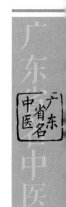

色的变化，以面部表现最为明显。《灵枢·邪气脏腑病形》曰："十二经脉，三百六十五络，其血气皆上于面而走空窍。"因此，通过观察面部五官色泽变化，可以察病之内外、表里、寒热、远近、病处、预后等。《灵枢·五色》曰："青黑为痛，黄赤为热，白为寒，是谓五官……沉浊为内，浮泽为外，黄赤为风，青黑为痛，白为寒……五色各见其部，察其浮沉，以知深浅；察其泽夭，以观成败；察其散抟，以知远近；视色上下，以知病处……"青、黄、赤、白、黑五色分属五脏，而五脏六腑和四肢关节在面部的反映各有其一定的部位。当不同脏腑发生病变时，面部五官有其相应的病色变化，根据面部各个相应部位色泽的变化，可以推测脏腑的病变、转归、预后等，如《灵枢·五阅五使》中言"肝病者，眦青；脾病者，唇黄；心病者，舌卷短、颧赤；肾病者，颧与颜黑"。《灵枢·五色》中曰："五色之见也，各出其色部。部骨陷者，必不免于病矣。其色部乘袭者，虽病甚，不死矣。"《黄帝内经》中除对五色对应于面部五官及主病进行论述外，亦对五色之明润含蓄与否，即"欲"与"不欲"进行了阐释，"赤欲如白裹朱，不欲如赭；白欲如鹅羽，不欲如盐；青欲如苍璧之泽，不欲如蓝……五色精微象见矣，其寿不久也"。通过对"欲"与"不欲"的细致观察，进而判断内脏精气衰竭与否，从而判断疾病的预后。

黄德弘教授很注重观察患者的面色，并且通过治疗过程中面色的青、赤、黄、白、黑等的变化，来调整处方用药。

3. 观目

《黄帝内经》中对观目诊病进行了深入的阐释，《灵枢·大惑论》有"五脏六腑之精气，皆上注于目而为之精"，又有"精之窠为眼，骨之精为瞳子，筋之精为黑眼，血之精为络，其窠气之精为白眼，肌肉之精为约束……"说明目部与五脏六腑都有密切的关系，并认为目部与面部五色在诊断中具有同等重要的价值。《黄帝内经》中阐述的白睛色诊，即五色诊法在观目上的运用，见《灵枢·论疾诊尺》中"目赤色者病在心，白在肺，青在肝，黄在脾，黑在肾"。《黄帝内经》中除对观目色进行论述外，亦对观目形有所阐释，《灵枢·水胀》有"水始起也，目裹上微肿，如新卧起之状……足胫肿，腹乃大，其水已成矣"，《素问·平人气象论》亦有"目裹微肿，如卧蚕起之状，曰水……"的描述。黄德弘教授临证中会根据《黄帝内经》中关于观目诊病的论述，结合"五轮"学说，以目部不同部位的形色变化，诊察相应脏腑的病变，协助处方用药。

### 4. 视形

《黄帝内经》中对体质、体形与疾病的关系做了探讨，如《素问》的"异法方宜论"篇及《灵枢》的"通天"篇、"寿夭刚柔"篇、"阴阳二十五人"篇等。黄德弘教授认为，外部形态与内部构造有一定联系，而内部构造又决定了生理功能、体形特点，从某个侧面反映了体质特点；特定的体质，又往往易患某些特定的疾病。不同的疾病可引起相应特定的形体改变，形体的改变亦可反映特定脏腑的盛衰。

黄德弘教授会通过视形诊病，即通过对形体的观察来判断疾病的病位、病性及预后。《素问·脉要精微论》言"头者，精明之府，头倾视深，精神将夺矣；背者，胸中之府，背曲肩随，府将坏矣；腰者，肾之府，转摇不能，肾将惫矣；膝者，筋之府，屈伸不能，行则偻附，筋将惫矣；骨者，髓之府，不能久立，行则振掉，骨将惫矣"，即通过对头、背、腰、膝、骨的病理形态的观察，来评估相应脏腑的情况。《灵枢·水胀》中言"水始起也，目裹上微肿，如新卧起之状，其颈脉动，时咳，阴股间寒，足胫肿，腹乃大，其水已成矣……"则通过对全身的观察来判断"其水已成"的情况。

### 5. 审虚里

《黄帝内经》中亦有关于审虚里以诊病的论述，即通过观察虚里的搏动，以候宗气的盛衰，从而对某些疾病的轻重、安危、死亡与否进行初步的判断。《素问·平人气象论》言"胃之大络，名曰虚里，贯膈络肺，出于左乳下，其动应衣，脉宗气也……乳之下，其动应衣，宗气泄也"，其对于审虚里的有关论述，确有它一定的临床价值。

《素问·阴阳应象大论》云："善诊者，察色按脉，先别阴阳；审清浊，而知部分；视喘息，听声音，而知所苦；观权衡规矩，而知病所主；按尺寸，观浮沉滑涩，而知病所生；以治无过，以诊则不失矣。"黄德弘教授关于望诊之方法不只尽于上述，其认为望诊只是诊法之一，尚须四诊合参，才可别病辨证。这也正符合《黄帝内经》所倡导的"诊必副"的诊断思想。

## 三、重视气血，巧用活血

黄德弘教授认为医学知识浩如烟海，须持之以恒，勤奋苦读，才能学到医中的真髓，打好牢固的医学基础。黄德弘教授熟读《黄帝内经》《伤寒论》《金匮要略》等中医经典书籍，旁及金、元、明、清历代的诸家医籍，重视气血的运行。《金匮要略》言："五脏元真通畅，人即安和。"即当人体气血通畅，腠理紧密，邪不易侵袭人体，从而减少疾病的产生。《医林改错》曰："治病之要诀，在明白气血。"黄德弘教授深受清代王清任的气血理论及活血化瘀的思想影响[1]，认为"血瘀"常夹杂在疾病各个阶段，强调运用不同的活血治法来治疗疾病。

1. 益气活血

对于气虚血瘀的患者，黄德弘教授善于临证运用益气活血的方法，用大量黄芪（用量常超过50 g），其思路来源于王清任的补阳还五汤。王清任提出"元气既虚，必不能达于血管，血管无气，必停留而瘀""人行坐动转，全仗元气。若元气足则有力，元气衰则无力，元气绝则死矣"，认为血瘀多因气虚所致，创立补阳还五汤，此汤以桃红四物汤为基础，配伍大剂量的黄芪补益元气，治疗"半身不遂，口眼㖞斜，口角流涎，遗尿不禁，语言謇涩，吐泻转筋，身凉多汗及痘后危证等"诸多气虚血瘀证。王清任补阳还五汤通过大量补气药配伍活血药，使元气充足，从而达到气通血活的目的。

黄德弘教授治疗中风后吞咽困难的自拟汤剂——顺咽方[2]也是仿补阳还五汤而成。另外，黄德弘教授还擅长用该法治疗中风之外其他证候为气虚血瘀的病症。

2. 理气活血

黄德弘教授认为，活血化瘀的同时，配伍理气药，可以通过消气结而更好地达到散瘀血的目的。如血府逐瘀汤治疗气滞血瘀之"头痛、胸痛、胸不任物、胸任重物、督闷、急躁、失眠梦多、夜不安"等病症，用当归、赤芍、川芎、桃仁、红花等大量活血化瘀药，佐以柴胡、桔梗、枳壳等理气药；而膈下逐瘀汤治疗"积块、痛不移处、卧则腹坠、肾泻、久泻"等病症，用五灵脂、当归、赤芍、川芎、桃仁、红花等活血药，配伍乌药、香附、枳壳等理气药；通窍活血汤治疗"头发脱落、酒渣鼻、耳聋年久、白癜风、牙疳、出气臭"等病症，用赤芍、川芎、桃仁、红花等活血化瘀药，配伍葱、姜等理气药。

黄德弘教授认为，根据血瘀阻滞的不同部位，配伍不同的理气行气药物，药物升降有序，通达上下，使气通血畅。对中风、头痛、痹病等患者，多配伍少量桔梗、柴胡、香附、青皮、乌药、枳壳、石菖蒲等药，理气行气，畅达气机。

### 3. 化痰活血

黄德弘教授认为痰瘀互结的证候，临床多见于脑科疾病，如中风、头痛、痹病，只要证型相同，均可"异病同治"。痰和瘀既是病理产物，同时又是致病因素，它们在病理上的相互影响与其致病特点密切相关。痰之为病，随气流行，脏腑经络，巅顶四末，全身上下，无处不到，因此，痰邪致病相当广泛。加之痰性黏滞，极易阻碍血行，久则血瘀不畅，痰瘀互结，形成痰瘀同病[3]。如王清任的癫狂梦醒汤治疗"哭笑不休，詈骂歌唱，不避亲疏，许多恶态"的癫狂病，它以桃仁、赤芍等活血化瘀药配伍燥湿化痰的半夏、陈皮、苏子等药物，佐以香附、青皮理气行气，共奏活血化痰之功。故黄德弘教授以癫狂梦醒汤和二陈汤加减，用于治疗痰瘀互结的阿尔茨海默病、失眠、癔病等。

## 四、调治未病，未病先防

《素问·四气调神大论》说："是故圣人不治已病治未病，不治已乱治未乱，此之谓也。"《灵枢·逆顺》也说："上工，刺其未生者也；其次，刺其未盛者也；其次，刺其已衰者也。下工，刺其方袭者也；与其形之盛者也；与其病之与脉相逆者也。"黄德弘教授认为"上工"，能够预见和分析出"疾病"的各方面因素，从而防其病发作，而"治未病"思想是中医几千

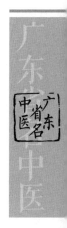

年防病治病的核心理论之一[4]。

黄德弘教授认为"治未病"包含三个方面的含义。

1. 未病先防

注重养生，预防疾患的发生。重视情志调养，鼓励患者听音乐、练书法、画画，保持心胸开朗，避免情绪过度激动；注意生活起居规律，膳食营养合理，并进行适当的运动，如练八段锦、太极拳等；医师也可在医院、社区开展一系列具有中医特色的科普工作。

2. 既病防变

在治疗疾病的过程，中医必须掌握疾病的发生、发展规律及其传变途径，尽早诊断，进行早期干预治疗。在疾病发作加重之前或者疾病未愈时，争取治疗的主动性，防止疾病出现由浅入深、由轻到重的转变。黄德弘教授认为，许多疾病目前是无法根治的，可以将中西医互相结合，达到一种稳定的状态即可。以慢性肾功能不全为例，其为慢性疾患，只能用药物，甚至西医的血液透析维持肾功能，对患者做中医养护宣教，能防止慢性肾功能不全进一步恶化。又如脑梗死超急性期，可以运用中西医结合方法，予患者中医辨证施治的同时，予西医动静脉溶栓治疗，目的是减少患者的致残率，提高患者生活质量。

3. 愈后防复

愈后防复指疾病治愈之后防止疾病的复发。黄德弘教授认为，疾病刚愈，机体阴阳气血津液平衡功能尚未稳定，此时若不注意调养护理，疾病容易反复。例如脑梗死患者，黄德弘教授强调尽早行针灸、康复锻炼，以促进患者恢复，并建议患者改善饮食方式，保持情志调畅，增强患者生活信心。

（许幸仪　整理）

**参考文献：**

[1] 黄德弘, 刘孟渊. 王清任气血理论和调气活血组方思想特色探析及运用体会 [J]. 上海中医药杂志, 2014, 48（5）: 26-29.

[2] 刘健红, 黄德弘, 黄坚红. 顺咽方治疗脑梗死后假性球麻痹38例临床观察

[J]. 新中医, 2009, 41 (12), 38-39.

[3] 谢一民. 痰瘀同治癫痫探讨 [J]. 现代中西医结合杂志, 2008, 17 (30)：
4694-4695.

[4] 吴申, 周端. 关于"治未病"思想思考 [J]. 辽宁中医药大学学报, 2013, 15 (5)：
140-141.

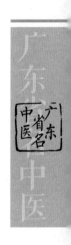

# 第二节　黄德弘教授对辨证与辨病的思考

辨证和辨病是中医学中最常见的两个术语，它们的共同之处是"辨"，即对四诊获得的信息资料进行辨析，它们的不同之处是"证"和"病"，即通过辨析确诊"病"或通过辨析确立"证"。

中医学的"证"是对处于某一阶段疾病的病因、病位、病性、病势等方面的概括。辨证，就是通过对四诊资料的分析，得出包含以上几方面内容的结论。

中医学的"病"是从某个角度概括出疾病中各种症状体征发生、发展的规律性。所谓的"病"具有一定发展规律的演变过程，具体表现出若干特定的症状和各阶段的相应证候。而不同疾病临床表现的产生和消失具有一定的规律性，故辨病，就是去判别具有某种规律性的症状、体征的病因、病机、发展过程及预后转归等内容，然后对此从总体上冠以病名，以便一见病名，就能对该病的总体情况一目了然。

对于病与证的关系，黄德弘教授认同"病者本也，体也；证者标也，象也，有病始有证"。病（病名）代表疾病整个发展过程的特点与规律，是疾病的基本矛盾。证（证名）代表疾病发展过程中某一阶段的主要矛盾。病为纲，证为目；病为整体，证为局部；证从属于病，证只有在病的基础上才有自己的特殊性可言。有病才有证，证是在病的基础上产生的。

证与病的区别，在于二者分别是对疾病中某阶段主要矛盾和全过程基本矛盾的概括。所以，辨证，就是去认识疾病某阶段的主要矛盾，它注重的是疾病过程中，某阶段内的症状、体征及其可能发生的变化；辨病，则是去认识疾病全过程的基本矛盾，它注重的是疾病过程中，各种症状、体征发生发展的基本规律及疾病的预后转归[1]。

简单来说辨证就是证候诊断，辨病就是病名诊断。黄德弘教授认为中医的病名诊断（辨病）有其局限性。

## 一、中医病名笼统，缺乏规范

中医许多病名是朴素的、直观的、笼统的，缺乏标准，靠四诊得到的诊断也较为模糊，对疾病的全过程缺乏完整的认识。例如现代医学对高血压病、糖尿病的认识已经较为完善，而对于新发的无症状的高血压病、糖尿病，中医传统的病名往往无法很好地对应。比如消渴病，中医诊疗强调的是上、中、下三消，但这不是现代糖尿病的全过程，也不能概括糖尿病患者的全部症状，所以现在糖尿病以"消渴"作为病名，有其一定的局限性。

## 二、中医病名特异性差

中医临床的很多病名主要根据患者发病过程中比较突出的症状或体征而确定，特异性差。中医传统病名概念模糊，或以症状命名，如咳嗽；或以病因命名，如痰饮；或以病位命名，如腰痛；或以季节命名，如春温……这些命名标准不统一，无法反映疾病本质，由此带来的中医临床对疾病的模糊的诊断已难以适应当今医疗保健的需求。另外，大部分以症状命名的疾病，既可以是病名，也可以是症状。例如水肿，可见于现代医学的肾病，也可见于心力衰竭，然而这两种疾病在本质上存在很大的差异，而水肿的病名无法体现这两种病的差异。

## 三、中医传统的病名体系较局限

现代检测技术可以在疾病的早期发现特异性指标的异常（如高血压病、高尿酸血症），此时患者往往无临床症状，无病可辨。中医传统的病名体系显然已经不适应当今医疗发展的需要。

## 四、中医病和证不能解释疾病的全过程

病和证还不能简单地全部用疾病的全程和阶段来解释，病和证因时代的

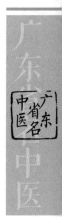

发展而发展、转化，古代不少的疾病，如黄疸、咳嗽、水肿等，在现代医学看来它们是临床症状而不是病名。而一些古代的证，如痉证、痫证等，今日已逐渐发展成为单独的疾病。

因此，黄德弘教授认为中医的辨病不能适应现代中医发展的要求，中医的辨病应与西医的辨病互相参照结合，才能更精准地进行辨病。而精准地辨证比辨病显得更为重要。

黄德弘教授在临床实践工作中是以辨证为主、辨病为辅的方式治疗疾病的。辨证论治原则的确立，得益于张仲景的《伤寒论》，张仲景在《素问·热论》的基础上，密切观察外感病的发展变化过程，根据病邪侵害经络、脏腑的盛衰程度，患者正气的强弱以及有无宿疾等条件，寻找发病规律，创立了六经辨证，把一个"伤寒"病，辨出不同的"证"，开中医辨证论治之先河。另外，张仲景在六经辨证的基础上，将六经分为三阳经、三阴经，首次提出了表证、里证、寒证、热证、虚证、实证的概念，为后世八纲辨证理论的确立奠定了基础。

辨证即认证、识证的过程。证是对机体在疾病发展过程中某一阶段病理反映的概括，包括病变的部位、原因、性质及邪正关系，反映这一阶段病理变化的本质。因而，证能比症状更全面、更深刻、更正确地揭示疾病的本质。所谓辨证，就是根据望诊、闻诊、问诊、切诊这四诊所收集的资料，通过分析、综合辨清疾病的病因、性质、部位及邪正之间的关系，概括、判断为某种性质的证。

现代西医诊疗过程中，如果通过现有检查手段无法获得客观阳性指标，即使患者有主观不适，也无法做出诊断，没有诊断，更谈不上治疗。但此时中医却可以根据患者主观症状的描述，进行中医辨证，然后进行治疗。这样运用中医辨证就可以弥补西医因缺少客观数据无法确诊和治疗的不足。

不难发现，辨病和辨证是相互关联的一个整体，辨病是认识和解决疾病的基本矛盾，而辨证则是认识和解决疾病过程中的主要矛盾。就辨证和辨病方法而言，它们是相辅相成的[2]。黄德弘教授认为，治疗疾病应从抓主要矛盾入手，故其以"辨证为主，辨病为辅"的思想体系来指导治疗疾病。

黄德弘教授认为中医临床认识和治疗疾病，既辨病又辨证，但主要不是着眼于"病"的异同，而是要将重点放在"证"的区别上，通过辨证进一步认识疾病。例如，上呼吸道感染是一种疾病，临床可见恶寒、发热、头痛、身痛、咳嗽、咽痛、鼻塞、流涕等症状，按照中医辨病，因患者个人临床表现的不同，主诉可以有发热或咳嗽或头痛或咽痛或流涕等的不同，故中医辨病诊断，根据患者的临床主诉、发病季节等可以有"感冒""咳嗽""温病""头痛""急喉痹""伤风鼻塞"等的不同病名诊断。但由于引发疾病的原因和机体反应性的不同，辨证方面又可以分为风寒、风热、暑湿等不同的"证"。黄德弘教授认为，对于这种情况，无论辨病是什么，只要辨证时辨清了属于何种证型，就能正确地选择相应的治疗原则，从而采用辛温解表、辛凉解表或清暑祛湿解表等辨证治疗方法给予适当的治疗。就上呼吸道感染来说，辨病即使辨错了（如把感冒辨成咳嗽，或把感冒辨成温病），但只要辨证对了，患者的疾病是可以治好的。反过来，即使辨病对了，但辨证错了（如把风寒辨成风热），那么患者的疾病是不能够治好的。

黄德弘教授认为，当今世界日新月异、现代科技飞速发展，中医学理应大胆吸纳现代医学发展的成果，积极采纳、吸收、借鉴现代医学的疾病诊断方式，走中医辨病与西医诊断大融合、共发展的道路，以"辨证为主，辨病为辅"的方式，借助现代医学检查诊断手段精准辨病的同时进行辨证，充分发挥辨证论治的特色优势，发挥中医宏观辨证、整体辨证的特长，以掌握患者的整体功能、综合性的病理本质为主要目标，以患者当前的证候表现为主要依据，参照患者本身与其生活环境中的症状和体征，通过综合辨析得出辨证结论，使辨证论治更好地为治疗患者的疾病、获得最佳疗效提供依据。同时，在辨证中要充分参考现代声学、光学、影像学等技术，如胃镜、计算机断层扫描技术（CT）、磁共振成像（MRI）等先进手段，使辨证更客观、更精细、更准确、更便利，才能更完整、更准确、更本质地治疗疾病。只有这样，才能使古老的中医焕发出新的生命力。

基于"辨证为主，辨病为辅"的思想体系，黄德弘教授在临证中，只要辨证的证型相同，就可以用治疗这个证型的经方、时方，而不必拘泥于此

广东省名中医

经方、时方原来是治疗哪一类疾病。如补中益气汤，其出自李东垣的《脾胃论·饮食劳倦所伤始为热中论》中，为补气升阳的代表方，以少气懒言、四肢无力、饮食无味、中气下陷、舌淡苔白脉虚软无力为辨证要点。其方药组成有黄芪、人参（党参）、白术、炙甘草、当归、陈皮、升麻、柴胡、生姜、大枣。黄德弘教授在临证时，只要辨证为中气不足证的患者，不论其辨病为何种疾病，均给予补中益气汤治疗，如头晕、头痛、便秘、久咳、失眠、痹病、多汗症等疾病，当其辨证为中气不足时，黄德弘教授给予补中益气汤治疗，取得较好的临床效果。

类似的辨证治疗，黄德弘教授也曾用独活寄生汤（桑寄生40 g）治疗肝肾不足型帕金森病，小柴胡汤加化痰药治疗癫痫，桃红四物汤加蒺藜、蔓荆子、全蝎治疗血瘀型偏头痛，加味当归芍药散治疗阿尔茨海默病，血府逐瘀汤加葛根治疗臂丛神经损伤，补阳还五汤（黄芪30～40 g）治疗多发性神经炎，葛根汤治疗颈椎病颈背部肌肉痉挛，桃红四物汤合生脉饮加减治疗糖尿病周围神经病变，等等。

黄德弘教授认为，必须透过疾病的证，即如咳嗽、头痛、发热等外在表现，才能对病有所理解，进而分析疾病发生、发展、变化全过程的机制，并结合各种具体疾病的发展规律推断疾病往后的变化可能性，以制订当时最合宜的治法与方药。如此，辨病并不只停留于"具体疾病"间的鉴别诊断，而是强调对疾病动态变化全过程的掌握，辨证并不只是对阶段性病机的判断，而是为了更好地认识和把握整个疾病的过程。是故凡欲认识疾病，了解病机，必先从辨证入手，辨病与辨证不可分离，这亦是中医诊察任何疾病的共同方法。所以，辨病与辨证关系的真实内涵，应是结合对具体疾病规律的认识，透过观察和分析患者"证"的表现，从而对疾病发生、发展、变化过程的内在机制（病机）作出全面、准确的判断。

因此，黄德弘教授认为要提高中医临床辨证论治的治疗效果，必须正视辨证论治的临床地位，充分发挥辨证论治的指导作用，将辨病与辨证二者紧密结合。先辨病，对疾病的发病原因、病变规律和转归预后有一个总体的认识；再把重点放在辨证上，根据临床表现和检查结果来辨析患者当前处于病变的哪一阶段或是哪一类型，从而进一步确立"证候"，再根据辨证结果（而不是辨病结果）来制定相应的治则治法并处方遣药，逐步建立"以辨证为主、以辨病为辅"的中医疾病诊疗模式，以此提高临床疗效。

（陈秀慧　整理）

**参考文献：**

［1］肖正文，王妍. 急性脑梗死中医辨证分型与客观指标的临床研究进展 [J]. 中西医结合心脑血管病杂志，2014，12（3）：363-365.

［2］许玉皎. 中风病名分析及现代中风病诊断 [J]. 中医药导报，2011，17（5）：6-8.

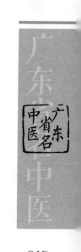

# 第三节　黄德弘教授对老年脑病病理基础的探析

中医脑病学是中医内科学的重要分支，它以中医基础理论为依据，系统阐发脑病的解剖、生理、病理、病因病机、诊治及康复、保健。其涵盖了现代医学神经病学、精神病学相关内容，包括中风、眩晕、头痛、周围神经病、运动神经元病、帕金森病、肝豆状核变性、癫痫、多发性硬化、肌营养不良、重症肌无力、抽动症、脑瘫、痴呆、精神病等多种疾病。

对于老年人的脑病，黄德弘教授认为，其病理基础离不开"痰""瘀"二字。痰、瘀是老年脑病的病理基础。

## 一、痰瘀相关的学术理论源远流长

《灵枢·百病始生》说："凝血蕴里而不散，津液涩渗，著而不去而积皆成矣。"说明了津液与血瘀相互影响的病变过程。

东汉张仲景《伤寒杂病论》首先提出了"瘀血""痰饮"病名，创立了大黄牡丹汤、抵当汤、鳖甲煎丸、桂枝茯苓丸、大黄甘遂汤等痰瘀同治的方剂。

隋代巢元方《诸病源候论》中明确指出"诸痰者，此由血脉壅塞，饮水结聚而不消散，故能痰也"，首次阐明了瘀血化痰的病理过程。

元代朱丹溪在其所著的《丹溪心法》一书中，首次明确提出了"痰挟瘀血，遂成窠囊"这一科学论断，并极力倡导痰瘀同病，需痰瘀同治才能取效，对后世痰瘀相关学说的发展影响极大。

明代孙一奎指出"津液者，血之余，行乎脉外，流通一身，如天之清露。若血浊气滞，则凝聚为痰，痰乃津液之变，遍身上下，无处不到"，故论治痰瘀互患之病（如中风、头痛），每从气、血、水入手。

明代龚廷贤治瘿瘤创制消瘤五海散以化痰软坚、破血祛瘀。此外竹沥化痰丸、沉香化滞丸等，均化痰与祛瘀并举，实为痰瘀同治之良方。

清代名医叶桂对痰瘀相关学说卓有发挥，首先创立了"久病入络"学说，认为久病入络，须考虑痰瘀互阻之证。在治疗上，将痰瘀同治法广泛地应用于痛证、郁证、痹病、积聚、癥瘕、噎膈及多种妇科病证。在用药上，善用虫类药物，如虻虫、鳖甲、地龙、蜂房、蜣螂虫、水蛭等类，以其血肉之质、动跃攻冲之性，疏经剔络，追拔沉混气血之邪，荡涤痼结之凝痰败瘀。

王孟英对温胆汤的应用尤有心得，其曰："温胆汤去姜枣加黄连，治湿热挟痰而化疟者甚妙，此古人所未知也。"王氏对痰瘀相关亦深有认识，乃曰："痰饮者，本水谷之悍气……初则气滞以停饮，继则饮蟠而气阻，气既阻痹，血亦愆其行度，积以为瘀。"王氏治痰多用丝瓜络、茯苓、蛤壳、贝母，活血喜加丹参、桃仁、红花。

清代唐容川撰写血证专著《血证论》，该书指出，"血瘀既久，亦能化为痰水""瘀血流注，亦发肿胀者，乃血变成水之证"，堪称痰瘀同治之大家。

综上所述，可见痰瘀相关学说源远流长，内容丰富。

## 二、痰瘀是老年脑病的病理基础

黄德弘教授博采上述古代医家的观点，总结后认为痰瘀是老年脑病的病理基础。老年人的脑病不同于年轻人的脑病，其病因病机与年轻人是不同的。从老年人的生理病理上来讲，人到老年脏腑日衰，五脏俱虚。而脏腑虚衰是老年人发病的重要因素。"邪之所凑，其气必虚"，故老年病以虚为本，但虚能致实。

老年人随着年龄的增长，肾气渐衰，肾为五脏阴阳之根本，肾虚则各个脏腑的生理功能皆会衰退，运化不足，累及气、血、阴、阳，使其出现亏虚。老年脑病发病以虚为本，而以肝、脾、肾及气、血、阴、阳的亏虚为主。诸虚动力不足，无力推动津血运行、化生，血与津液的运行失常，致痰瘀形成。

肾为元气之根，气血运行的动力在于肾气的推动，肾精亏虚，元气不足，津血运行无力，停而为瘀。且肾精少不能化血，五脏六腑不得濡养，血脉滞涩，津亏血枯而成瘀。另外肾主水，肾气虚而水液易于聚为痰饮。

脾主运化全身水谷精微，脾虚运化失常，精微反聚而为痰；脾肾亏虚，气血化生无源，气血亏虚，血行不畅而为瘀；脾肾亏虚，津液不归正化，代谢失常，停留体内则为痰。脾虚精微物质不化，淤积体内则为痰瘀。广东地处岭南地区，气候多雨、潮湿，被称为"疫瘴之地"。常年居住于此，广东人脾虚多湿，脾气虚弱，湿气外侵，加之临海，多食海产品，肥甘与湿气积聚，结而为痰，痰湿中阻，气血不畅，久而成瘀，瘀血阻滞脉络，脑失所养，故发为脑病。

心主一身血脉，心气虚则鼓动无力，而致血行迟缓，久则成瘀。肝主疏泄一身之气，肝气虚则疏泄无能，气滞血凝。肝之阴血亏虚，疏泄失常，气机不畅，津血不行而为痰瘀。肺主治节，通调水道，肺气虚则失于宣肃，肺津不布，凝而成痰。肾为阴阳之根本，脾为气血生化之源，脾肾既虚，则气血阴阳俱虚。故老年人五脏虚衰均可引起痰或瘀，痰阻气滞，血行不畅则瘀；瘀血阻滞，水津敷布运行不利又可聚而为痰。

气虚推动无力，则血与津液不能正常运行输布，在血则为瘀，在水则为湿为痰，瘀痰互结充于脉，导致气血运行不畅。故气虚则血瘀痰凝。

阳虚为气虚之甚，血得温则行，津得温则化，阳气虚衰，无力温煦、推动，津血运行迟缓，最终成为痰瘀。

阴血对脏腑、经脉有濡养的作用，阴血不足，津液虚少，血液浓缩，脉道滞涩，血行不利而为瘀。

故老年脑病虽以虚为主，但诸虚皆可生痰瘀，痰瘀形成后又会进一步加重诸脏气血亏损，因虚致瘀，因瘀益虚，虚实夹杂，病情缠绵难愈。故痰瘀内生是老年脑病发生发展的重要病理基础[1]。

随着现代社会物质生活水平不断提高，饮食中肥甘厚味逐渐增多，而老年人脾胃虚弱，运化不及反生痰湿，加之老年人活动减少，久坐久卧血液运行缓慢，也易产生痰瘀互结之证。此类患者往往痰瘀互结，致使清阳不升、浊阴不降，清窍痹阻，经络不通，不通则痛；痰浊瘀血内生，使清阳精血不能上充脑脉，清窍失于濡养，经脉不荣，而导致各种脑病的发生。

痰瘀是肝肾亏虚、五脏虚损的病理产物，痰瘀形成后阻于肢体、筋脉、脑络。脑络受阻，肝肾之精及气血难以上达，脑髓不得濡养，其主司运动、思维、神志功能失常，则会出现肢体乏力、震颤、笨拙、迟缓、表情呆滞、言语不利、反应迟钝等表现。痰瘀阻于体内，经络不通，筋脉不得肝之气血濡养，则会出现拘挛、僵硬、震颤、乏力的症状。同时肝肾两脏亦需气血源源不断地供给，才能保持其精血的充足，痰瘀阻滞于内，气血不能归于肝肾，肝肾亏虚，即使应用大量滋补肝肾之品，亦难化为气血精微补养肝肾，所谓"瘀浊不去，新血难生"，甚至滋腻之品可能加重气滞，致痰瘀益重。因此老年脑病虽以脏腑亏虚为发病基础，但痰瘀为其关键病理因素[2]。

对于老年脑病的治疗，黄德弘教授以活血化瘀、祛痰通络为总的论治原则，兼顾标本，祛邪佐以扶正，在活血祛痰的同时，根据患者个体因素给予补气、养血、健脾、安神养心等，概以缓急补虚为要务，而切忌头痛医头。

黄德弘教授常用的祛瘀药有川芎、当归、地龙、赤芍、桃仁、红花、丹参、三七等。黄德弘教授治疗瘀血证善用地龙、全蝎、蜈蚣等虫类活血化瘀药，取其强大的"逐恶血""搜逐风邪""通经络"之功，祛除停滞于经络血脉的瘀血痰浊，以达到止痛之目的；川芎具有活血行气，祛风止痛之功，又秉升散之性，能上行头目，为治脑病之要药；同时配以当归、赤芍、丹参等缓和之品，既能行气化瘀，又可补血，瘀血祛而新血生，祛邪而不伤正。黄德弘教授常用的活血祛瘀方剂有通窍活血汤、桃红四物汤、血府逐瘀汤、补阳还五汤等，临证均获良效。

黄德弘教授治疗痰浊常用半夏、石菖蒲、茯苓等化痰祛浊健脾药，半夏为治痰要药，善治肺胃湿痰以及经络之痰浊；石菖蒲辛温开窍，芳香而散，能"利九窍，明耳目，发声音"；茯苓健脾利水，治痰之根本，常用方剂有

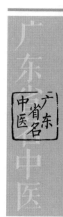

半夏白术天麻汤、二陈汤、温胆汤、平胃散等，临证屡获良效。

黄德弘教授提出的"痰瘀是老年脑病的病理基础"的学术观点，切合老年人的生理特点，特色鲜明，对老年脑病的临床诊疗具有深刻的指导意义。

（陈秀慧　整理）

**参考文献：**

［1］史嵩海，祁占宁，项荣. 李军从痰瘀论治脑病经验 [J]. 河南中医，2012，32
（6）：683-685.

［2］吕廷国，宫会爱，吕杰. 论"虚"、"瘀"、"痰"是各种老年性疾病的共同生理病理基础 [J]. 中国民族民间医药，2011，20（9）：96.

# 第四节　黄德弘教授对王清任气血理论和调气活血组方的认识

黄德弘教授深受王清任学术思想的影响，临床中擅长灵活运用王清任气血理论和调气活血组方来治疗疾病。其认为，王清任的气血理论及调气活血组方是科学的、实用的、合理的。

## 一、王清任气血理论的渊源

黄德弘教授认为，王清任气血理论源于《黄帝内经》。

《素问·调经论》言"人之所有者，血与气耳……气血正平，长有天命"，指出人之根本乃气血。气的温煦，血的濡养，维持着人体五脏六腑、四肢百骸的正常生理功能。生理上气与血互根互用，病理上亦互相影响。《素问·调经论》曰："五脏之道皆出于经隧，以行血气，血气不和，百病乃变化而生。"其认为疾病的发生源于气血的病变，气血失和是疾病产生的根本原因，在治疗上以调和气血为基本原则，如《素问·至真要大论》所云"谨守病机，各司其属……必先五胜，疏其血气，令其调达，而致和平"，指出调和气血的根本目的在于气血通畅，各守其位，气血相随，初步建立起气血理论及论治方法。

王清任传承《黄帝内经》气血理论，十分重视气血在人体中的作用，尤其重视元气在人体生命中的作用，其在《医林改错·半身不遂本源》[1]中指出"人行坐动转，全仗元气。若元气足则有力，元气衰则无力，元气绝则死矣"。而人体发生疾病的基础在于气血，气血失调是外感内伤一切疾病发生的基础。《医林改错·气血合脉说》指出："无论外感内伤，要知初病伤

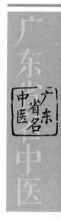

人何物，不能伤脏腑，不能伤筋骨，不能伤皮肉，所伤者无非气血。"同时认为"治病之要诀，在明白气血"。强调临证治病的关键在于重视气血，调理气血；主张"审气血之荣枯，辨经络之通滞"，若"能使周身之气通而不滞，血活而不瘀，气通血活，何患不除"[2]。可见，王清任的气血理论源于《黄帝内经》，其调气活血的立法和组方思想是对《黄帝内经》气血理论的进一步发挥，开创了补气活血治疗中风的先河[3]。

## 二、王清任气血理论是仲景学说等的继承和发展

王清任气血理论对临床最突出的贡献是其提出的"气虚血瘀"理论及其对中风半身不遂的论述。《灵枢·邪气脏腑病形》首提"中风"一词，张仲景指出其病机是"正气引邪，㖞僻不遂"。《金匮要略心典》进一步指出："受邪之处，筋脉不用而缓；无邪之处，正气独治而急。"巢元方将正虚主要归于气血亏虚，"血气偏虚……风湿客于半身……则成偏枯"。李东垣认为正虚尤以气虚为主。朱丹溪则认为以痰邪为主，亦有死血留滞者，治疗以"四物汤加桃仁、红花"。李中梓认为"偏枯一证，皆由气血不周"。张景岳提出"只当以培补元气为主"。

王清任受仲景提出的中风之正虚邪实、"正气引邪"论的启发，在李东垣"气虚说"的基础上，提出"半身不遂，亏损元气是其本源"，以半身因"血管无气，必停留而瘀"来阐述半身不遂的发生机制，承前启后地提出"气虚血瘀"致中风的理论[4-5]，并认为"气虚血瘀"是许多病症发生的病机。

综上所述，黄德弘教授认为，王清任气虚血瘀理论是以《黄帝内经》气血理论为基础，在吸取前贤医家中风相关理论的基础上发展而来的。其气虚血瘀理论不仅可以指导半身不遂的论治，对表现为气虚血瘀证候的各种疾病的临床治疗亦具有指导意义。

## 三、王清任气血理论的要义

王清任认为中风"既无表证，则知半身不遂非风邪所中"，又曰"半身

不遂无疼痛之症……由此思之又非风火湿痰所中"，因此认为"半身不遂，亏损元气是其本源"，指出中风的根本原因在于元气大亏。王氏认为，元气藏于气管之内，分布周身，左右各得其半。元气一亏，经络自然空虚，有空虚之隙，难免其气向一边归并。其致病机制是因为血管无气，致血液停留而瘀，即气虚血瘀，并据此首创气虚血瘀致中风论，创立补气消瘀之法[6]，开辟了中风论治的新纪元。

黄德弘教授认为，王清任气血理论的要义在于认为"气血为本，以气为重"。王清任认为，在人生命之本的气与血中，元气的作用更为重要，"元气即火，火即元气，此乃生命之源"，即生命的动力在于元气。在病理上，提出"气有虚实，实者邪气实，虚者正气虚"，认为疾病之虚源于元气之亏虚。可见，王清任虽以气血立论，但尤重气。

黄德弘教授认为，王清任以气血立论，对疾病的辨治均离不开气血。如前所言，王氏认为"无论外感内伤……所伤者无非气血。气有虚实，实者邪气实，虚者正气虚"，指出疾病的病因是"伤及气血"，疾病的病机则有正气虚和邪气实的不同。《医林改错》中半身不遂即有40种气虚之证，小儿抽风门有20种气虚之证。同时，《医林改错》中亦有50种血瘀之证可查。可见王清任十分重视气血辨证，在治疗上创立调气活血法，并据此创制了系列调气活血方剂。

## 四、王清任调气活血法的组方思想

黄德弘教授认为，王清任调气活血法的组方思想，主要表现在以下几个方面。

王清任以气血立论，认为生命之本在于气血，疾病之本亦在于气血，指出致病的原因无非是气血失调。"气行则血行，气虚则血瘀"，强调元气虚在血瘀证发生中具有重要作用，而血瘀是"诸病之因"。

在治疗方面，王氏也十分重视气血的作用，提出"治病之要诀，在明白气血"，强调临证治病的关键在于调理气血，主张在辨治血瘀证时，必须"审气血之荣枯，辨经络之通滞"，若"能使周身之气通而不滞，血活而不

广东省名中医

瘀，气通血活，何患不除"，即治瘀必求于气。治疗方面，若专用补气者，气愈补而血愈瘀，单用活血药则"气愈耗而血愈枯"[3]。对于气虚血瘀证应以补气为主，兼以活血；治疗气滞血瘀证则予行气、理气、活血。其创制的补阳还五汤、血府逐瘀汤等系列调气活血方剂均体现了气血为先、调气活血的学术思想[7]。综观王氏创制的系列方剂，其调气活血的组方思想有以下特色。

1. 气为血帅，调气活血重在补气，气旺则血活

王清任认为"人以阳气为本""病以气虚为本"，气血系生命之本，亦为疾病之本，而且尤重气虚在疾病中的作用，因此治疗上重在补气。气为血帅，对气虚血瘀证以补气为主，兼以行气活血，使气充血润，气旺血行，则瘀血得化、经络得通[8]。

2. 补气兼以活血，重在补气

王清任对气虚血瘀之半身不遂的治疗，十分注重补气，确立补气为主兼以活血的补气消瘀法，并创制补阳还五汤。补阳还五汤中重用黄芪大补元气，以治气虚之本，气足才能帅血，血行则瘀散，经络自通。另配用当归尾、赤芍、川芎等活血和营。川芎"上行头目，下行血海"，善于走窜，为血中气药，既可助黄芪推动气行，又能助其他活血药增强行血散瘀之功；地龙、当归尾通经活血，亦有防止气血涩滞的作用；桃仁、红花化瘀通络。大剂量的补气药黄芪配伍大批轻量的活血化瘀药，意在补气以帅血，使气旺血行，令瘀滞之血畅行无阻，瘀祛络通。除了补阳还五汤，王清任还创制了黄芪桃红汤、黄芪赤风汤，两方均重用生黄芪和活血药。周身之气通而不滞，血活而不瘀，气通血活，何患疾病不除。此外，王清任在活血化瘀药物的应用方面，注重活血药物与补血活血之品同用，其中桃仁、红花、赤芍和当归、川芎的应用频率明显高于其他活血化瘀药物，活血之中寓有养血之意，使活血而不伤血。少用三棱、莪术等峻猛逐瘀之品，以防破血耗气。

3. 补气而疗诸疾

王清任认为"病以气虚为本""元气之为病唯有虚证，无实证可言"。因此，王清任临证用药尤重补气，除上述补气活血治法和方剂外，尚创制了

补气固摄的急救回阳汤治吐泻转筋，补气催产的古开骨散治难产，补气升提的黄芪防风汤治脱肛，补气托毒的助阳止痒汤治痘作痒不止，补气止泻的止泻调中汤治泄泻不止，益气补肾的可保立苏汤治小儿病久气虚之四肢抽搐、项背后反、两目天吊等，以及补气止痛的黄芪甘草汤等。这些方剂中除急救回阳汤的党参、附子各用24 g，止泻调中汤中黄芪用24 g，其余方剂中均重用黄芪30 g，甚至120 g。如黄芪甘草汤方中，生黄芪用至120 g，病重者每日两剂。在上述方剂中，王清任根据病证气虚的轻重缓急，灵活增减黄芪或其他补气药（如党参）的用量，使治疗更加有的放矢。在《医林改错》中的30余首方剂中，用黄芪者11首，体现了王清任调气重在补气、补气意在活血的组方思想。

4. 调气意在疏达，气机条达，气行则血活

王清任临证十分重视气机的升降条达，对于气滞血瘀证，其调气意在理气、行气，条达气机，使气血通达，正如其所言："血管血瘀每与气滞有关，气有一息之不通，则血有一息之不行。"

（1）疏肝理气，行气活血。

王清任在组方用药中，一是注重选用入肝经、疏肝理气之品，如柴胡、香附、乌药、青皮等；二是喜用既能活血又能理气之品，如川芎、当归尾。血府逐瘀汤、膈下逐瘀汤均以桃仁、红花、当归、川芎、赤芍为基础，活血而不伤正。同时根据瘀滞部位配伍不同的行气药，如血府逐瘀汤中用柴胡、枳壳、桔梗，膈下逐瘀汤中用乌药、香附、枳壳。

（2）重视气机升降，注意气机条达。

王清任在组方用药中注重气机之上下升降条达，如血府逐瘀汤中桃仁、红花、当归、芍药入肝经，养血活血；川芎搜风散瘀，佐以柴胡主升、枳壳主降，一升一降，疏调气机；桔梗入肺经，可引药上达并入百脉，牛膝通血脉而引瘀血下行，一上一下，血脉畅通。诸药合用，升降有序，上下通达，使气血流畅，瘀祛新生，组方之妙，可见一斑。

（3）借助药势，调理气机。

药势是指药物升降浮沉不同的作用趋势。王清任善于利用药物的升降

浮沉来调节气机升降，最终达到调气活血的目的。如由柴胡、香附、川芎组成的通气散，药物均为理气之品，但其作用趋势和部位却不同：柴胡性散升发，理气解郁，走少阳而通耳窍；香附辛香走散，微苦清降，善走肝经，疏调气机以开郁结；川芎为血中气药，升散透达，上行头目，下达血海。三药相伍为用，则清气可升，浊气可降，气畅而血活，对气滞所致耳聋有良好疗效。再如血府逐瘀汤中川芎、柴胡、桔梗和枳壳、牛膝之配伍，亦是精妙地利用了不同药物的上升、下降的作用趋势，通达上下，从而达到条达气机、畅气活血的目的。

5. 注重病位，引药归经，直达病所

王清任一生致力于解剖，并精于解剖，目的在于能够明察病位，根据不同的部位分别用药施治，强调治瘀更应辨部位[9-10]。

王清任的逐瘀系列方剂的重要特点之一，即按照部位、分部用药。如"立通窍活血汤治头面四肢、周身血管血瘀之症，立血府逐瘀汤治胸中血府血瘀之症，立膈下逐瘀汤治肚腹血瘀之症"[1]，而少腹积块疼痛用少腹逐瘀汤，肢体瘀血证用身痛逐瘀汤等。在用药上，桃仁、红花、赤芍、川芎是各方共同的，所配伍的行气、理气药则根据病变的部位不同而异。如通窍用辛散走窜之品麝香、黄酒、生姜、葱，升发阳气以引药上行；病位在胸胁，用柴胡、枳壳、桔梗宽胸利膈，升降胸胁之气机；病位在膈下，用偏走胸腹之理气药乌药、香附、枳壳、延胡索调理肝脾，疏肝理气；在少腹，用小茴香、肉桂温通下焦，引药入少腹；病位在肢体，用羌活、牛膝、秦艽通达四肢、经络等，为后世医家根据不同病位辨证施治提供了很好的借鉴。

6. 注重用药剂量，药与证相宜

王清任非常注重药物剂量变化对治疗效果的影响，明确指出"药味要紧，分量更要紧"。在其创制的方剂中，同一种药物在不同方剂中的剂量变化很大。如在不同的方剂中，黄芪的剂量大则8两，小则8钱。而在同一首方剂中，药物剂量之间也有很大差别，如补阳还五汤方中重用黄芪4两为君，而其他六味药，每味仅用1~2钱。这种明显的剂量差别充分体现了王清任重视元气、注重补气活血的学术思想。王氏对方剂中每一味药物的用量都非常重视，甚至于通窍活血汤中的药引黄酒，也强调"方内黄酒，各处分量不同，宁可多二两，不可少"[9]。

另外，依病证不同，相同药物的用量亦有所不同。如在膈下逐瘀汤、血府逐瘀汤、通窍活血汤中均有川芎、赤芍，川芎的用量分别为2钱、1钱半、1钱，赤芍的用量分别为2钱、2钱、1钱。剂量的差异体现出各个方剂的主要作用不同，膈下逐瘀汤重在逐瘀破结，血府逐瘀汤重在活血化瘀，通窍活血汤则重在通窍活血，川芎、赤芍的用量更宜轻巧[7]。

## 五、黄德弘教授调气活血组方思想的临床运用体会

重视气血辨证，注重调气活血，王清任是气血辨证的倡导者和实践者。黄德弘教授认为以气血辨证运用于临床，对于气血同病而见气虚血瘀或气滞血瘀证候者，治疗时均需注重调气活血。气虚血瘀者要补气活血，补气为主，活血为辅，气旺则血活；气滞血瘀者则理气、活血，二者不可或缺；理气侧重于调畅、条达气机，气行则血行，血行则瘀散血活。临床应用可因证候病机配合温经散寒、清热泻火、清营凉血、除湿化痰等法，或攻、或补、或攻补兼施，使攻不伤正，补不碍邪。

黄德弘教授曾治疗一"四肢痿废乏力5年，伴手足浮肿半年"之老年男性患者，症见气短、言语乏力、声低、四肢肌肉萎缩无力、手足瘀暗浮肿、舌暗红苔黄腻、脉沉细无力。辨证为气虚血瘀痰阻之痿病，治以补气活血、理气化痰，方用补阳还五汤、补中益气汤合温胆汤加减而取效。其中黄芪从60 g起，逐渐加至90 g、120 g，谨守此治疗大法，组方以调气活血化痰为指导思想，处方用药亦灵活变通，观其脉证，随证治之，疗效明显。

血不利则为水，治在调气活血而利水。张仲景在《金匮要略·水气病脉证并治》中言"少阳脉卑，少阴脉细，男子则小便不利，妇人则经水不通。经为血，血不利则为水，名曰血分"，指出了妇女血瘀经闭发生水肿的病机为瘀血停滞，脉络不通，瘀血化水，为后世运用活血化瘀法治疗水肿奠定了理论基础。黄德弘教授认为，对于瘀血化水所致之水肿，运用王清任之调气活血组方思想治疗，使周身之气通而不滞、血活而不瘀，气通血活，脉络畅

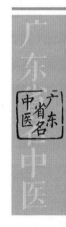

通，则水亦消弭于无形之间，即所谓不治水而水自行、肿自消。

黄德弘教授曾治疗一"双下肢反复浮肿3～4年，伴右踝、足背肿痛1个月"之老年女性患者，症见头晕、面色白、口苦、舌淡胖苔白、舌下脉络瘀暗、脉沉细涩。辨证为阳虚寒凝、瘀血化水、水饮内停，治以补气活血、温阳化水，方用真武汤合补阳还五汤加减。其中真武汤温阳散寒化水，补阳还五汤中用大剂黄芪补气活血，俾阳气振奋，寒气自散，气旺血活，而且血得温则行。诸药合用，令瘀血散、血脉通、水饮消而获良效。

把握证候病机，和调气血，药随法出。中医学认为久病多瘀，血瘀证是临床常见病证。对于血瘀诸证的治疗，要辨清病因，辨明寒热虚实，明确病位，知犯内外上下，明辨脏腑经络；以调其虚实，和其逆顺，或补气与活血相伍，或活血与理气相合；根据证候病机及病情的轻重缓急，恰当配伍气药、血药，合理用量；最终目标是"定其血气，各守其乡"。临床治病，总以气通血活为目的，即所谓"疏其血气，令其条达"，则病祛人安。

## 六、结语

王清任是一位富有创新精神、敢于纠错正谬的医学家，其最重要的贡献是对气血理论的发展，首创气虚血瘀致中风论；其调气活血的立法和组方思路是在传承的基础上对《黄帝内经》"血实宜决之，气虚宜掣引之"的发挥，开创了补气活血治疗中风的先河。因此，黄德弘教授认为，继承和发展王清任的气血理论，有助于拓展对疾病证治的认识，开阔临床辨证论治的思路，充实和发展中医气血理论，指导临床实践，提高临床疗效[11]。

（黄德弘）

**参考文献：**

[1] 王清任. 医林改错 [M]. 欧阳兵，张成搏点校. 天津：天津科学技术出版社，2004.

[2] 陈少玫，王志丹. 论王清任调气活血组方思想及在脑内科的临床应用 [J]. 中国中医急症，2012, 21 (11)：1798-1800.

[3] 王金桥. 试论王清任调气活血的组方思想[J]. 山东中医药大学学报, 2012, 36（5）: 389-391.

[4] 蒋军林, 李倩, 周慎. 论王清任中风气虚血瘀论的理论渊源及其对后世影响[J]. 湖南中医杂志, 2007, 23（3）: 77-79.

[5] 田虎, 王素改. 试论王清任活血化瘀法及其成就[J]. 天津中医药大学学报, 2006, 25（4）: 204-206.

[6] 刘友博. 王清任学术思想初探[J]. 中国中医急症, 2007, 16（8）: 982, 985.

[7] 刘建华, 郭健红. 论王清任调气活血的组方思想[J]. 福州总医院学报, 2009, 16（3）: 206-207.

[8] 徐远. 王清任调气活血组方思想的内涵及临床运用[J]. 北京中医药大学学报, 2009, 32（1）: 5-7, 11.

[9] 李冀, 王烨燃. 王清任活血化瘀法用药特点探析[J]. 辽宁中医杂志, 2008, 35（6）: 826-828.

[10] 李睿. 王清任活血化瘀方剂应用特点及临床体会[J]. 中国中医基础医学杂志, 2006, 12（2）: 153-154.

[11] 黄德弘, 刘孟渊. 王清任气血理论和调气活血组方思想特色探析及运用体会[J]. 上海中医药杂志, 2014, 48（5）: 26-29.

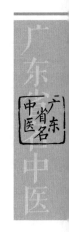

# 第五节　基于《黄帝内经》阴阳"五态人"理论的"因质施针"的浅析

　　《黄帝内经》中关于阴阳体质的论述见于《灵枢·通天》和《灵枢·行针》两篇中。在《灵枢·通天》中按照阴阳的多少，将人分为五种类型，即五态人：太阴之人、少阴之人、太阳之人、少阳之人、阴阳平和之人。而《灵枢·行针》中根据针刺时得气的快慢和针刺后机体的不同反应将人分为重阳之人、重阳而颇有阴之人、阴阳和调之人、阴气多而阳气少之人、多阴而少阳之人五种类型，如"百姓之血气各不同形，或神动而气先针行；或气与针相逢；或针已出气独行；或数刺乃知"。

　　黄德弘教授认为，上述的这两种分类法是一致的。不同体质的人对针刺的反应各异。了解不同体质人的特点及其对针刺的反应状况，对临床中针刺疗效的发挥及对疾病的预测有重要意义。

## 一、两种分类法的关系

　　《灵枢·行针》和《灵枢·通天》中对人的体质分类的两种方法是一致的，《灵枢·行针》中对体质的分类是对阴阳体质的进一步解释，两者实则为同一种分类法，即重阳之人相当于五态人中的太阳之人，其特点为"阳气滑盛扬"；重阳而颇有阴之人相当于五态人中的少阳之人，其特点为"阴阳之离合难"；阴阳和调之人相当于五态人中的阴阳平和之人，其特点为"血气淳泽滑利"；阴气多而阳气少之人相当于五态人中的少阴之人，其特点为"阴气沉而阳气浮"；多阴而少阳之人相当于五态人中的太阴之人，其特点为"其气沉而气往难"。

## 二、阴阳体质的鉴别

### （一）外在表现的鉴别

古人认为"有诸内必形诸外"，不同体质的人，体内阴阳禀赋不同，故外在表现也各异，同理，根据外在表现，亦可知其内在阴阳的多少。人体以气血阴阳为物质基础，用阴阳量之多少来体现人的个体差异，表明了阴阳的物质属性，阴阳含量的不同关系到人的个性特征、体质、体型的不同。《灵枢·通天》言"太阴之人，其状黮黮然黑色，念然下意，临临然长大，䐃然未偻"，认为肤色深黑，内心多谋而外表谦恭，身形多高大，未患佝偻病却常弯曲膝䐃，这是太阴之人的表现特征；"少阴之人，其状清然窃然，固以阴贼，立而躁险，行而似伏"，认为貌似清高，内心阴险，站立躁动不安，行走若俯伏之状，这是少阴之人的表现特征；"太阳之人，其状轩轩储储，反身折䐃"，认为外貌表现为趾高气扬，十分傲慢，仰腰挺胸，这是太阳之人的表现特征；"少阳之人，其状立则好仰，行则好摇，其两臂两肘则常出于背"，认为站立时喜欢仰着头，走路时喜欢摇晃着身子，且喜欢倒背着手臂，这是少阳之人的表现特征；"阴阳和平之人，其状委委然，随随然，颙颙然，愉愉然，暶暶然，豆豆然，众人皆曰君子"，认为雍容自得，温恭严肃，慈祥和蔼，举止言行有条不紊，大家都称赞为君子，这是阴阳平和之人的表现特征。

### （二）针刺得气快慢的鉴别

太阳之人"神动而气先针行"，此类人对针刺的反应最为敏感，得气迅速，针未刺入皮肤时就可有针感。少阳之人"神不先行"，此类人对针刺的反应敏感性较差，得气的速度介于重阳之人和阴阳平和之人之间。阴阳平和之人"气与针相逢"，此类人对针刺反应快，得气快，针刺入皮肤后适时产生针感。少阴之人"针已出气独"，此类人对针刺反应慢，得气慢，已经出针后方有针感。太阴之人"数刺乃知"，此类人对针刺反应迟钝，得气难，数刺后才有反应。

## 三、五态人的临床应用

### （一）阴阳体质人的发病特点

《素问·刺法论》言"正气存内，邪不可干"，人体的发病取决于正邪两方面因素，邪气侵犯人体时引发正邪交争，正气充足则将邪气清除而不发病，相反，邪气战胜正气则发病。研究发现，偏阴性体质的人的性格特点（性格内向、心胸狭窄、柔弱悲观、不易满足）是导致脑梗死主要的危险因素。可推断，偏阴性体质的人因为阳含量较少，其比偏阳性体质的人易患病，且偏阳体质的人易患实证、急症，偏阴性体质的人易患虚证、重症。有研究证明，易患急性白血病的人体质为"阳性的火型人"。

### （二）五态人的治疗

《灵枢·通天》载，太阳之人"必谨调之，无脱其阴，而泻其阳"，少阳之人"实阴而虚阳，独泻其络脉则强，气脱而疾，中气不足，病不起也"，阴阳平和之人"盛则泻之，虚则补之，不盛不虚以经取之"，少阴之人"必审调之，其血易脱，其气易败也"，太阴之人"不之疾泻，不能移之"。由此可知，太阳之人，应泻其阳，不泻其阴，同时避免阳气泻得太过而造成狂疾，或阴阳俱脱而致不省人事。少阳之人，应补其阴泻其阳，同时避免单独泻络脉太过而致气脱。阴阳平和之人，阴阳之气平和协调，应视其阴阳盛衰，正邪消长情况而治，邪气盛用泻法，正气虚用补法，不盛不虚取病所在本经而调之。少阴之人，因其阳偏少而气不足，易致血脱气败，六腑不协调，应审察虚实而调治。太阴之人，因其血液重浊，卫气涩滞，应用快泻下手法，使阴气移去。阳越多的人对针刺反应越敏感，得气也越快，较小的刺激就可有较大的反应；相反，阴越多的人对针刺反应越迟钝，得气也越慢，较大的刺激方有反应。故在针灸施术时，阳多的人刺激量宜小，阴多的人刺激量宜大。由此可推测，青壮年、男性、体格强壮、身高体胖、皮肤黝黑等阳较多的人宜予浅刺、短时间留针，灸壮数宜少，每次针灸取穴可稍少且小刺激量；反之，婴幼儿、老人、女性、体质虚弱、形体瘦小、身矮、皮肤白皙等阴较多的人宜予深刺、久留针，灸壮数宜多，每次针灸取穴可稍多且较大刺激量。

### （三）五态人的针刺疗效及疾病预后

《灵枢·九针十二原》说"刺之要，气至而有效"，得气是针刺取得疗效的关键所在。窦汉卿在《标幽赋》中说："气速至而速效，气迟至而不治。"《针灸大成》说："针若得气速，则病易愈而效亦速也；若气来迟，则病难愈而有不治之忧。"可见针刺得气的快慢在针刺疗效的发挥上起重要作用。得气快则病易治、疗效好；得气慢则病难治、疗效差。针刺得气的快慢是医者针法（即取穴的准确与否、不同针刺时间及针刺的角度、方向、深度等）和患者体质共同决定的。不同体质的人因阴阳多少的不同，其对针刺的反应不同，得气快慢也有差别，故其疗效也不同。太阳之人对针刺反应最敏感，得气最快，故疗效好，此类人患病当易治。太阴之人对针刺反应迟钝，得气最慢，故疗效差，此类人患病当难治。由此可知，阳多的人，针刺疗效好于阴多的人。

针刺之后患者"得气"的气感（酸、麻、胀、困等）有无及出现快慢，不仅取决于针刺的强弱，还与机体的反应性等因素有密切的关系，患者正气旺盛反应性强则易于得气，反之正气偏衰反应性弱则不易得气。可推断，青壮年、新病之人、正气强者其对针刺的反应性强，故恢复较快；年老、久病、正气亏虚者对针刺的反应性弱，故恢复较慢，预后较差。体质强壮者，正气充足，抗邪能力强，一般不易感邪发病，即使发病，病程也较短暂，且不易传变；体质虚弱者，不但易于感邪，而且病易深入，传变多而病程缠绵，易发生重症或危症。实证易治，虚证难疗。偏阳质的人易患实证，故其患病易治，预后较好；偏阴质的人易患虚证，故其患病相对难治，预后一般较差。

综上，体质是整个针灸治疗过程必须考虑的内容，不仅如此，还要考虑由于体质不同造成的阴阳气血虚实的不同，作为辨证施治的依据。体质因素是针灸疗效的重要影响因素，人体的阴阳处于动态平衡之中，临床医生应仔细辨别阴阳体质类型，对不同体质的人施以不同针法灸法，纠其阴阳偏颇，做到因人制宜、因质施针。如《素问·至真要大论》中所述"谨察阴阳所在而调之，以平为期"，以达《素问·生气通天论》中所述"阴平阳秘，精神乃治"。同时，人的体质禀于先天，并可通过后天调养改变，不同的人可以根据各自的体质特点及发病特点，调节体质，做到"未病先防"。

了解阴阳五态人的特点，可为临床中不同体质人的发病特点、治疗方法、疗效及预后起到指导性的作用，应在辨证分析的基础上强调因人制宜，做到"因质施针"。

（林法财　黄德弘）

**参考文献：**

［1］林法财，黄德弘. 基于《黄帝内经》阴阳"五态人"之理论浅析"因质施针"[J]. 中华中医药杂志，2013，28（5）：1592-1594.

# 第六节 黄德弘教授"三证合病"理论在中风中的运用

脑梗死又称缺血性卒中、梗塞性脑血管病，属中医学"中风"范畴。随着现代医学的引进，中医学界对中风辨证分型的客观化研究成了学者们近年来的研究热点之一。

然而在临床工作中，中风患者的辨证标准化却难以操作，由于脑梗死患者多为老年人，其夹杂的各种证型复杂多样，对临床的工作带来较大的难度。黄德弘教授对中风总结出了"三证合病"的辨证论治的思维模式，取得了良好的治疗效果。现介绍如下。

## 一、"三证合病"思维模式的形成背景

中风是一种常见病、难治病，致残率高，而中风患者又以老年人居多。黄德弘教授在临床诊治中，时常遇到辨证困难的中风患者，因此试图在古代文献中，从中风的因机方药角度，了解中风的内在本质。

### （一）"三证合病"思维模式的理论基础

黄德弘教授在梳理中风的病理因素过程中发现，历代医家对中风的认识多集中在"风、火、痰、虚、瘀"五大病理因素。黄德弘教授"三证合病"思维模式是以中风五大病理因素为理论基础的。中风因其具有发病急骤、治疗棘手、病情顽固的特点，故而自古以来医家们将中风置于中医四大顽症（即风、劳、臌、膈）之首。对中风的认识，从病理因素角度而言，大致可以分为以下几个时期[1]。

唐宋时期及以前，主导理论思想是"外风"学说。医家们多认为中风的病因是"内虚邪中"，认为中风发生的直接原因是风邪外袭，即"邪中"，但其根本原因是体质亏虚，即"内虚"。在这段时期，医家们多因中风的猝然发生的特点，将中风的病因归于"邪中"，而"内虚"的认识尽管有提及，却常常被忽略。

金元时期，对"风"有了进一步的认识，除了"外风"学说外，还认识到了"内风"的存在。此时期是"内风、外风"并存的时期，但以"内风"理论为主导，提出了"外风"为真中风、"内风"为类中风的理论[2]。此时期李东垣在临证过程中发现该病的患者多为中老年人，认为"正气虚"是其致病的根本原因，但未进一步阐述。

明清以后，重"证"而轻"病"。明朝时期提出了"卒中"的病名，"卒"乃突然之意，体现了中风猝然而发的特点。明代李中梓则从中风患者"证"的角度，将中风分为"闭证"和"脱证"[3]，体现了中风的症状特点。"闭证"和"脱证"的分类方法沿用至今，归于中风中脏腑范畴。清代王清任亦从"证"的角度，认为血瘀证是中风起病的原因，首次将气虚血瘀合并辨证，并以益气活血名方补阳还五汤治疗中风。

至此，中医对中风的因机阐述，逐渐形成了"风、火、痰、虚、瘀"五大病理因素的共识。

### （二）中风五大病理因素中"虚、瘀"的病因病机分析

黄德弘教授梳理了中风的病理因素，又进一步整理归纳了五大病理因素在中风中所占的比重。

近现代医家对于中风的病理因素多归于风、火、痰、瘀、虚五类，其中细分有内风、外风（风），肝火、心火（火热），风痰、湿痰、热痰（痰），瘀血（瘀），阴虚、阳虚、气虚（虚）[4]。而对此五种病理因素的认识中，多认为中风根本的病理特点是本虚标实，上盛下虚[5]。有学者认为脑梗死的病因是本虚标实，即以阴虚、气虚为本，以风、火、痰湿、瘀血为标[6]。金方伟[7]亦认为"虚、瘀"为中风的重要临床病理征象，其在文中指

出：瘀是贯穿了脑梗死发病始终的病理因素，而火热、瘀血、气虚及阴虚是脑梗死发病过程中出现的病理表现。由于瘀贯穿了脑梗死的始终，而瘀又可以分为因实致瘀和因虚致瘀，以后者为主要原因。刘刚等[8]认为，中风患者多以虚为本，即元气亏虚，精血不足；而在各标实中，瘀血又在四大属标的病理因素中居于首要地位，并兼夹痰、郁等病理因素共同致病，因此"虚、瘀"乃是中风病机的关键所在，并从"从虚从瘀"的角度切入，用补虚通络法治疗中风。

综上可见，中风的病理因素分析，总属本虚标实，本虚中，当以"气虚、阴虚"为主；标实中，多归于"风、火、痰、瘀"四者。而标实的四者当中，又以瘀血为先，而瘀血的发生多是因虚导致。中风多见于中老年患者，年老多虚，发病多以虚实夹杂证合并者多见。黄德弘教授认为气虚、阴虚、血瘀为中风发病的临床常见病理因素。中风具有虚为本，瘀为先的特点，立足于"虚、瘀"的病机认识，符合中风患者本虚标实的临床特点。因此，黄德弘教授在论治中风过程中，尤其注重从"虚、瘀"角度论治，提炼出"气虚证、阴虚证、血瘀证"三大证型来论治中风。

### （三）中风的辨证分型中"气虚、阴虚、血瘀"三证合病的理论研究

中风这一疾病本身十分复杂，各医家的辨证标准于不同时期制定，从不同角度进行分类，所以出现了各种各样的诊断，故而难以统一[9]。因此立足于对中风证型的探讨，有助于辨证分型的进一步规范化。

1996年国家中医药管理局脑病急症协作组曾制定了中风辨证分型标准，将中风分为七个证型，包括风痰火亢证、风火上扰证、痰热腑实证、风痰瘀阻证、痰湿蒙神证、气虚血瘀证及阴虚风动证[10]。近年来，有学者通过归纳分析，将中风归纳为气虚血瘀证等15个证。经过统计分析，发现其中频数前七位的证型是气虚血瘀、痰热腑实、风痰上扰、痰瘀阻络、阴虚风动、风痰阻络、肝阳暴亢[11]，此七型与1996年国家中医药管理局版本的分型较为吻合。随后从载荷系数角度，分别对各证型的舌脉象因子进行分析，发现气虚

血瘀证型、阴虚风动证型舌脉象的载荷系数均在0.8以上。尽管中风的辨证分型多而不一，但是气虚血瘀证始终是各医家研究的重点证型。亦有学者依据临床证候特点对脑梗死患者进行辨证分型，将中风简化为痰瘀阻络证、痰热腑实证及气虚血瘀证三型，并指出气虚血瘀证是中风的一个重要证型[12]。有研究表明，中风患者中气虚血瘀证的比例高达70%以上[13]。

脑梗死的辨证分型，各医家阐述略有不同，立足于五大病理因素的角度可将中风分为血瘀、风、痰湿、火热、气虚、阴虚等证。在对中风的各种证型所占比重的研究中，有学者对急性缺血性卒中患者进行证候评分，结果提示有74%的患者为血瘀证，其余证型依次为风证、痰湿证、气虚证、阴虚证、火热证。而在这六大证型中，中风辨证复杂，辨证分为单证和多证，以多证多见[14]。有学者提出，缺血性中风以证型兼夹多见，其中以两证兼夹的比例最多，其次为三证兼夹，少见单一证和四证及以上兼夹的患者[15]。而黄德弘教授则提炼出"三证合病"的中风辨证分型，认为中风发病者多为老年人，气虚、血瘀、阴虚三证合病的患者为临床所常见。

## 二、"三证合病"的认识体现了中医学的基本特点——辨证论治

### （一）辨证论治是"三证合病"论治中风的基础

由于中风证候的复杂多样性，不管不同医家对中风五大病理因素的侧重点在何处，均不能仅仅就某一病理因素来解释中风的所有证候，故而黄德弘教授认识到中风或许是两证或三证以上兼夹起病。因此，黄德弘教授的"三证合病"理论是对中医整体观念和辨证论治的重要体现，避免了因一证而忽略他证的可能，这是回归中医传统的一个重要思路与方向，对中风的诊治有着重大意义。

基于"三证合病"的思维模式，黄德弘教授对中风进行了六大证型的临床分布研究。尽管已有学者提及中风的发生，多以两证或三证合病者居多，少有一证或四证以上合病的患者，也有学者对六大证型的各自患病率作出了

统计，但是具体到其病兼夹何种证候，何种合病情况居多的问题，却少有述及。因此黄德弘教授以国家中医药管理局脑病急症科研组拟定的《中风病辨证诊断标准》为蓝本，拟定了风证等六大证候分型[16]，通过证候评分表，统计中风急性期患者300例，分析中风患者在六证中具体分布情况及两证和三证合病情况，为从"三证合病"角度来论治中风提供了临床依据。

中风急性期的六大证分布及兼夹分布的临床研究病例来自三个医院：广州市中医医院、鹤山市人民医院、南海区第五人民医院（大沥镇人民医院）。此三个医院的选择，涵盖了市级、县级、镇级三个行政级别的医院。此次调查共采集病例300例，参与证候评分人员均为中医内科学硕士研究生学历，从事临床工作5年以上，具有病例覆盖较广、评分人员专业的特点，研究结果具有一定参考意义。本研究的统计结果显示，中风的各证型中以血瘀证最高发，占63%，其次为风证（45.67%）、气虚证（36%）、痰湿证（32%）、火热证（30.33%）、阴虚证（24.33%）。可见，除血瘀证、风证占据单证较大比例外，余四种证候的分布均在三成左右。若按中风的五大病理因素分，将阴虚与气虚合病统计，由高到低依次为：瘀（63%）、虚（60.33%）、风（45.67%）、痰（32%）、火（30.33%）。可见，虚性证候与血瘀证候是中风的主要证候，此结论印证了医家们"从虚从瘀"角度治疗中风的理论，也为下一步临床研究提供了依据。

中风"从虚从瘀"角度辨证的病机内涵是气虚为本，血瘀为标。然而"从虚从瘀"理论的认识，不是简单的虚性证候与血瘀证候的结合，两者之间互为启动因子，表现出了因虚而瘀，又因瘀而身更虚的特点。

## （二）"三证合病"论治中风是对辨证论治的深刻认识

黄德弘教授在对中风证候单证、两证、三证及四证合病的研究中发现，中风以两证或三证合病多发，表现为两证合病比例高于三证合病，高于单证或四证。三证合病比例虽较两证合病低，然不可忽略的是其亦占到了中风患者的32.33%，这与我们的临床经验是相吻合的。我们立足"三证合病"的认识，常常从气虚、血瘀、阴虚三证合病的角度治疗中风。黄德弘教授认为，中风病候多兼夹起病，辨证分型复杂，且由于我国目前正步入老龄化社会，老年患者占中风患者的大部分。而老年患者病理因素复杂，脏腑衰微，气虚阴虚，复兼风、火、痰、瘀等病理因素。因此在临床工作中，我们要关注中风患者的这一特殊性，对中风的辨证分型，不应局限于一个证候的辨证，认识到中风常两证或三证合病的特点，方可对中风的辨证论治有更深刻的认识。

此外研究还发现，在单证起病中，风、热、瘀三者是可单独致病的，而痰证、气虚证、阴虚证少有单独致病者。其中，痰证致病，多兼夹风证、热证、血瘀证；而虚证起病，多兼夹血瘀证、风证。另外，在临床工作中，需认识到中风证型的复杂性，尤其是四证合病或多证合病的。

### （三）中风六大证型可互相兼夹而成"三证"

五大病理因素中，风证、火热证、痰湿证、虚证均可合并有血瘀证候，而其中又以虚证（气虚、阴虚）合病血瘀为主要致病原因。黄德弘教授对气虚血瘀患者的统计中，发现大部分气虚血瘀患者均兼有阴虚证候，比例达56%。故认为在对中风的辨证论治中，当辨为气虚血瘀时，须考虑是否兼有阴虚证候。

气虚、阴虚、血瘀三证常合病，究其原因，由于"气为血之帅"，气虚则无力推动血行，血液运行不通畅故停而成瘀，阻滞在脑络内，气血循行失常，故而出现中风的相关症状，而血瘀又可致气滞，气滞又可加重血瘀。气能生津，津液的生成主要依赖气的推动和气化作用，气虚则化生津液的功能减弱，津液不足，阴液愈亏，造成气血愈虚、阴精亏虚及津液生成不足。此间气虚、阴虚、血瘀之间互为因果，相互影响，为中风虚、瘀证候高发的根本原因之所在，故气虚、血瘀、阴虚三证合病为常见的中风辨证类型。阴虚患者与血瘀的形成密切相关：阴虚患者多阴亏津少，血无以生，加之气虚无以推动血运，血行障碍必然导致血瘀经络，从而引起了中风的发生。黄德弘教授的研究提示，气虚、血瘀、阴虚三证兼夹起病是中风的一个重要证型。

"三证合病"并不仅仅是气虚证、血瘀证、阴虚证这三者兼夹，尚可有其他"三证"兼夹起病的情况。对三证合病的病例数据分析可知，除气虚血瘀兼有阴虚的证型外，尚可有风痰阻络（风痰瘀）、痰火闭阻（痰火瘀）、风热瘀阻（风热瘀）、风热痰盛（风痰热）。除了风、热、痰三者相互兼夹致病外，其余中风的兼证多以兼瘀为主。因此，中风六大证型可互相兼夹而成"三证"，此方为"三证合病"之内涵。

## 三、从现代医学角度探讨"三证合病"论治中风的可行性

### （一）中风与炎症因子的关系

在"三证合病"论治中风的思路产生之前，黄德弘教授早期运用通络Ⅳ号方治疗中风取得了良好效果。他在通络Ⅳ号方的研究中发现，通络Ⅳ号方对急性脑梗死的炎症因子有良好改善作用。经查阅近年来的文献发现，炎症因子与脑梗死之间有着密切的联系。炎症因子可严重损伤脑梗死患者的中枢神经系统，其产生的相关反应又可加重急性脑梗死的病情，导致神经功能缺损症状的进展和恶化[17-18]。有研究表明，炎症因子在脑梗死急性期患者中的血清检测水平较正常人高，其与脑神经缺损程度的轻重、脑梗死体积的大小呈正相关。随着脑梗死体积的增加，患者炎症因子的水平不断上升，其神经功能缺损评分亦有所升高，脑卒中患者的病情则越重[19]。因此着眼于炎症因子的研究对脑梗死急性期的诊断和治疗有着重要的临床意义。

目前已知的炎症因子种类较多，而与急性脑梗死相关的炎症因子中，近年来研究较多的是白细胞介素-6（IL-6）、肿瘤坏死因子（TNF）、C反应蛋白（CRP）、超敏C反应蛋白（hs-CRP）等。

因此，黄德弘教授基于以上认识，认为在脑梗死急性期，炎症因子是疾病发生的一个重要因素，其参与了疾病发生和发展过程，对疾病的进展和预后有着重要的临床指导意义。而IL-6、TNF、hs-CRP作为炎症因子的三个重要指标，在脑梗死急性期患者中，其检测水平均表现为急剧升高，与脑梗死的病情程度、病灶面积密切相关。在脑梗死起病以后，炎症因子与脑梗死发病时间、梗死部位及预后均有不同程度的相关性。然而，中医对脑梗死的认

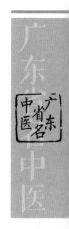

识与西医不同。对于不同体质、不同病理因素致病的中风患者，中医对于中风的诊治存在不同的辨证分型，而不同的辨证分型炎症因子之间又存在不同的炎性表达。

## （二）中医药从"虚、瘀"角度对中风炎症因子的干预，从侧面印证了"三证合病"论治中风的可行性

通络Ⅳ号方是黄德弘教授研究团队的经验方，主治肝肾不足，气虚血瘀。团队在对通络Ⅳ号方进行的前期临床研究中，发现通络Ⅳ号方治疗气虚血瘀型脑梗死急性期患者，不仅能改善急性期神经功能缺损评分和血清NSE浓度，还能降低脑梗死急性期患者血清hs-CRP水平，减轻炎症反应[20-21]。由此可看出在脑梗死急性期加用通络Ⅳ号方可有利于减轻炎症反应，减少缺血再灌注损伤，改善中风急性期患者的神经功能，并改善患者预后和提高患者生存质量等。

黄德弘教授研究团队在立足"补虚"对炎症干预的研究中，除了中药方剂以外，还总结近年从药理学角度对单味中药进行研究的文献，其结果均表明了补虚类单味中药亦表现出了较好的减轻炎症反应的效果。现以黄芪、当归为例：现代药理表明，黄芪里面含有多糖、皂苷、黄酮等多种成分。黄芪对多种细菌有抑制作用，如杆菌类的炭疽杆菌、白喉杆菌和球菌类的肺炎双球菌等。除了抗菌功能，黄芪还具有抗病毒的效果。研究发现黄芪可以有效预防流感病毒侵犯小鼠，对已感染的病毒如口腔炎病毒，也有明显的抑制作用。而对黄芪主要成分的研究发现，黄芪中的多糖类成分可使小鼠血液中的免疫球蛋白G（IgG）滴度明显升高，其作用机制为黄芪多糖可以激活人体β细胞，并促进其增生，改善人体的免疫调节功能，从而起到抵抗人体内细胞菌素的感染，达到抗炎、抗菌的效果。黄芪中的黄芪皂苷对脑缺血后的再灌注损伤和脑缺血病变部位有显著的保护作用，其机制与黄芪皂苷能够减少一氧化氮合酶的合成，清除脑缺血后的氧自由基有关，黄芪皂苷还可以改善大脑功能和保护脑血管，起到改善认知功能和改善脑缺血症状的作用。

当归的现代药理研究亦发现其有明显的抗炎、改善免疫的作用。在其成

分分析中发现，当归内含有的水溶性成分阿魏酸为"祛邪"的有效成分，可以减少炎症损伤后的氧自由基含量，抑制炎症递质血栓烷$A_2$（$TXA_2$）活性，起到抗炎作用。当归中含有的当归多糖，为"补虚"的有效成分，其可以激活多种免疫细胞和人体的补体系统，加快细胞因子的生成，起到调节免疫系统的作用。

炎症因子的发生发展，除了与疾病本身相关以外，还与自身机体抵抗能力有关。因此从中医角度，立足于"补虚"理论，可有效提高患者的抵抗力，起到防治结合的作用。防即正气存内，邪不可干，治即扶助正气，助邪外出。由于中风的发生多为本虚标实，而虚性证候中以气虚血瘀、阴虚风动等为主，是中风的一个重要证型。因此，中医药立足"虚、瘀"角度对中风炎症因子的干预，从侧面印证了"三证合病"论治中风的可行性。

## 四、从"三证合病"角度论治中风的验方——加味通络方

### （一）从传统中医学角度来认识加味通络方的组方科学性

我们立足于对"三证合病"的认识来治疗脑梗死，拟定了加味通络方，即在原有的通络Ⅳ号方的基础上加上益气养阴的名方——生脉散。加味通络方由黄芪、党参、杜仲、当归、丹参、水蛭、桑寄生、麦冬、五味子组成。组方分析如下：方中以黄芪作为君药，起到补中益气的作用，气充足则可令血运行通畅，血行通畅则瘀血自祛；党参作为臣药，在补中益气的同时，还有健脾生津养血的功效，因此助君药补气的同时，还可起到生津养阴以治本病之阴虚，生津以使血得以化生；杜仲甘温补益，为平补肝肾之要药，既补肾阳，又滋肾阴；当归长于补血活血，活血的同时可以化瘀，起到化瘀而又不伤血的作用；丹参活血通脉，若加上虫类药水蛭，其活血化瘀功效更甚，黄芪、党参、杜仲、当归、丹参共为臣药，起到补气养阴、活血化瘀之效。桑寄生补益肝肾，改善阴虚证候；麦冬滋阴生津、清心除烦，五味子收敛固涩，益气生津，补肾宁心，此三味共为佐药，以佐君臣之补气养阴生津之

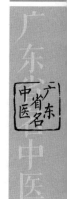

效，且麦冬、五味子两药合用可减黄芪、杜仲所致之燥热。本方中所用药味，均较平和舒缓，无大补滋腻之品，无强效活血的药，盖因中风患者年老证杂，急性期不宜使用熟地等滋阴之药，以防滋腻，阻碍病邪外出；虽脑络瘀阻，亦不用强效活血之红花、三七等药，盖因老年患者不宜活血过烈，反生出血之症，故本方选用丹参以轻缓活血，选用当归以补血活血。诸药合用，全方共奏益气养阴、活血通络之功。

### （二）从现代医学角度来阐明加味通络方组方的科学性

黄德弘教授通过研究表明，加味通络方对脑梗死急性期患者有良好的效果，对炎症因子的干预亦有很好的表现。现代药理表明，加味通络方的单味中药在中风急性期亦有补祛两端的功效，起到扶正祛邪的作用。黄芪制剂可提高脑栓塞、心力衰竭等疾病的治疗效果[22]。其可以抑制血小板的聚集，增加血容量，促进造血干细胞分化和增殖，从而起到使造血功能恢复的作用[23]。黄芪具有强力的抗氧化作用，可抑制自由基生成的同时还可减少多余的自由基，保护神经细胞，对缺血性中风有较好的作用[24-26]。可见，黄芪在治疗脑梗死疾病过程中，主要起到的是抗血小板聚集、清除氧自由基的作用，这两大作用也是现代医学对脑梗死治疗的主要方向。而党参作为加味通络方的臣药，现代药理研究亦证明党参与黄芪相似，具有清除自由基的作用，其通过增强人体多种酶（过氧化氢酶、超氧化物歧化酶）的活性，抗氧化、清除自由基、减少脑细胞的凋亡、延缓衰老等[27-28]。由于黄芪、党参均具有抗血小板、清除氧自由基、抗氧化的作用，故两者配伍使用时，起到君臣搭配，协同共进的作用，应用于脑梗死患者可以增强疗效。

当归是补血良药，现代药理亦证明其含有造血成分，通过激活造血细胞从而达到补血的功效。研究表明，当归注射液可以激活血管内皮生长因子的反应，从而使细胞周期蛋白应答减少，抑制脑缺血后神经元的凋亡，故常常用来保护神经细胞，治疗脑血管病；此外还可以抗血小板聚集。其机制主要是使前列环素（$PGI_2$）/血栓素$A_2$（$TXA_2$）的值升高。当归对比值的干预，主要体现于其分子、分母均有作用，它可增加$PGI_2$的含量，减少$TXA_2$的活性，故有明显的抗血小板效果；另外，对于脑缺血再灌注损伤的大鼠，当归补血汤可以改善其神经功能，减少脑梗死的病灶面积，减少颅内神经元的凋亡，故而有保护神经的作用[29]。

丹参具有抗血小板聚集、抗氧自由基、抗动脉粥样硬化（祛）的作用，还具有舒张血管，改善供血的作用（补），对缺血性中风有很好的治疗效果[30]。本方中还使用了水蛭作为佐药，虫类药在中风中的运用较为广泛。现代药理研究表明水蛭具有抗栓、抗凝、抗炎作用（祛）以及脑保护作用（补）[31]。水蛭中的水蛭素是抗凝的有效成分，其机制是通过直接和凝血酶相结合，是在中医药中提取的最强的凝血酶特异性抑制剂。

加味通络方中加入了生脉散，有研究表明生脉注射液具有抗炎、抗病毒、抗氧化（祛）和双向调节血压、提高免疫力（补）的功能[32]。其对TNF-$\alpha$、IL-6水平的降低亦有很好的应答，在降低此类炎症因子的同时，还可以调节免疫和消炎[33]。生脉散与各单味药间的药效比较可知，三药联合使用比单药使用具有更强的清除自由基及抗氧化的作用[34]，从而起到治疗脑梗死的作用。

综上，加味通络方的组方思路是黄德弘教授基于"三证合病"的认识，从"气虚、血瘀、阴虚"三个角度论治中风气虚血瘀兼有阴虚证患者，主治因肾阴不足，元气虚弱，脉络瘀阻之中风。黄德弘教授团队对加味通络方的前期研究已表明，加味通络方对大脑中动脉的血流速度表现出了双向调节的作用。对于血流速度减慢，供血不足患者，中医多从虚证立论，认为属于气虚，气虚不能推动血运，故而有瘀，加味通络方具有益气养阴，补血补肾的功效，扶正以改善血运；对于血流速度过快的患者，考虑为血管狭窄，流速增高，中医认为属于瘀阻脉络，加味通络方具有活血化瘀的功效，从而使血流速度减慢。

综上，黄德弘教授"三证合病"的思维模式以中风五大病理因素为理论基础。辨证论治是"三证合病"论治中风的基础，"三证合病"论治中风是对中风辨证论治的深刻认识。中风六大证型可互相兼夹而成"三证"，加味通络方为"三证合病"中风的治疗方。三证合病的思维模式，不仅适用于中风的辨证，亦适用于其他疾病，用此可避免出现以偏概全、辨证缺失的现象。

（何子意　整理）

## 参考文献：

[1] 许玉皎. 中风病名分析及现代中风病诊断 [J]. 中医药导报, 2011, 17 (5): 6-8.

[2] 郗峦, 王键. 中风病病因病机的源流及发展 [J]. 中国中医急症, 2009, 9 (18): 1279-1281.

[3] 刘伍立, 欧阳建军, 黄博辉. 中医文献对中风病的阐述与述评 [J]. 针灸临床杂志, 2006, 22 (10): 5-8.

[4] 安佰海, 尤可. 略论风痰证与中风病 [J]. 中国中医急症, 2009 (7): 1110-1111.

[5] 吕强, 张祜. 中医诊治的脑梗死研究进展 [J]. 中国中医药现代远程教育, 2011, 9 (8): 162-163.

[6] 江海艳. 脑梗死的中医辨证治疗疗效观察 [J]. 中国实用医药, 2014, 9 (7): 246-247.

[7] 金方伟. 脑梗死中医分型论治观察 [J]. 浙江中西医结合杂志, 2006, 16 (2): 113-114.

[8] 刘刚, 梁迪赛, 周嘉澄, 等. 从虚从瘀 (补虚通络法) 论治中风恢复期及后遗症期理论探讨 [J]. 中国中医基础医学杂志, 2011, 17 (12): 1300, 1303.

[9] 韦桂梅, 陈华振. 300例缺血性中风中医证型调查分析 [J]. 中医临床研究, 2012. 4 (3): 121-122.

[10] 李平, 吴钟璇, 张云如, 等. 中风病诊断与疗效评定标准 (试行) [J]. 北京中医药大学学报, 1996, 19 (1): 55-56.

[11] 孟繁丽, 侯思怡, 袁东超, 等. 缺血性中风病辨证分型的现代文献研究 [J]. 辽宁中医杂志, 2014, 41 (2): 207-210.

[12] 祝美珍, 李志刚. 缺血性中风中医辨证分型与 ICAM-1 和 CD62P 表达水平的相关性 [J]. 中国中西医结合杂志, 2005, 25 (3): 225-227.

[13] 王艳芬, 毕丽丽. 腔隙性脑梗塞中医辨证分型规律的探讨 [J]. 中医药信息,

2001, 18（3）：5.

［14］黄干初. 缺血性中风中医辨证分型的研究进展［J］. 河北中医，2010，10（1）：145-147.

［15］黄庆仪，谌剑飞，丁萍，等. 脑卒中相关性睡眠障碍与证候及病类的关系探讨［J］. 中西医结合心脑血管病杂志，2010，8（7）：797-799.

［16］国家中医药管理局脑病急症协作科研组. 中风病辨证诊断标准（试行）［J］. 北京中医药大学学报，1994（3）：64-66.

［17］刘素蓉，杨世兴，赵淑媛，等. 阴虚阳虚证与血液流变学研究［J］. 中国医药学报，1989（2）：12-14.

［18］张道亮，张晓星，夏明颖. 心脏病人心阴虚心气虚证血液流变学研究［J］. 湖北中医杂志，1994（1）：38-39.

［19］IKUNO K, KAWAGUCHI S, KITABEPPU S, et al. Effects of peripheral sensory nerve stimulation plus task-oriented training on upper extremity function in patients with subacutestroke: A pilot randomized crossover trial[J]. Clin Rehabil, 2012, 26（11）：999-1009.

［20］KLEINIG T J, VINK R. Suppression of inflammation in ischemic and hemor-rhagic stroke: therapeutic options[J]. Curr Opin Neurol, 2009, 22（3）：294-301.

［21］张瑛，戴启荷，陈立. 急性脑梗死患者神经功能恢复情况与炎症因子水平的相关性分析［J］. 安徽医学，2016，37（5）：578-581.

［22］黄坚红. 通络Ⅳ号方对脑梗死急性期患者血清 NSE 及神经功能缺损的影响［J］. 上海中医药杂志，2007，41（7）：16-17.

［23］陈秀慧. 通络Ⅳ号联合西药治疗脑梗死急性期随机平行对照研究［J］. 实用中医内科杂志，2013，27（4）：42-45.

［24］周承. 中药黄芪药理作用及临床应用研究［J］. 亚太传统医药，2014，10（22）：100-101.

［25］熊明彪. 黄芪的药理作用及临床研究进展［J］. 亚太传统医药，2013，9（10）：70-71.

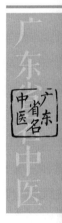

[26] 黄伟. 浅谈黄芪的药理作用及临床应用 [J]. 中外健康文摘, 2013, 10 (22): 386-387.

[27] 王岚, 张帆, 王艳, 等. 甘肃党参水提物对 D- 半乳糖所致衰老小鼠脑组织 SOD、MDA 影响的实验研究 [J]. 中国中医药科技, 2010, 17 (2): 148-149.

[28] 汪建红, 原慧, 李雪红. 新疆野生党参总黄酮体内抗氧化及抗疲劳作用研究 [J]. 天然产物研究与开发, 2012, 24 (8): 1035-1039.

[29] 李曦, 张丽宏, 王晓晓, 等. 当归化学成分及药理作用研究进展 [J]. 中药材, 2013, 36 (6): 1023-1028.

[30] 付萍. 中药丹参治疗冠心病的药理成分及作用研究 [J]. 中西医结合心血管病电子杂志, 2015, 3 (28): 183-184.

[31] 杨洪雁, 杜智恒, 白秀娟. 水蛭药理作用的研究进展 [J]. 东北农业大学学报, 2012, 43 (3): 128-133.

[32] 徐淑华, 刘生友. 生脉注射液的药理作用研究进展 [J]. 中国药事, 2010, 24 (4): 405-407.

[33] 段顺元, 杨铭, 徐军发, 等. 生脉注射液对2型糖尿病肾病患者血液肿瘤坏死因子α和白细胞介素6的影响 [J]. 中国临床康复, 2005, 9 (3): 172-174.

[34] 王玉秋, 白令君, 何锡文. 复方生脉饮对羟自由基的清除作用研究 [J]. 中国中药杂志, 1998, 23 (1): 45-47.

# 第七节　从痰瘀论治急性中风

## 一、急性中风的病因病机

### （一）痰瘀互结致病

黄德弘教授认为，痰瘀互结是中风发病的重要病机。痰饮、瘀血常常相兼为患，贯穿于中风的发生、发展的整个过程之中。痰瘀相互搏结是中风的基本病机，始终存在于中风的过程中。痰饮既可以使气机闭塞，引发血行停滞而为瘀；血瘀也可以阻遏于脉道，使津液敷布不畅，导致水液停聚而生痰饮。痰瘀互相胶着，相兼为患，上可闭塞清空，使脑神失养，出现头晕目眩、神志不清、胡言乱语等症状；下可壅堵经脉，致筋脉不荣，肢体痿废，出现半身活动不利，肢体麻木不仁等症状。中风患者升高的血脂与中风的痰证高度相关，高脂血症是存在痰证的一个有力证据。

黄德弘教授研究认为，痰瘀阻滞是中风患者发病的重要因素，多位学者的研究也印证了这一观点。王健等[1]认为导致中风发生、发展的一个主要原因就是痰瘀互阻。缺血性中风在其病程的前期以"痰浊"为主要的病因病机。在机体正气不足的基础上，正气虚而不足以行津液，津液停滞于体内而成痰邪，随着中风病程的进展，痰邪阻滞经络，影响气机而使气滞，气滞而行血无力，使血滞于经络而为瘀血，进而形成痰阻血瘀的病理结果，形成痰瘀互阻的中风病机。张建夫[2]认为痰瘀互结是缺血性中风的基本病机，痰瘀二者，同源而异质，此两者之间存在着互为因果的联系。詹杰、谭峰[3]认为中风的发病主要与"气–血–痰"轴的转化失司有密切关系，此三者之间，气虚是化生痰瘀之邪的根本原因，痰瘀是气虚所化生的结果，痰与瘀互为因果且相互转化、促进，始终贯穿于中风的整个病程之中。

## （二）气虚血瘀致病

黄德弘教授认为，随着年纪的增大，正气亏虚逐渐明显，气血不足越发突出，血脉运行失去了足够的正气推动作用，积而成瘀，因瘀而经络凝滞不畅、塞而不通，导致肢体失用、运动不灵活而瘫痪，遂发中风病。持相同观点的国医大师张学文，结合多年的临证心得，将中风发病的基本病机精练阐述为由虚致瘀、脉络涩滞不畅，瘀血的存在贯穿了中风的始终。张学文教授还创造性地提出了"颅脑水瘀"的理论[4]。颜正华[5]教授也持类似观点，他认为中风的基本证候之一便是气虚血瘀证，中风之虚证原因主要在于正气的不足；中风的实证主要是由瘀血阻滞引起。气虚则气的正常推动能力减弱，因而导致血液运行迟缓，最终引起血液瘀滞而产生瘀血。多项现代医学研究[6-8]均显示：中风患者体内的凝血指标均存在或多或少的、程度不同的改变。这些研究成果在一定程度上佐证了中风的基本病机是气虚血瘀这一理论的合理性。

## （三）痰瘀同病

痰瘀同病是黄德弘教授在长期的临床实践中观察到的一种临床现象。在甘肃武威出土的两千多年前的汉简上就有痰瘀同治的处方。该处方由当归、川芎、牡丹皮、漏芦及贝母组成，体现了痰瘀同治的处方思路。东汉张仲景所著的《金匮要略·水气病脉证并治》中明确提出"血不利则为水"的学术观点，即指血行不畅而致瘀，瘀血阻滞津液正常运行，可导致正常水液代谢失常，聚湿成痰而为邪气，阻滞经络而为诸多疾患。痰瘀同病的概念，是由金元时期的著名医学家朱丹溪提出来的，他认为"痰挟瘀血，遂成窠囊"，主张痰瘀同治，才能够取得良好的疗效。清代唐容川在《血证论·瘀血篇》说："……血积既久，亦能化为痰水……"主张治疗上化瘀以消痰。《血证论·咳嗽篇》提出："……但去瘀血，则痰水自消。"因此，黄德弘教授认为，中风属"痰瘀同病"，其治疗应该痰瘀同治。

1. 津血同源互化构成了痰瘀同病的生理基础

津液与血是人体的重要物质，津液与血在人体正常运行，灌注于四肢百骸，发挥濡养周身的作用。

津液是人体的重要组成部分，其来源有二：一是由饮食水谷精微所化，饮食水谷进入胃部以后，由胃肠吸收，然后输布全身四肢百骸、五官九窍，即《素问·经脉别论》所说："饮食入胃，游溢精气，上输于脾，脾气散精，上归于肺，通调水道，下输膀胱，水精四布，五经并行"；二是由血液化生而来，血液中的津液，与营气分离后，渗出于脉道之外，便成为津液而发挥生理作用。

血的来源亦有两个：一是由水谷精微物质所化生，《灵枢·痈疽》中指出"中焦出气如露，上注溪谷而渗孙脉……变化而赤为血"，张志聪注解："水谷入胃，其津液随三焦出气以温肌肉，充皮肤，复渗于孙络，与孙络之血和会，变化而赤为血。"二是津液渗入脉管中，与营气结合，便化生血液，成为血液的主要组成部分。血与津液都来源于后天水谷精微物质的转化与滋养，并且血与津液可相互转化。

津血的同源互化，在生理病理上可相互影响。如失血过多，脉外之津液大量渗注于脉内，则出现口渴、尿少、皮肤干燥，即"耗血伤津"；若吐、汗、大泻之后，导致体内津液大量地流失，又可使脉道内血的一部分渗出脉外，导致血脉空虚之证，而见面白、脉弱的表现，所谓"津枯血燥"。汗为津液所化生，所以失血的患者，不宜发汗，因汗多伤血；津液亏虚者，不可轻用破血逐瘀之法，以免过度耗伤津液。

津液运行不畅则聚而为水饮、湿、痰之邪，血行不畅则留而为瘀，津液与血来源相同，并且可互相转化。黄德弘教授认为，痰瘀同病发生的基础便是津血同源。

2. 痰瘀同病的形成途径

痰瘀是人体津液及血液运行代谢失常而产生的病理产物。由于津血同源，两者之间可以相互转化，因此，一旦津病为痰或血病为瘀以后，便可互相胶着而导致痰瘀同病。另外，津血的正常敷布运行是完全依靠气的推动作

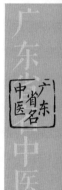

用来实现的，若气滞涩不行，则会同时影响津与血的正常运行，使之运行不畅而停聚体内，因此，气机不畅亦可导致痰瘀同病的发生。其具体情形有以下几种。

（1）因痰致瘀，痰瘀同病。

痰为阴邪，属有形之物，易于在体内滞留而阻碍血液的正常运行，因而血行滞涩而形成瘀血，从而导致痰瘀同病。其形成不外乎两种情形：第一种是痰邪留滞于经络，使经脉之中血气的正常运行受阻滞，致局部血液滞留而为瘀血；第二种是痰浊停聚于经脉之外，阻碍气机调畅，导致血行不畅，从而产生瘀血。

（2）因瘀致痰，痰瘀同病。

因瘀致痰所致痰瘀同病，亦有两种情况：第一种是瘀血阻滞于经络脉道，致使经络中津液不能渗出于经络之外，经络之外的津液亦不能达于经脉之中，因而津液停滞而聚积、化生痰浊，痰浊与瘀血相聚而成痰瘀同病；第二种是瘀血长久积聚，在正气的作用下，亦可化生痰浊，即唐容川所说的"血积既久，亦能化为痰水"，新生之痰浊与未化之瘀胶结不解亦成痰瘀同病。

（3）气病而致痰瘀同病。

气为血之帅，气行则血行，气充则血旺，气虚则血涩且少，气滞则血瘀滞不行。气为津液正常运行的推动力，气行顺畅则津液得以正常敷布，气旺则津液充沛，气虚则津液凝结而体内少津，气滞则津液不行凝聚而成为痰浊之邪，如正气充沛，气机流畅，则津血并行，正常敷布达于周身四肢百骸，而无痰瘀停滞之患。反之，若因外感内伤等诸多因素导致气机不畅而不能帅血、主津之时，则津血涩滞不通，阻于经脉而产生痰瘀之邪。

3. 痰瘀同病的临床特点

痰邪可随经脉上下周流，全身脏腑官窍，无处不到，致病广泛、症状变化多端，因此，中医学历来有"怪病多由痰作祟""怪病多瘀"的说法。痰瘀致病的特点有三：①致病广泛。痰瘀同病，内而五脏六腑，外而皮肉筋脉，九窍百骸，无所不至，可见于中风、眩晕、癫狂、痫病、心悸胸闷、哮喘、痈疽疔疮流注、癥瘕痞块、瘰疬痰核、冷麻顽痛、崩中漏下等。②致病多病情复杂。痰瘀为病，多属疑难杂症，多病机复杂，症状表现多种多样。因痰瘀多属有形之邪，阻碍阳气，因此，症状上多表现为疼痛顽固，反复发作，痛处固定不移，昼轻夜重；局部组织瘀紫色暗，形成包块，且多部位固定而不移；舌多瘀点瘀斑，唇甲紫暗。③病久难愈。痰瘀之邪互相依存，胶着难解，因此大多病势缠绵，症状时轻时重，时有反复而迁延难愈。

### （四）痰瘀互结是中风的基本病机

中风痰瘀同病最早是由朱震亨提出来的，在其所著《丹溪心法·中风门》中指出："……中风大率主血虚有痰，治痰为先，次养血行血……""半身不遂，大率多痰，在左属死血瘀血，在右属痰有热并气虚……"明代王纶力主中风属"血病、痰病为本，而外邪为标"，认为"津液者，血之余，行乎脉外，流通一身……若血浊气滞，则凝聚而为痰"，主张以四物汤为基础方，加半夏、南星养血活血、化痰燥湿。痰瘀两者在中风的发生、发展过程中是互相联系、不可割裂的，两者可互相影响，互相转化，贯穿于中风的整个过程之中。痰饮可致瘀，瘀血亦可化水饮。人届中年之后，正气渐亏，《素问·阴阳应象大论》提出"年四十而阴气自半"，阴津逐渐衰少，阴虚化热，灼伤阴液，阴虚阳亢之证渐多，脾胃运化功能亦减退。

随着社会的发展进步，人们的生活水平不断提高，进食肥甘厚味较以往明显增多，脾胃运化不及，一方面，其运化水谷精微的功能减弱，水谷精微物质凝聚成痰，老年患者多阴虚，阴虚阳亢，肝风内动，痰随气升，或上蒙清窍，或阻塞经脉；另一方面，血中精微物质不能供人体所用，化为痰湿，日久不消，着于脉管，痰湿过盛，混于血中，提高了血液黏稠度，血涩而运行不利，筋脉失于濡养，而致动脉粥样硬化、斑块形成。发病日久则导致脉管狭窄或闭塞，局部脉道瘀阻，血行不畅而发为中风。

黄德弘教授认为，痰瘀之邪是因人体内津液敷布失常及血液不循常道而滞留脉道或溢于脉外所致。津血互化、痰瘀同源，二者互为因果，又相互转化，因此，在缺血性中风的治疗上，单纯采用祛痰或化瘀均难以达到理想的治疗效果。对缺血性中风的治疗应当坚持痰瘀同治的原则，祛瘀兼顾化痰，化痰不忘祛瘀，痰瘀同治，使浊邪祛而正气得复，气血周流顺畅，百脉调和，肢体经络得养而疾病向愈。

黄德弘教授认为，痰瘀两种病邪在中风的病程中有着重要作用，影响着中风的预后转归，尤其在中风急性期病情的发生、发展过程中，扮演着重要角色。痰瘀互结是急性中风的重要病机。中医认为，人年过五十后，正气渐虚，气化不利，先天肾精的亏损和后天脾胃的运化功能减退明显。气为血之帅，气机不畅，则血行缓慢，易留滞于脉道而为瘀；瘀血阻滞，反过来亦阻滞气机，使血行不畅，进一步加重血瘀，形成恶性循环；气化失司，血中的津液不循常道，渗出于脉道之外，留滞于体内形成痰饮，痰饮亦可阻气机，使气化不利，加重血瘀。脾胃为后天之本，胃主受纳水谷精微、脾主运化水谷，使之上输于肺，从而敷布于五脏，洒陈于六腑而营养周身。

脾胃运化失常，水谷精微运化不及，则留而为痰为饮，阻滞脉道、阻碍气机，使血行受阻而为血瘀。明代医家虞抟在《医学正传》中指出："液津黏稠，为痰，久积入脉，为血浊……"由此可见，痰瘀相互胶着难解，并且可以相互影响、相互转化，阻滞脑窍，使脑窍失养，发为中风。王永炎院士亦指出痰瘀互相阻滞，气机不畅，失于正常运转是中风的主要发病机制。痰瘀之邪在中风发病中起着重要的作用，此两者不仅是中风发病的始动因素，亦是中风病情演变过程的重要病理产物，对中风的转归、预后均有着重要的影响。

## 二、痰瘀同治法治疗急性中风具有重要的临床价值

痰瘀本为人体内津液和血液运行失常的病理产物，津血互化、痰瘀同源，二者互为因果，又相互转化，在中风急性期疾病的发生、发展过程中，痰瘀互相胶着难解，共同促进病情的进展，决定着病情发展的方向。痰瘀同源而异物，其间存在互为因果的关系。气虚是本，痰瘀是标，两者同病，贯穿中风发病的始终。如治疗不当，痰瘀胶结不解，气血瘀滞明显，脑窍失养，病情加重，可在原来病情基础上逐渐出现神志异常、嗜睡、昏迷、谵妄等症状；如调治得法，使痰邪得化，瘀血渐消，则气机得以逐渐通畅，则脑

窍渐通，病情可逐渐好转。因此，在中风的治疗过程中，痰瘀同治具有重要的临床价值。

目前痰瘀同治法治疗中风受到越来越多学者的关注。有研究发现化痰药及活血化瘀类中药可有效改善血液流变学、抗凝、降低血脂等。动物实验研究结果也提示，痰瘀同治可以抑制血小板聚集，减少缺血性中风患者的神经功能缺损，保护脑细胞。有临床报道痰瘀同治法与常规治疗方法相比，其在降脂、抗脂质过氧化、抑制脂质斑块形成等方面有着更好的疗效。这些研究结果从不同角度证实了痰瘀同治的重要临床价值。因此，在缺血性中风的治疗上，单纯采用祛痰或化瘀均难以达到理想的治疗效果。因此，对缺血性中风，治疗上应当痰瘀同治，祛瘀兼顾化痰，化痰不忘祛瘀。

## 三、黄德弘教授拟定化痰通络汤治疗急性中风

### （一）化痰通络汤的组方特点

化痰通络汤是黄德弘教授在国家中医药管理局所制定的中医治疗脑卒中临床路径推荐方药的基础上，结合多年临床经验以及对各味中药药效的精准把握，精心加减而成。化痰通络汤由法半夏、生白术、天麻、茯苓、丹参、香附、酒大黄、胆南星、天竺黄9味中药组成，是黄德弘教授深厚的中医理论与多年临证经验相结合的结晶，体现了其对急性中风病机的深刻理解和把握。本组方具有以下特点。

1. 组方精当，药简力弘

本方是黄德弘教授在古代经典名方半夏白术天麻汤的基础上，结合临床遣方用药经验加减而成。全方仅9味中药，集健脾益气、活血通络、化痰开窍等作用于一体，虽然药味不多，但君臣佐使互相配合，各司其职，共同发挥作用。

2. 谨守病机，作用精准

本方是针对风痰阻络型脑梗死而设，本病病变部位主要在脑，涉及肝、脾、肾等脏，因肾为先天之本，主一身之阴阳气化，脾为后天之本，主运化

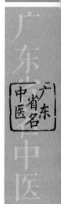

水谷精微，肝主疏泄，疏泄不利则水液失于运化，留而为痰、为瘀，痰瘀阻滞经络脑窍而发病。本方以化痰活血为重心，兼以培补正气、扶正祛邪。

3. 安全有效，应用广泛

本方配合精，药味少，无十八反及十九畏等传统中药配伍禁忌，且所选用的中药都是临床上广泛使用的品种，经众多医家长期、大量使用，安全性得以保证，所选用药物都是容易获得的品种，保证不会因药物稀缺而影响临床使用；本方针对痰瘀互结而设，不仅可以运用于脑梗死急性期，对于恢复期及后遗症期脑梗死患者，只要其病机、证型符合痰瘀互结，都可以使用。

## （二）化痰通络汤的配伍分析

法半夏，是天南星科植物半夏的干燥块茎，味辛、性温，归肺、脾、胃经，具有燥湿化痰，降逆止呕，消痞散结的作用。因其生用有毒，常用其炮制品，临床用于湿痰寒痰、咳喘痰多、痰饮眩悸、痰厥头痛、呕吐反胃、胸脘痞闷、梅核气等由痰证所致者，外用治疗痈肿痰核。胆南星是天南星科草本植物天南星的扁球形块茎，由生天南星细粉与牛、羊或猪胆汁经发酵加工而成，味苦、微辛，性凉，归肺、肝、脾三经，功用清热化痰，息风定惊，临床用于痰热咳嗽、咯痰黄稠、中风痰迷、癫狂惊痫等痰热之证。两者相须为用，一温一凉，共为君药，协同作用而奏化痰散结、开窍之功。

白术，味苦、甘，性温，归脾、胃经，具有健脾益气、燥湿利水、止汗、安胎的作用，用于脾虚食少、腹胀泄泻、痰饮眩悸、水肿、自汗、胎动不安等证。茯苓是多孔菌科真菌茯苓干燥菌核，味甘、淡，性平，具有利水渗湿、健脾宁心的功效。脾为后天之本，主运化水谷精微，脾喜燥恶湿，脾气虚弱，则运化失司，水液聚而为痰饮，故本方白术、茯苓相配伍，共为臣药，益气健脾、渗湿宁心开窍，健运脾胃，以杜生痰之源，起到扶正祛邪的作用。

痰湿停滞于内，阻碍气化，气血运行受阻，气滞而不行，血留而为瘀，痰瘀胶着，因此，在健脾扶正、化痰散结的同时，还应重视理气及活血化瘀。香附是莎草科植物莎草的干燥根茎，其味辛、微苦、微甘、性平，归肝、脾、三焦经。《本草纲目》中说"香附之气，平而不寒，香而能窜，其味多辛能散，微苦能降，微甘能和"。其药性平和，广泛运用于气滞诸证。丹参为唇形科植物丹参的干燥根和根茎，味苦，性微寒，归肝、心经，具有活血祛瘀、通络止痛、清心除烦、凉血消痈之功效，同时还有养血的作用，因而中医界有"一味丹参饮，功同四物汤"的说法。酒大黄，是三种药名为大黄的（药用大黄、掌叶大黄和唐古特大黄）的干燥根及根茎，通过黄酒的喷淋后拌均匀，等黄酒被药物吸收完以后，用文火慢慢炒干之后而制成。大黄药性猛烈，泻下作用强烈，故有将军之称，酒大黄与生大黄相比，其泻下之力减弱，而借助酒的作用，走窜之力更强，其寒凉之性稍减，借助酒的走窜之力，更易达于上焦。香附、丹参、酒大黄三药同用，理气活血，痰瘀同治，与白术、茯苓相配伍，共为臣药，扶正祛邪，益气健脾，行气活血，化痰开窍。

脑梗死因发病急促，进展迅速，如风之至，故又称中风，风邪常夹痰瘀为患，因此，祛风治疗是必要不可少的手段。天麻是兰科植物天麻的根茎，味甘，性平，归肝经，功能息风定惊，《本草便读》说天麻"总之一切诸风……为定风之主药"。无论外风、内风，天麻皆可使用。天竺黄是禾本科植物竹的茎秆之中的分泌物质干燥后所结成的块状固体成分，味甘，性寒，归心、肝经，功效清热豁痰，凉心定惊。临床用于热病神昏，中风痰迷，小儿痰热惊痫、抽搐、夜啼。天麻与天竺黄配合使用，共为佐使，起到祛风化痰开窍的作用。

综上所述，化痰通络汤是扶正祛邪兼顾，集化痰瘀、健脾胃、行气滞、开清窍于一体的，组方精妙、配合合理、临床疗效确切而安全的处方。

### （三）化痰通络汤治疗急性中风的机制

黄德弘教授团队的研究表明，化痰通络汤治疗可降低急性中风风痰阻络型患者神经功能缺损程度评分，改善患者日常生活活动能力，提高患者生存质量，无明显毒副作用。化痰通络汤可降低患者血清血栓素$B_2$（$TXB_2$）水平，提高血清6-酮-前列腺素F1α（6-K-PGF1α）水平，起到改善缺血区脑组织血液供应、保护脑细胞的作用。$TXB_2$反映的是$TXA_2$的浓度，$TXA_2$与血栓烷受体结合后，通过对Gq蛋白和细胞膜离子通道的活化，促进细胞外钙离子（$Ca^{2+}$）内流，进一步增加血管平滑肌细胞内游离钙离子（$Ca^{2+}$）水平，使微小丝肌动球蛋白系统收缩引起血管平滑肌收缩、血管痉挛，导致脑血流进一步降低；通过白细胞介素-8、胞间黏附分子、血管细胞黏附分子等因子，增加血管内皮细胞的通透性、破坏血脑屏障；促进血小板在血管内皮黏附作用、促进血栓形成。血清6-K-PGF1α反映的是前列腺素$I_2$（$PG_2$）的血清浓度，前列腺素$I_2$的作用是扩张血管、改善脑血流。梗死后$TXA_2$及前列腺素$I_2$浓度发生改变，其比例失衡，导致脑血流减少，脑细胞缺血、缺氧。在临床上，经化痰通络汤治疗后，患者$TXB_2$浓度下降明显，6-K-PGF1α浓度上升明显，说明患者脑灌注得到改善。

黄德弘教授认为，中风为痰瘀互结致病，化痰通络汤化痰活血，其治疗急性期脑梗死，能通过减轻炎症反应，抑制血小板聚集，减轻血脑屏障破坏，起到保护脑细胞的作用。

### （四）黄德弘教授团队对化痰通络汤的研究

化痰通络汤全方由法半夏、天麻、生白术、茯苓、香附、丹参、胆南星、酒大黄及天竺黄所组成，具有益气健脾，行气活血、化痰息风通络的作用。现代药理学研究发现化痰通络汤抑制血小板相互聚集、提高血管内皮的通透性、保护血脑屏障、抗自由基的氧化损伤、抑制炎症反应、减轻脑水肿、提高缺血脑组织血液供应、止痛、镇静、提高机体免疫力等多重生物学效应。

半夏中含有半夏蛋白、多糖、多种氨基酸和生物碱、挥发油及多种无机元素等[9]。半夏具有镇咳、祛痰的作用，其镇咳、祛痰的主要成分是半夏中的总生物碱，这种生物碱主要作用于咳嗽中枢。制半夏对实验动物的祛痰效果明显，且放置1年的半夏作用更强[10]，与传统中医半夏宜久置陈用的观点相一致。多种动物实验显示半夏中的生物碱成分具有显著的减轻炎症反应的作用，是半夏抗炎作用的主要有效成分之一，此作用的机制主要在于半夏可降低炎症因子前列腺素$E_2$（$PGE_2$）的产生与释放。同时，半夏具有一定的镇静、镇痛作用[11]。

胆南星含有黄酮、苷类、甾体、生物碱、糖、蛋白质及微量元素等多种成分。研究表明天南星对组织水肿、炎性渗出及毛细血管通透性增高均有抑制作用[12]。胆南星炮制品的水浸液有延长小鼠凝血时间的显著性作用，这提示胆南星除传统的化痰作用外，还具有活血化瘀的功效，在一定程度上证明痰瘀同病理论的合理性，也为痰瘀同治法提供了理论支撑。

白术中的挥发油、多糖、白术内酯是其发挥诸多药理作用的主要物质基础[13]。白术可缓解缺血再灌注造成的大鼠脑部损伤，其机制为降低大鼠体内炎症因子的表达水平[14]。白术多糖可以缓解局灶性脑缺血再灌注后的脑组织水肿，抑制神经元的凋亡，减少神经功能缺损，保护脑细胞；活化超氧化物歧化酶，减少血清丙二醛含量，对于炎症反应介导的脑再灌注损伤具有明显的保护作用[15]。白术内酯Ⅰ和白术内酯Ⅲ可抑制多种炎性因子，如IL-2、IL-6、TNF-α、PGE$_2$及一氧化氮等的释放和产生，并可以抑制丝裂原活化蛋白激酶（MAPK）和NF-κB发挥其生物学效应[16]。白术多糖可抑制脑缺血区域内细胞间黏附分子-1（intercellular cell adhesion molecule-1，ICAM-1）的表达，减少中性粒细胞之间相互的浸润和聚集。因此，白术可缓解炎症反应所致的缺血再灌注损伤。

茯苓中的主要有效成分是茯苓多糖，具有利水消肿、提高免疫、抗肿瘤[17-19]的作用，还可增加血清中超氧化物歧化酶（T-SOD和Cu-SOD）的活性，降低丙二醛（MDA）含量，起到抗氧化、延缓衰老的作用[20]。

丹参中含有丹参酮、隐丹参酮、迷迭香酸、丹参素、丹酚酸等[21]。其中的丹参酮Ⅱ$_A$可促使血管管腔内膜中的平滑肌细胞凋亡，起到维持血管内壁光滑的作用；对缺氧性脑损伤通过减少caspase-3的表达产生抗凋亡作用保护脑细胞。隐丹参酮改善微循环，增加血流量，通过促进血管内皮细胞增加合成cGMP和NO，提高NO/cGMP的活性，增加脑内缺血区域的血流灌注[22]，抑制血管平滑肌细胞钙离子（Ca$^{2+}$）内流，从而改善血液流变学[23]。丹酚酸A具有抗血小板聚集和抗血栓的作用[24]；丹酚酸B可以非常明显地抑制脑血管周围的免疫球蛋白IgG的透过，产生明显的保护血脑屏障的作用[25]，从而起到保护

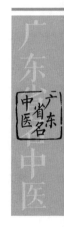

缺血再灌注损伤脑细胞的作用。有实验结果表明[26]，丹参提取物可改善脑灌注，其作用机制在于减少ADP所诱导的大鼠血小板的活化胶抑制释放$TXA_2$。

天麻含有天麻素、天麻多糖、天麻苷元、香草醇等多种化学成分，其中天麻素又称为天麻苷[27]，在天麻中的含量最高。天麻素可自由通过血脑屏障，迅速在脑组织中降解为天麻苷元，天麻苷元是脑细胞膜Bz受体的配基。因此，天麻能起到镇静、抗惊厥的药理作用，这种作用主要是通过天麻苷元作用于γ-氨基丁酸受体实现的[28]。天麻还具有提高红细胞流动速度、抑制血小板聚集、降低血液的黏稠度的作用，达到增加脑组织的血液供应的效果[29]。有学者[30]以二磷酸腺苷诱导的血小板聚集率为研究指标，证明了天麻素具有抗凝血、抗血小板聚集的作用。

香附化学成分复杂、结构多样，主要含有挥发油类、黄酮类、糖类、三萜类等。香附醇提物以及单体化合物圆柚酮能有效抑制胶原蛋白、凝血酶或花生四烯酸诱导的血小板凝聚[31]。

黄德弘教授团队成员庄志江博士运用化痰通络汤治疗风痰阻络型急性脑梗死发现[32]：化痰通络汤可显著改善急性脑梗死患者的血清神经元特异性烯醇化酶/同型半胱氨酸（NSE/HCY）浓度、神经功能缺损程度评分、日常生活积分、中医证候积分及临床症状。化痰通络汤不仅可调节NSE/HCY失衡状态，促进患者神经功能恢复，改善患者临床症状，提高患者生活能力。化痰通络汤影响血清NSE/HCY相关细胞因子间的过度表达，缓解血管痉挛和血管腔内血栓形成，减缓或阻止动脉粥样硬化性缺血性脑损害，调节血管腔内单位时间的血流量，减轻缺血灶神经细胞毒性程度，对缺血靶点脑组织有保护作用，可有效改善患者致残率，提高生存质量。研究发现化痰通络汤对风痰阻络型急性脑梗死患者相关因子有明显调节作用，可明显减轻机体损害程度及改善临床疗效，在急性中风病临床治疗过程中具有减毒增效的良好效应。

（刘青　整理）

**参考文献：**

［1］王健，陈晶，谭峰.从血脉理论对缺血性中风的论治 [J]. 辽宁中医杂志，

2015, 42（11）：2120-2122.

［2］张梅奎，张效科，谢福恒，等.张建夫教授化痰祛瘀法辨治缺血性中风痰瘀互结证经验探析［J］.现代中医药，2014，34（4）：21-22.

［3］詹杰，谭峰.中风病"气-血-痰"轴及益气活血化痰法初探［J］.辽宁中医杂志，2016，43（8）：1633-1635.

［4］张宏伟，刘东霞.张学文中医世家经验辑要［M］.西安：陕西科学技术出版社，2004：79-82.

［5］吴嘉瑞，张冰.国医大师颜正华教授益气活血法诊疗中风经验［J］.中华中医药杂志，2012，27（3）：634-636.

［6］刘宇明，许治强，周伯荣，等.蛋白C、抗凝血酶Ⅲ在缺血性脑血管病发病机制中的作用［J］.中国神经免疫学和神经病学杂志，2011，18（5）：379-380.

［7］伍玉容，李朝金，张丽，等.脑血管病患者血浆PT、APTT、Fg变化及其临床意义［J］.中国实用医药，2011，6（21）：35-36.

［8］AN S A, KIM J, KIM O J, et al.Limited clinical value multipel blood markers in the diagnosis of ischemic storke[J]. Clinical Bio-chemistry, 2013, 46（9）：710-715.

［9］肖琦，阳文武，张德伟，等.半夏总生物碱含量影响因素及药理作用研究进展[J].中国药业，2016，25（3）：123-126.

［10］曾颂，李书渊，吴志坚，等.半夏镇咳祛痰的成分-效应关系研究［J］.中国现代中药，2013，15（6）：452-455.

［11］王东明.半夏治疗失眠疗效观察及临床机制分析［J］.内蒙古中医药，2014，33（5）：17.

［12］穆丽莎，任小巧，高增平.天南星化学成分及药理作用研究进展[C]//.中华中医药学会中药化学分会第八届学术年会论文集.［出版者不详］，2013：174-180.

［13］王涵，杨娜，谭静，等.白术化学成分、药理作用及临床应用的研究进展[J].甘肃医药，2018，37（1）：23-26.

［14］MEI Z G, TAN L J, WANG J F, et al. Fermented Chinese formula

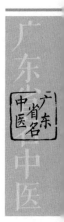

Shuan-Tong-Ling attenuates ischemic stroke by inhibiting inflammation and apoptosis[J]. Neural Regeneration Research, 2017, 12(3): 425-432.

[15] 董凤彩. 白术不同化学成分的药理作用 [J]. 中医临床研究, 2015, 7(14): 28-29.

[16] 汲广全. 白术有效成分对巨噬细胞和树突状细胞免疫活性的研究 [D]. 广州: 华南理工大学, 2014.

[17] 宁康健, 杨靖松, 石萍萍. 茯苓对家兔利尿作用的观察 [J]. 安徽科技学院学报, 2012, 26(4): 1-3.

[18] 王爱云, 陈群, 李成付, 等. 茯苓多糖修饰物抗肿瘤作用及其机制研究 [J]. 中草药, 2009, 40(2): 268-271.

[19] 王晓菲, 刘春琰, 窦德强. 中药茯苓抗肿瘤有效组分研究 [J]. 辽宁中医杂志, 2014, 41(6): 1240-1244.

[20] 梁亦龙, 曾垂省, 王允, 等. 茯苓多糖的抗氧化作用 [J]. 江苏农业科学, 2012, 40(7): 288-289.

[21] 姜雪, 史磊. 丹参活性成分及药理作用研究进展 [J]. 药学研究, 2017, 36(3): 166-169.

[22] ZHOU Z, WANG S Q, LIU Y, et al. Cryptotanshinone inhibits endothelin-1 expression and stimulates nitric oxide production in human vascular endothelial cells[J]. Biochimica et Biophysica Acta(BBA) -General Subjects, 2009, 1760(1): 1-9.

[23] LAM F F, YEUNG J H, CHAN K M, et al. Mechanisms of the dilator action of cryptotanshinone on rat coronary artery[J]. European Journal of Pharmacology, 2008, 578: 253-260.

[24] 张莉, 张维库, 赵莹, 等. 丹酚酸A的研究与进展[J]. 中国中药杂志, 2011, 36(19): 2603-2609.

[25] 李琴, 韩力培, 李泽慧, 等. 丹酚酸 B 通过抑制 MAPK 通路减轻大鼠脑缺血再灌注引起的血脑屏障损伤 [J]. 药学学报, 2010, 45(12): 1485-1490.

[26] HUANG S W, KUO H L, HSU M T, et al. A novel thromboxane

receptor antagonist, nstpbp5185, inhibits platelet aggregation and thrombus formation in animal models[J]. Thromb Haemost, 2016, 116(2): 285-299.

[27] 周慧君. 天麻有效成分的药理作用与临床应用研究进展 [J]. 中医临床研究, 2016, 8(22): 56-58.

[28] 游金辉, 钟裕国, 谭天秩, 等. $^3$H- 天麻苷元和 $^3$H- 天麻素在小鼠体内的分布和代谢 [J]. 华西医科大学学报, 1994, 25(3): 325.

[29] 王玉珍, 何奕涛, 蔡智立. 全天麻胶囊对高血压患者脑血流的影响 [J]. 中国基层医药, 2012(11), 1620-1621.

[30] 姜丽, 王玉蓉, 曹唯仪, 等. 基于改善微循环药效的天麻素与葛根素配伍合理性研究 [J]. 世界科学技术—中医药现代化, 2013, 15(2): 244-248.

[31] SEO E J, LEE D U, KWAK J H, et al. Antiplatelet effects of Cyperusrotundus and its component (+)-nootkatone[J]. Journal of ethnopharmacology, 2011, 135(1): 48-54.

[32] 庄志江. 化痰通络汤对急性脑梗死风痰阻络型患者 NSE/HCY 因子影响研究 [D]. 广州: 广州中医药大学, 2017.

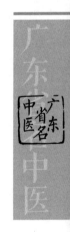

# 第八节　浅探《黄帝内经》中
# 五行音乐疗法

　　"七情"为中医学中的主要致病因素之一，《素问·举痛论》言"余知百病生于气也，怒则气上，喜则气缓，悲则气消，恐则气下……惊则气乱……思则气结"，可见古人早已认识到情志致病的重要性。已有研究表明，音乐能通过其特定的旋律、节奏、和声等因素影响人的心理、生理活动，进一步干预躯体疾病，以达心身同治之效果[1]。《史记·乐书》记载"音乐者，所以动荡血脉、流通精神而和正心也"，将音乐疗法运用于医学中治疗情志疾病已有几千年的历史。《黄帝内经》中以五行学说为基础，将五音与五脏、五志相结合，形成了五行音乐疗法。

## 一、五音渊源

　　"五音"是中国古代音乐的一种基本音，是古人对五声阶名的称谓，分别称作角、徵、宫、商、羽。五音之间不存在半音，它们之间都只相隔一个整音的音高距离，将每个音作为主音时，便可形成相应的5种不同的调式，即五声调式。即以"宫"音作为主音时，就可称为宫调式，以"商"音作为主音时，就可称为商调式，同样有其他几个调式[2]。另有相传"五音"是由中国最早的乐器——埙的五种发音而得名的。因五音可以诱发出人体相应经络的感传功能，常被用于疗疾。

## 二、五音与五脏配属

　　《黄帝内经》以五行学说为基础，将五音、五行、五脏、五志有机地结合在一起。《灵枢·邪客》曰："天有五音，人有五脏，天有六律，人有六腑。"《素问·阴阳应象大论》载："肝，在音为角，在志为怒；心，在音为徵，在志为喜；脾，在音为宫，在志为思；肺，在音为商，在志为忧；肾，在音为羽，在志为恐。"由此可知角为木音，通于肝，在志为怒；徵为火音，通于心，在志为喜；宫为土音，通于脾，在志为思；商为金音，通于肺，在志为忧（悲）；羽为水音，通于肾，在志为恐。

## 三、五音的特点

五音中角、徵、宫、商、羽分属五行中木、火、土、金、水，故五音中每一音分别具有其相属的五行的特性，产生的效果应与其对应的五志相吻合。即角音属木，应具有木的特点，即生发舒展，产生的效果应具有怒的性质；徵音属火，应具有火的特点，即热烈升腾、喜庆光明，产生的效果应具有喜的性质；宫音属土，应具有土的特点，即敦厚平和、中正庄重，产生的效果应具有思的性质；商音属金，应具有金的特点，即苍凉肃穆、萧索敛降，产生的效果应具有忧的性质；羽音属水，应具有水的特点，即清澈澄明、含蓄沉静，产生的效果应具有恐的性质。王冰注《素问·阴阳应象大论》亦云："角谓木音，调而直也；徵谓火音，和而美也；宫谓土音，大而和也；商谓金音，轻而劲也；羽谓水音，沉而深也。"

## 四、五行音乐的主治功效

五音归于五行，通于五脏，根据五行相生相克的原理，不同音调的乐曲不仅可用于治疗与其相应脏腑的疾患，还可以治疗相关脏腑的疾患。

角为木音，通于肝，能促进体内气机的上升、宣发和展放，具有疏肝解怒、养阳保肝、补心利脾的作用，可用于防治肝气郁结、胁胀胸闷、食欲不振、心情郁闷、精神不快、烦躁易怒等病症。

徵为火音，通于心，能促进全身气机上升，具有养阳助心、补脾利肺、泻肝火的作用，可用于防治心脾两虚、内脏下垂、神疲力衰、神思恍惚、胸闷气短、情绪低落、形寒肢冷等病症。

宫为土音，通于脾，能促进全身气机的稳定，调节脾胃之气的升降。具有养脾健胃、补肺利肾、泻心火的作用，可用于治疗脾胃虚弱、恶心呕吐、饮食不化、消瘦乏力、神衰失眠、肺虚气短等病症。

商为金音，通于肺，能促进全身气机的内收，调节肺气的宣发和肃降，具有养阴保肺、补肾利肝、泻脾胃虚火之功效，可用于治疗肺气虚衰、气血耗散、自汗盗汗、咳嗽气喘、心烦易怒、头晕目眩、悲伤不能自控等病症。

羽为水音，通于肾，能促进全身气机的潜降，具有养阴、保肾藏精、补肝利心、泻肺火的功效，可用于治疗虚火上炎、心烦意躁、头痛失眠、夜寐多梦、腰酸腿软、性欲低下、阳痿早泄、小便不利等病症[3]。

## 五、辨证施乐

### （一）相应

相应属"反治"范畴，即用与其情志相同的乐曲诱导其将不良情绪充分抒发。《礼记·乐礼》记载"宫动脾，商动肺，角动肝，徵动心，羽动肾"，不同调式的乐曲可以调节与其相应的脏腑，五音与五脏相通。按照相应关系，肝病选择角调乐曲，心病选择徵调乐曲，脾病选择宫调乐曲，肺病选择商调乐曲，肾病选择羽调乐曲。

### （二）相生

根据五行相生的原理，木、火、土、金、水依次相生，按照虚则补其母的原则，当一脏为虚证时，选择其母脏相对应的乐曲，达到相生的目的。如肝血亏虚者，选择羽调乐曲以达水生木之意；心气虚者，选择角调乐曲以达木生火之意；脾胃虚弱者，选择徵调乐曲，以达火生土之意；肺气亏虚者，选择宫调乐曲，以达土生金之意；肾气亏虚者，选择商调乐曲，以达金生水之意。

### （三）相胜

相胜即以情胜情法，属"正治"范畴。《医方考·情志门》曰："情志过极，非药可愈，须以情胜。"根据五行相克的原理，采用与患者情绪相反的乐曲改变其情志。《素问·五行大论》言："怒伤肝，悲胜怒……喜伤心，恐胜喜……思伤脾，怒胜思……忧伤肺，喜胜忧……恐伤肾，思胜恐。"如情志为怒者，选择商调乐曲以克制怒；情志为喜者，选择羽调乐曲以克制喜；情志为思者，选择角调乐曲以克制思；情志为悲（忧）者，选择徵调乐曲以克制悲（忧）；情志为恐者，选择宫调乐曲以克制恐。

## 六、结语

《景岳全书》言："以情病者，非情不解。"情志疾患导致的心身疾病除治疗"身"之外，如能从"心"的角度出发，对患者将大有裨益。五行音乐疗法操作简单，可行性强，易于被患者接受，未见明显不良反应，可在心身疾病、精神疾病及治未病中推广应用。现代音乐研究也认为，角、徵、宫、商、羽五音的调式或乐曲，不仅具有不同的物理声学特征，而且可以引发人不同的心理感受。在选择音乐时，不必拘泥于一种音乐、一种方法，还要结合个人喜好、体质、时间等因素，综合考虑音乐的选择，因人施乐，辨证施乐[4]。

（林法财 黄德弘）

**参考文献：**

[1] 马越，刘明明，高思华，等．基于《黄帝内经》五音理论的中医音乐疗法探讨 [J]．中华中医药杂志，2014，29（5）：1294-1297．

[2] 刘正维．论我国五声音阶的表现性 [J]．黄钟（武汉音乐学院学报），2009（3）：84-96．

[3] 曲黎敏．五色、五官、五音在中医中的应用 [J]．中华养生保健，2006（2）：34-35．

[4] 林法财，黄德弘．基于《黄帝内经》阴阳"五态人"之理论浅析"因质施针"[J]．中华中医药杂志，2013，28（5）：1592-1594．

# 第九节　论补阳还五汤黄芪剂量的比较

中风是严重危害中老年人健康的常见病、多发病，以患病率高、发病率高、致残率高、复发率高和治愈率低为特点。我国是中风的高发区之一，全国每年新发中风患者约200万人，死于脑血管病者约150万人，存活的患者（包括已痊愈者）有600万～700万人，存活者中致残率占70%～80%。本病给患者、家庭和社会带来巨大的痛苦、负担和压力。因此，有效地防治本病已成为当今医学领域研究的重要课题。中医药治疗中风具有一定的优势，并取得了可喜的疗效。

补阳还五汤作为治疗中风的著名汤剂，在临床中广泛应用。原方中，黄芪用量为120 g，用量非常大。

## 一、黄德弘教授对中风的研究

黄德弘教授认为中风的诊治发展至现代，以自身三十年的临床经验，结合多位医家用现代研究手段针对缺血性中风各证型的相关性进行大量的研究，结果显示气虚血瘀是缺血性中风的主要病因。现代人平素运动不足，烦劳过度，身心俱疲，气虚的症状如疲乏、少气、动则疲惫等多见。中风的患者以"本虚为主"是当代中医界的一个共识。其标实之证"瘀血、痰浊"多在气虚的条件下在经络内滞留，导致血行不畅。故推断出气虚血瘀为缺血性中风的重要病因。因此研究缺血性中风中的气虚血瘀型将为探讨中医药治疗中风的临床应用起到良好的推动作用。

## 二、黄德弘教授对中风的辨证论治

黄德弘教授认为当代社会的中风病理过程跟李东垣所处时代颇有相似之

处。当代社会物质丰富，人们嗜食肥甘厚腻，导致肥胖多见；生活节奏快，工作压力大，导致气虚。补阳还五汤是清代王清任创立的治疗半身不遂的名方，其根据"气为血帅"气虚血滞的理论，用大量甘温益气之黄芪，补还亏损五成之元气，佐以少量的活血祛瘀之品，使亏损之气得以补还，因虚致瘀之血得以行走，成为治疗中风的传世之方。黄德弘教授曾指导研究生对补阳还五汤进行临床及药理研究。研究证明，补阳还五汤能扩张脑血管，改善脑部血液循环，降低血液黏度，抑制血小板聚集，持久地增加脑血流量[1]。另外还能够抗氧化、抗自由基损伤，并在一定程度上下调脑缺血诱导的ET-1基因的表达，从而缓解血管痉挛，调节脑血流量，符合治疗缺血性中风的主要作用机制。

## 三、补阳还五汤的出处

黄德弘教授在临床中擅长运用补阳还五汤治疗中风患者。补阳还五汤载于清代名医王清任所著《医林改错·瘫痿论》，方用"生黄芪四两，归尾二钱，赤芍一钱半，地龙一钱，川芎一钱，桃仁一钱，红花一钱"，组成益气活血通络之剂。

王清任[2]认为"人以阳气为本""病以气虚为本"，气血系生命之本，亦为疾病之本，而且尤重气虚在疾病中的作用，因此治疗上重在补气。如《医林改错·半身不遂本源》曰："半身不遂，亏损元气，是其本源……元气一亏，经络自然空虚，有空虚之隙，难免其气向一边归并……无气则不能动，故名曰半身不遂。"补阳还五汤方中重用黄芪为君，取其"大补元气"之功。黄德弘教授认为王清任独用黄芪补气，一者因半身不遂源于元气不足，无力布散周身；二者因半身无气，运行气血的经脉必致疲滞。而黄芪味甘，性微温，其性味俱薄，纯入气分，善于走表，不但能大补元气，而且可布元气于周身，况黄芪在益气的基础上可疏通经络。张璐言其"性虽温补，而能通调血脉，流行经络，可无碍于壅滞也"[3]。杨时泰称其"能活血脉""治脾胃虚弱，脉弦，血脉不利"[4]。因此，黄芪作为补虚之品用于气虚运行无力，经脉痹阻之半身不遂证可谓首选。黄德弘教授认为补阳还五汤

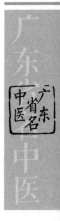

中用于治疗血瘀的活血药物当归、红花、川芎、桃仁等亦颇含深意。

当归，甘辛而温，气厚味薄，辛散透达，《汤液本草》言当归"头能破血，身能养血，尾能行血"。本方专用当归尾取其行血而具通络之性，善于通达肢体络脉之壅滞。川芎，辛温，浮而升阳，为血中之气药，"性最疏通，味薄气雄"（《本草正义》），其能"破瘀蓄，通血脉，解结气，逐疼痛，排肿消脓，逐血通经"（《本草正义》）。《本草汇言》言其"上行头目，下调经脉，中开郁结，血中气药"，"同归、芎可以生血脉而贯通营阴"。桃仁，既主"血闭瘀瘕"（《神农本草经》），又"兼疏肌肤之郁"（《本草思辨录》），其味苦甘，"苦以泄滞血，甘以生新血"（《用药心法》），其性油润兼以滋肠燥而通便结。红花，辛温，"善通利经脉，为血中气药"（《药品化义》），多用则破血，少用则养血，张山雷认为（红花）"性本温和，气兼辛散，凡瘀滞内积及经络不利诸证皆其所主"。地龙息风止痉，通利经络，其性善走肌肤络脉。赤芍"通利血脉"（《名医别录》）、"善行血中之滞"（《本经逢原》）。以上6味药在活血的同时又有疏通肌肤络脉瘀阻的特性，且性较温和，非破血涤荡等猛烈之属，其与黄芪相伍而用，活血而不伤正。

## 四、黄德弘教授对补阳还五汤黄芪用量的经验

黄德弘教授认为补气药与活血通络之品的配伍用量是补阳还五汤的一大特色。针对元气大虚这一病机，黄芪作为主药，王清任书中记载其用量至4两，约是其余活血药物药量总的6倍。可见本方重在大补亏耗之元气，元气亏虚是本病的关键所在。除黄芪外的活血药物用量非常轻。

黄德弘教授认为王清任在所制方后谓"先用一二两，以后渐加至四两，至微效时，日服两剂，岂不是八两"，"渐加"两字甚有深意。一个"渐"字，注足了王清任用黄芪的经验和教训，充满了审慎之意。故他认为临床黄芪的用量多在30～120 g，具体用量应根据气虚和偏瘫的程度，并结合患者血压高低及体质强弱来决定。气虚和偏瘫程度重，血压正常或偏高，体质强者，可重用黄芪；气虚和偏瘫程度较轻，血压高，体质弱者，当减量。无气

虚证仍当重用黄芪，这是从中风偏瘫本虚的角度提出的，也考虑了气与血的密切关系。若见阳亢或阳热之证，或血压过高者，仍可适当使用黄芪，但应配伍牛膝、黄芩、钩藤、石决明、牡蛎等清热息风、潜阳镇逆、引血下行之药以辅佐之。本方以补气益元复阳还五为主，兼息风祛瘀化浊通络。若中风半身不遂属阳亢阴虚之类当禁。即使属气虚血瘀阻滞，也不能孟浪从事。

黄德弘教授还认为，补阳还五汤一旦使用有效，便需放胆使用。中风后半身不遂等症，毕竟属沉疴病疾，诚如王清任所谓"此法虽良善之方。然病久气太亏皆不能愈之症"，非常病用非常药。在初投小效，而总体病机未变时，就须放胆加量，获效方休。

综合以上经验，黄德弘教授认为补阳还五汤应重用黄芪，但应用过程中应谨慎选用适应证，并密切观察病情变化，随变化而调整黄芪用量。

## 五、黄德弘教授对补阳还五汤应用时机的选择

黄德弘教授对补阳还五汤使用的时机，有自己的见解。

他认为补阳还五汤在中风的急性期和恢复期均可使用，而且使用越早，疗效越好。因为中风病机以气虚血瘀为主，使用益气化瘀法，符合辨证论治精神；并且早用益气化瘀药，使脉道通利，津不外渗为痰，可以减少或避免痰瘀互阻；早期使用还可通过补气活血利水，改善脑缺血半影区的脑水肿，有利于中风后偏瘫肢体肌肉功能的恢复。因此黄德弘教授认为黄芪于早期使用，争取"治疗时间窗"，可有效地预防脑组织的不可逆损伤。急性期及恢复期的气虚血瘀型缺血性中风患者只要具有相关证候，就应及时运用补阳还五汤，不必拘泥于病程[5]。且根据其功效，早用补阳还五汤可有力地促进肢体功能的恢复，使患者更早地得到康复。

（吕金丹　整理）

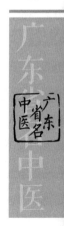

**参考文献：**

[1] 吕金丹. 补阳还五汤应用不同剂量黄芪治疗缺血性中风的临床观察[D]. 广州：广州中医药大学，2007.

［2］黄德弘, 刘孟渊. 王清任气血理论和调气活血组方思想特色探析及运用体会[J]. 上海中医药杂志, 2014, 48（5）: 26-29.

［3］柯振梅. 顺咽方对缺血性中风病假性球麻痹的疗效观察[D]. 广州: 广州中医药大学, 2012.

［4］齐向华, 胡志强. 补阳还五汤用药及配伍特点[J]. 山东中医学院学报, 1995, 19（5）: 311.

［5］孙桂阳. 益气化痰通络方对气虚痰瘀型sICAS效应机制的研究[D]. 北京: 北京中医药大学, 2022.

# 第十节 头痛杂谈

头痛既指以头部疼痛为特征的一种病证，也是一个常见症状，可以发生在多种急慢性疾病中，有时亦是某些相关疾病加重或恶化的先兆。本文所指的头痛涵盖现代医学的偏头痛，以及目前国际上新分类的周期性偏头痛、紧张性头痛、丛集性头痛及慢性阵发性偏头痛等疾病[1]。

## 一、头痛病名的探讨

头痛病名首见于《素问·风论》，据其病因而有"脑风""首风"之名，认为乃外在风邪寒气犯于头脑而致[2]。《素问·五脏生成》还提出："量以头痛巅疾，下虚上实。"后经历代医家论述和发挥，其内容日趋丰富和完善。另外关于头风，如《证治准绳·头痛》所说："医书多分头痛、头风为二门，然一病也，但有新久去留之分耳。浅而近者名头痛，其痛卒然而至，易于解散速安也；深而远者为头风，其痛作止不常，愈后遇触复发也。皆当验其邪所从来而治之。"可见头风系指由肝阳上亢、痰瘀互结而致清阳不升，或浊邪上犯，清窍失养，以头部持续疼痛，经久不愈为主要表现的病证，目前头风多指内伤头痛。

中医学的病名中，有一部分没有完全同临床症状分离开来，在症状与病名之间还有较多的交叉或重叠。本文所探讨的头痛病就是其中之代表。黄德弘教授认为，头痛症、头痛证与头痛病，三者名虽同，但其各自所指的内容不同，是三个不同的概念范畴，其临床意义也都迥然相异，目前临床上所指的头痛以及本文所论述的头痛，是指第三者——头痛病。

症即症状。症状一般是指患者自身觉察到的各种异常感觉，或由医生的眼、耳、鼻、指等感觉器官所直接感知的机体病理变化的外部表现。这些感

广东省名中医

黄德弘临证医论医案选

广东省名中医

广东省名中医

广东省名中医

074

觉和表现，是医者识别疾病和分辨证候的根本依据。

凡是按一定结构出现的、相互间有着内在联系的症状或症状群，便是疾病所处证候阶段的临床表现，如头痛如破，痛及项背，恶风畏寒，遇风尤剧，口不渴，苔薄白，脉浮紧等一组相关的症状综合出现时则是风寒证的临床表现。同时在某些症状群中，若居于主导地位的症状不同，则它所反映的证候类型便可能不一样。例如头痛这一症状，若属于主症可以有虚有实："不通则痛"者为实，"不荣则痛"者为虚。如实证头痛，多为重痛、胀痛、掣痛、跳痛、灼痛；虚证头痛则为隐痛、昏痛、空痛，或病势悠悠，疲劳时常常明显加重。因此，要准确进行头痛辨证必须先了解头痛证候自身在临床表现方面的运动变化规律，尤其要注意具体病证的症状结构中主症的特点。

证候不同于症状，也不同于病名。疾病是证候和症状产生的根源，没有病就无所谓症状和证候。证候是疾病本质的反映，在疾病发生、发展的过程中，它以一组相关的脉证表现出来，能够不同程度地揭示病位、病性、病因、病机，为治疗提供依据，并指明方向。

黄德弘教授认为，在反映人体病机方面，证候比症状深刻得多，同时也比病名清晰和具体得多。所以证候反映着疾病的本质和不同患者的个体差异性，是一个重点倾向于揭示人体病理生理功能状态的综合性诊断概念。在证候的范畴这一层次上，习惯上把头痛病常见的证候归纳为二类：一是外感类证候，包括风寒证、风热证、风湿证；二是内伤类证候，包括肝阳上亢证、痰浊上扰证、瘀阻脑络证、气血亏虚证、肝肾阴虚证。以上证候并不是包罗所有的头痛证候，只是比较常见，临床上应仔细分析病情，注意多种证型兼夹以及不常见证型存在的可能，做到知常达变。

疾病（这里主要指的具体疾病名称）通常是从总的方面反映人体功能或形质异常变化成病理状态的诊断学概念。正确的病名，是对某种疾病矛盾运动全过程的综合概括，而这种过程往往具有一定的独立性和比较规则的演化发展轨迹，且在其演化发展的过程中又可表现为若干相应的证候。前人将各种病因导致的人体异常状态分门别类地划分为各种不同的疾病并给予了相应的命名，于是便形成了各式各样的疾病名称。在这一层次上，头痛以病的概念出现，习惯上认为其内涵是以头痛为主要表现的外感头痛及内伤头痛疾病的总称。外感头痛与内伤头痛是头痛病的二级病名，因而头痛病具有外感类或内伤类疾病的发病、演变过程及转归等特征。

临床诊疗过程中，确定了正确的病名，有助于从总的方面了解疾病矛盾运动变化的概况，对其基本矛盾变化发展的演变过程有一个大轮廓，有利于制订总的治疗策略。但在拟订不同阶段具体的治疗方案时，单纯地以病名为指导则针对性不够强，难以照顾到不同疾病阶段与不同患者个体差异性。若仅根据病名进行治疗而不辨证，只是在大方向上有一定的认识而对于当前的情况却不明朗，继而治疗上当然有失准确，流于粗枝大叶地对症处理，而无法"对证下药"准确地解决疾病目前的主要矛盾。理所当然，这样的治疗效果是大打折扣的。

例如，病名诊断为外感头痛病，由于外来之邪多由表及里侵袭机体，治疗总则自然是"解表"为大法。但是只根据病名一项，并不能说明处于不同情况下不同患者的具体状况和病机特点，因此也就难以采取针对性更强更贴近病机的治疗措施。如面对一个具体的外感头痛病患者，究竟该用"辛温解表药"，还是该用"辛凉解表药"，是否应当考虑解表同时应该清里，若不做具体分析、不辨证候，单纯从概念出发，则治疗上难免盲目性。

所以中医诊断学要求在辨病的同时要辨证，只有弄清当前疾病所处阶段为何种证候，才有可能紧扣病机，明确当前疾病的主要矛盾，采取针对性的治疗措施，从而使疾病正邪矛盾得到根本的解决。因此，病名是经线，证候是纬线，二者的准确结合和纵横交错便构成中医病证诊断相结合的诊断模式，也比较客观地反映疾病的现阶段情况和全程全貌的情况，这就是病和证之间的相互关系。病证结合的诊断模式相互补充，在疾病诊断中的作用各有所长，同时病证结合的诊断模式也是现阶段中医诊断的主要模式。

总之，头痛症、证、病三者既有密切联系，又有严格区别。临床诊疗工作中，宜在分析症状的基础上认识疾病和辨别证候，在辨病的同时仔细地辨证，同时还须在疾病的诊断治疗过程中注意主要症状的指导性作用，从而把病、证、症三者有机地结合起来。

## 二、头痛病因病机的探讨

关于头痛的病因病机比较复杂，目前仍在探讨之中。

黄德弘教授认为，头痛的病因病机比较复杂，历代医家对头痛的发病原因的认识争议较大。早在张仲景《伤寒论》六经条文中已有太阳病、阳明病、少阳病、厥阴病头痛的相关论述。《东垣十书》指出外感与内伤均可引起头痛，据病因和症状不同有伤寒头痛、湿热头痛、偏头痛、真头痛、气虚头痛、血虚头痛、气血俱虚头痛、厥逆头痛等，还补充了太阴头痛和少阴头痛，从而为头痛分经用药创造了条件。《丹溪心法》认为头痛多因痰与火。《普济方》认为："气血俱虚，风邪伤于阳经，入于脑中，则令人头痛。"总之，正如明代徐春甫《古今医统大全·头痛大法分内外之因》总结所说："头痛自内而致者，气血痰饮五脏气郁之病，东垣论气虚、血虚、痰厥头痛之类是也；自外而致者，风寒暑湿之病，仲景伤寒东垣六经之类是也。"

目前现代医家仍在探讨之中。就其病因而言，在认识上相对一致的主要有以下两点。

1. 外感引起

多由起居不慎，坐卧当风，其感受外邪，以风为主，多夹寒、热、湿邪。风为阳邪，"伤于风者，上先受之"，"巅顶之上，惟风药可到"。又风为百病之长、六淫之首，若夹寒者，寒为阴邪伤阳，清阳受阻，寒凝血滞，脉络不畅则失养，绌急而病；若夹热邪，风热上炎，犯于清窍，精血受伤，气血逆乱，脉络失荣而成；若夹湿邪，风伤于巅，湿困清阳，或中州失司，痰湿内生，清窍蔽蒙，脑髓、脉络失充而成。

2. 内伤所致

多与肝、脾、肾三脏有关。因于肝者，一是肝阴不足，或肾阴素亏，肝阳失敛而上亢；二是郁怒而肝失疏泄，郁而化火，日久肝阴被耗，肝阳失敛而上亢。清窍受伤，脉络失养导致头痛。因于脾者，多因饮食所伤，劳逸失度，脾失健运，痰湿内生，致使清阳不升，浊阴不降，清窍闭阻，痰瘀相结，脑失清阳、精血之充，脉络失养而成；或病后、产后、失血之后，营血亏损，脑髓失充，脉络失荣而成。因于肾者，多因禀赋不足，肾精亏虚；或劳欲所伤，阴精耗损；或肝乏疏泄之力，少阳生（升）发之气不能疏泄于中，中焦呆滞，化源不足；或肝郁疏泄失司，横乘于中，化源不足，终致脑髓失养，脉络失荣而成。此外，外伤跌仆（多为外伤头痛）或久病入络，气血运行不畅，血瘀脉络而易致头痛。

头为精明之府，神明之主，又内藏脑髓，而为髓海。机体诸精，上聚于头，五脏精华之血，六腑清阳之气上注于脑，以滋养脑髓，活跃神机，维持机体的平衡。头痛的病位在头，涉及脾、肝、肾等脏腑，风、火、痰、瘀、虚为致病的主要因素，脉络阻闭，神机受累，清窍不利为其病机[3]。

## 三、头痛的辨证分型探讨

### （一）古代医家对头痛的辨证

早在张仲景的《伤寒论》中已有太阳病、阳明病、少阳病、厥阴病分经论头痛的辨治方法。《东垣十书》指出外感与内伤均可引起头痛，据病因和症状不同有伤寒头痛、湿热头痛、偏头痛、真头痛、气虚头痛、血虚头痛、气血俱虚头痛、厥逆头痛等，还补充了太阴头痛和少阴头痛，从而丰富了头痛辨证分型。

《冷庐医话·卷三·头痛》言：“头痛属太阳者，自脑后上至巅顶，其痛连项；属阳明者，上连目珠，痛在额前；属少阳者，上至两角，痛在头角。以太阳经行身之后，阳明经行身之前，少阳经行身之侧。厥阴之脉会于巅顶，故头痛在巅顶。太阴、少阴二经虽不上头，然痰与气逆壅于膈，头上气不得畅而亦痛。其辨之之法，六经各有见症，如太阳项强腰脊痛，阳明胃家实，少阳口苦、咽干、目眩之类是也。”

《医碥·头痛》言：“头为清阳之分，外而六淫之邪气相侵，内而六腑经脉之邪气上逆，皆能乱其清气，相搏击致痛，须分内外虚实。实者其人血气本不虚，为外邪所犯，或蔽覆其清明，或壅塞其经络，或内之实火上炎，因而血瘀涩滞，不得通行而痛，其痛必甚，此为实。虚者其人气血本虚，为外邪所犯，或内之浊阴上干，虽亦血瘀涩滞，不能通行，而搏击无力，其痛不甚，此为虚。"

## （二）近现代医家对头痛的辨证

经过历代的不断发展丰富与补充，头痛的辨证分型比较多元化，现将头痛证候概括如下。

1. 按病因病机

主张风火痰瘀为病之标，多见于急性发作阶段，肝脾肾功能失调为病之本，是发病的基础，具体分为肝阳上亢、肝郁化火、痰瘀互结、营卫不和、气血亏虚、肝肾亏损等类。

2. 根据头痛的部位

将经络辨证、脏腑辨证与四诊八纲辨证结合起来对头痛进行辨证分型，主要分为偏头痛、巅顶痛、额窦痛、眉棱骨痛等[4]。

3. 按疼痛程度

按头痛的疼痛程度，可分为轻、中、重三度。

4. 按头痛病期

按头痛病期分为发作期与间歇期。发作期又分为风痰阻窍、血瘀气滞、肝郁化火等证，间歇期又分为脾虚痰阻、肝肾阴亏、脾肾阳虚等证。就其演变过程，又分为先兆期、急性期、缓解期、恢复期等。

5. 按西医病名分类

重视辨证与辨病相结合，探讨头痛的自身发展变化规律，如分为血管性头痛、肌肉收缩性头痛、颅内低压性头痛、颅内高压性头痛、三叉神经痛、外伤性头痛等[5]。

黄德弘教授认为，六经辨证经过历代医家的不断完善与补充已相当成熟，在头痛的临床诊断与治疗中广泛运用，尤其以头痛部位辨六经归属，进而指导引经药使用方面较为突出。由于头痛病因病机复杂，分型繁杂，除了六经的归属问题外尚有虚实寒热等的不同，临床诊断时应注意鉴别。若仅以头痛部位作为六经辨证的依据，对头痛虚实寒热等方面的确定尚有困难，常不能指导进一步深入辨证，因而临床上易引起误诊。此外，由于六经头痛常有六经兼夹证的情况存在，该类证型其临床表现及病机均较为复杂，临床上也常引起误诊。基于以上情况，临床上进行头痛的六经辨证时需注意各个证型的主要鉴别要点，以降低误诊的发生率，提高临床疗效。

（翁旭亮　整理）

**参考文献：**

[1] 薛博瑜，吴伟. 中医内科学[M]. 3版. 北京：人民卫生出版社，2016.

[2] 王永炎. 中医内科学[M]. 上海：上海科学技术出版社，1997.

[3] 刘正华. 通荣法治疗血管神经性头痛[J]. 云南中医杂志，1993（1）：29-30.

[4] 黄绍荣. 平肝解痉汤治疗血管性头痛162例[J]. 实用中医药杂志，2009，25（8）：530.

[5] 周玉江. 慢性头痛临证心得[J]. 安徽中医学院学报，1989，8（2）：19-20.

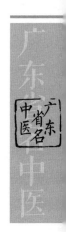

# 第十一节 "三期分经"辨治周围神经病

周围神经病（peripheral neuropathy, PN）为神经内科常见病、多发病，指除嗅神经、视神经以外的脑神经和脊神经、自主神经及其神经节的结构或功能损害的疾病。PN病因目前尚不明确，认为与嗜神经病毒感染或外伤后，出现水肿导致神经受压或局部血液循环障碍有关[1]。另外毒药物选择性损害施万细胞或其他细胞膜，也可损害神经细胞体、轴膜、轴突转运器而致PN，或外源因素激起细胞免疫或体液免疫攻击神经髓鞘成分而产生PN[2]。

PN致病因素多样，症状纷繁，病程长，患者长期忍受肢体疼痛、麻木等，劳动能力下降，生活质量低下。本病致残率高，对社会、家庭及个人都造成极大损失。西医治疗PN主要予B族维生素营养神经、血浆置换、静脉注射免疫球蛋白、激素治疗及对症止痛治疗，部分疾病可行神经阻滞术及手术治疗等[1, 3]，但其药物副作用大，或存在一定风险，疗效欠佳，难以根治。

黄德弘教授擅长运用中医经典理论治疗PN，并根据多年临床经验，充分运用现代医学生理病理知识与传统中医理论、临床证候特点相结合，提出PN的"三期分经"治疗法。笔者对黄德弘教授"三期分经"治疗PN进行总结如下。

## 一、病名及病因病机

中医虽无"周围神经病"的病名，但对周围神经病的认识可追溯到《黄帝内经》，其可归属中医"痹病""痿病""行筋"范畴，现代部分医家认为其与"行筋""经筋""伤筋"相似[4]。现代多沿用西医概念也称"周围神经病"。

PN病因较为复杂，黄德弘教授认为该病本质为本虚标实。本虚为发病的内在基础，标实为感受外邪、饮食毒物、跌打损伤等外在条件致经脉痹阻，五脏受损，精津不足，气血亏虚，最后肌肉筋脉失养。人体以六经为川，脏腑相关，经络相连，三阴三阳之离合为本。患者平素体虚，阳气不足，脉络空虚，外邪乘虚侵袭，六经波荡，五气推移，早期或入太阳，正邪交争于表，营卫行涩，或直犯少阳，居半表半里，枢机不利，经络不通，痹阻筋脉肌肉则出现疼痛、肿胀、酸楚、麻木等。未治或失治误治后，病从热化则入阳明，邪热盛极，精津耗损；或入太阴，中阳不足，运化失司，生化乏源；或入厥阴，寒热错杂，阴阳失调，气机不利，则筋脉肌肉失养，疼痛、麻木加重，弛纵无力，为症状逐渐加重期。若未能及时合理治疗，病情进一步加重，症状凸显时，阴阳俱衰，病入少阴，水火不交，精血津液亏耗，五脏失濡虚衰，脉络失畅，则病情危笃。

## 二、"三期分经"法

黄德弘教授灵活运用《伤寒论》中六经辨证思路，长期用于临床PN治疗，总结出一套便捷实用的PN辨证治疗方案。他着眼于筋脉，五脏相关，六经传变，审虚实之缓急，将PN病程分为三期，即早期、逐渐加重期及症状凸显期，辨六经之变化，尽早施治。早期患者症状不明显，易忽视而错过最佳治疗时机，早期或入太阳，或直犯少阳，居半表半里之间。病情逐渐进展，手足麻木等症状逐渐显现，即逐渐加重期，此时部分患者予以重视并就诊，病已从热化入阳明，或从寒化入太阴，或寒热错杂入厥阴，气机不利，筋脉肌肉失养，疼痛、麻木加重。但由于PN症状多样，病机复杂而时有误诊漏诊现象，导致病情进一步加重，当症状凸显时已到晚期，阴阳俱衰，病入少阴，五脏失濡虚衰，治疗效果不佳。

### （一）早期

PN患者体质多为寒性，早期多以标实为主，体虚为本，多以感受外邪起病，起病时PN的症状隐匿，多数患者仅表现为外感症状，正邪交争于肌表或半表半里。

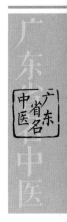

1. 邪入太阳，营卫行涩

PN早期邪入太阳，病位在表，在皮毛。症见：发热、恶寒、面部皮肤麻木或感觉减退，或三叉神经、面神经支配区疼痛，头痛，或口角㖞斜、流涎，出汗异常，可伴鼻塞等，舌淡红，苔薄，脉浮。

太阳为诸经藩篱，其经行上肢外侧后缘及身后，上至巅顶下至足小趾，膀胱小肠之所属，面颊亦为手太阳小肠经分支循行之处。风寒外袭，卫阳不固则恶寒；正邪相争于表则发热；寒凝经脉，则太阳经循行所过之处如头部、面颊、颈背部等疼痛、麻木，甚者口角㖞斜；营卫不和则汗出异常；邪在肌表则鼻塞，舌淡红，苔薄，脉浮；可予桂枝汤加减，桂枝既有发汗解肌之功，更可温经通脉，与白芍配伍，不仅可调和营卫，更可加强温通经脉、养血活血通阳之功，除可治疗外感还可改善PN感觉减退、麻木、疼痛等感觉异常。可根据头痛部位归属的经络选择加入羌活、白芷、藁本、细辛等以发散风寒、温通止痛；若有后枕部、颈部肌肉紧张、抽痛等，可加入并重用葛根以解肌舒筋，形成桂枝葛根汤。PN中早期三叉神经痛、面神经炎、面肌痉挛等可根据此辨证治疗。

2. 邪犯少阳，枢机不利

病少阳者可直犯少阳，也可为太阳病入里传变，病位在半表半里。症见：发热、恶寒，或寒热往来，口苦咽干，恶心欲呕，头晕，全身酸痛，胸闷，小便不利等，舌淡红，苔薄黄或薄白，脉弦。

少阳为一身之枢机，出则为表，入则为里，经行身侧及胁肋，胆及三焦之所属。少阳被郁，枢机不利，正邪相争于半表半里则发热恶寒或寒热往来；胆热上蒸则口苦、舌苔薄黄；津液耗损则咽干；横逆犯胃则恶心欲呕；风火上逆则头晕目眩；少阳经气郁滞，经行之处如身侧及胁肋则有全身酸痛、胸闷不舒；枢机不利，三焦失渎则小便不利；胆气被郁则脉弦；可予小柴胡汤加减。四肢疼痛严重者，为风寒仍有部分流连在表，太阳少阳并病，可予柴胡桂枝汤加减，以桂枝汤解肌散寒，小柴胡汤和解少阳，以奏表里双解之功。有胸胁满闷、小便不利、大便稀溏者，为少阳枢机不利，经气郁结，三焦失渎，可予柴胡桂枝干姜汤加减。PN中前庭神经元炎多有外感病史，剧烈目眩，不欲饮食，甚者恶心呕吐，舌淡红，苔薄白，脉弦者可根据此辨证用药。

### （二）逐渐加重期

在这一时期，PN患者已无表证，症状逐渐显现并加重，病邪已入阳明、太阴或厥阴，病机复杂，需辨清寒热虚实以用药。

1. 阳明热盛，耗气伤津

病阳明者可由太阳传入阳明，邪热盛极，多里热实证[5]。症见：肌肉疼痛、痿软，或无涎，或汗多，或腹胀腹痛等胃肠功能紊乱，可伴有发热，无恶寒，舌苔黄，脉数。

阳明为多气多血之经，主津液化生，经行上肢伸侧前缘及身前，胃与大肠之所属。四肢为阳明所主，阳明热盛，精津耗损，肌肉失养则疼痛痿软；热蒸津泄则汗出；邪热与糟粕互结肠中，腑气闭阻则腹胀腹痛；热盛则舌苔黄，脉数；病在阳明、胃肠、肌肉，可予白虎加人参汤加减。有大便不解或硬结者，可加用承气汤类方、麻子仁丸以润肠通便。吉兰-巴雷综合征（GBS）多有呼吸道或胃肠道感染史，首发症状常为四肢远端对称性无力，向近端进展，该病患者有上证者可据此辨证用药。

2. 太阴寒极，运化失司

病太阴者脾阳不足，寒湿内生，运化失司，升降失常。症见：腹胀、腹痛，纳差，或不喜饮水，或恶心呕吐，或泄泻，四肢不温、麻木，舌淡红或淡，苔白或白腻，脉沉细。

太阴为三阴之屏障[6]，主脾运化，经行上肢内侧前缘及下肢内侧前缘入腹部，肺脾之所属。脾阳受损，脾失健运，寒湿内生，气机郁滞则腹胀满痛、不喜饮水；升降失司则纳差、恶心呕吐；寒湿下注则泄泻；脾阳不足，四肢失于温煦濡养则四肢不温、麻木；脾失健运，生化乏源，气血不足则舌淡、脉沉细；寒湿内停则苔白或白腻；可予厚朴生姜半夏甘草人参汤加减或理中汤加减。若伴面色晦暗，舌淡暗或有瘀点，为寒湿夹瘀，可予桂枝加芍药汤加减。GBS感受外邪后出现感觉障碍、运动障碍、自主神经功能障碍，

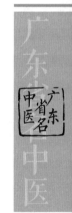

辨证为上证者可参照用方。

3. 厥阴寒热，阴阳失调

病厥阴者肝失条达，气机不利，阴阳失调，寒热交错。症见：肌肉挛缩，手足逆冷，或肢体疼痛麻木，或肢体末端灼热感，或恶心呕吐、少腹冷痛，舌淡红或红，苔薄白，脉细或细数。

厥阴为阴阳之枢纽，其经上至巅顶、下达足趾，行上下肢内侧，络于三焦，为肝及心包之所属。邪入厥阴，阴阳对峙，寒热错杂，肝失条达，肝主筋故寒凝筋脉，筋脉失养，则肌肉挛缩，手足逆冷，肢体疼痛麻木；肝寒犯胃，中焦气机逆乱，则恶心呕吐，少腹冷痛；肝气上逆，阳热趋上，木火循经而行，则肢体末端灼热感；寒热错杂，则舌淡红或红，脉细或细数。寒凝经脉者可予当归四逆汤加减[7]；寒热错杂，虚实夹杂者可予乌梅丸加减。肝寒犯胃者，可予吴茱萸汤加减。糖尿病周围神经病有上证者可据此辨证用药。

## （三）症状凸显期

PN症状凸显时往往病程已较长，病邪已深入脏腑，久病体虚，阴阳俱虚，需以扶正为主。

*少阴虚衰，水火不交*

病少阴者心肾虚衰，水火不交[8]。PN患者多为阳虚体寒，故临床常见少阴寒化证者。症见：精神萎靡，面色苍白，但欲寐，畏寒，肌肉萎缩无力，四肢厥冷、麻木、疼痛，纳差，不喜冷饮，舌淡红，苔薄白，脉微细。

少阴为心肾之所属，人身之根本，病至少阴则病多危重。素体阳虚，邪入少阴，损伤心肾之阳，阳气虚衰，神失所养，则精神萎靡，但欲寐；肢体失于温煦濡养，则畏寒、四肢厥冷、麻木疼痛；肾阳虚衰，火不暖土，脾土失于运化，则纳差、不喜冷饮；不能鼓动气血，则面色苍白、脉微细。可予四逆汤或通脉四逆汤加减。PN终末期心肾阳虚，可参照此辨证用药。

## 三、结语

《伤寒论》"六经能合百病"[9]为疑难杂症治疗之典范，仲景应用三阴三阳规律性地总结了人体的生理和病理反应[10]。PN病因复杂，症状多样，虚实寒热错杂，利用现代医学PN的生理病理知识，黄德弘教授活用六经辨证，总结出"三期分经"治疗PN的思路及临证处方用药，取得较好临床疗效，有效改善患者生活质量。此举在中医个体化与标准化相结合的诊疗模式方面作出有益的探讨。

（翁映虹　整理）

**参考文献：**

[1] 贾建平, 陈生弟. 神经病学 [M]. 7 版. 北京: 人民卫生出版社, 2013.

[2] 丁正同. 周围神经病 [J]. 中国临床神经科学, 2008, 16（6）: 634-640.

[3] 王秀连. 多发性神经病的西药治疗 [J]. 世界最新医学信息文摘, 2016, 16（13）: 112-114.

[4] 李玲. 中医治疗周围神经损伤探讨 [J]. 中医研究, 2014, 27（8）: 10-12.

[5] 王安军, 王兴华. 栀子豉汤及其组成中药近 5 年研究进展 [J]. 江西中医学院学报, 2013, 25（5）: 97-100.

[6] 季绍良, 成肇智. 中医诊断学 [M]. 北京: 人民卫生出版社, 2003.

[7] 李赛美. 浅谈糖尿病及其并发症六经辨治思路 [J]. 中华中医药杂志, 2007, 22（12）: 857-859.

[8] 熊曼琪. 伤寒学 [M]. 北京: 中国中医药出版社, 2017.

[9] 柯琴. 伤寒来苏集·伤寒论翼 [M]. 上海: 上海科学技术出版社, 1978.

[10] 吴昶, 吴邱保, 李赛美. 《伤寒论》六经辨证之我见 [J]. 广州中医药大学学报, 2015, 32（2）: 344-348.

# 第十二节 百会穴针刺加穴位注射治疗
# 脑梗死后抑郁症

脑梗死后抑郁症（post cerebral infarction depression, PCID），是发生在脑梗死后的一种包括多种精神症状和躯体症状的复杂的情感障碍性疾病[1]，其主要表现是情绪低落、悲观厌世、烦躁、缺乏自动性及全身疲劳。PCID的发生，阻碍了脑梗死患者神经功能的恢复，使神经功能缺损时间延长，减慢肢体功能和认知功能恢复，造成情感上的痛苦，生活质量下降，使病残率和死亡率增加，给家庭和社会造成沉重的负担[2]。黄德弘教授运用百会穴针刺加穴位注射治疗脑梗死后抑郁症，取得了很好的临床效果，现介绍如下。

## 一、中医对PCID的认识

### （一）病因病机

PCID患者临床出现的抑郁症状，如情绪低落、兴趣减少、烦躁、思虑过度、悲观失望、缺乏主动性、全身疲劳等，证属中医学"郁病"范畴，病机为肝郁血瘀、气血失调、痰瘀互结[3]。

中医学认为肝主疏泄，性喜条达。脑梗死后多数患者因肢体活动受限或语言受阻，出于对生命的担忧及日后生活自理能力的担心，必影响肝，肝失其条达，气失疏泄，形成肝气郁滞。气为血帅，气行则血行，气郁日久，血运不畅，瘀血内生，阻于经络，清窍失养，可致郁病。

肝气郁结，横逆侮脾，或思虑不解，劳倦伤脾，脾失健运，蕴湿生痰，气滞痰瘀，瘀血内阻，气、痰、瘀阻滞经络，阻络蒙窍，气血运行失常，亦可致郁病。

脾失健运，气血生化乏源，不能把水谷化为精微荣养全身，气血生化不足，而气、痰、瘀互结阻络，营血渐耗，心失所养，神失所藏，可发为郁病。

气郁日久化火，易伤阴血，累及肾，阴虚火旺，由此发展可成种种虚损之候。

脑梗死后抑郁症属中医学"郁病"与"中风"之合病，就其因果关系而言，"郁病"为"中风"之变证[4]，是在中风的基础上，由于风、瘀、痰、火胶结而致痰蒙清窍，瘀阻清窍，气血生化不足，清窍失养，神明失用，或气血不足、心失所养而致情绪低落，出现抑郁[5]。故中风合并抑郁既有郁病之情志不舒、气机不畅的特点，又有中风的特点，即气虚、血瘀、痰阻互相夹杂，与气血失调、痰瘀互结、上扰清窍、心神紊乱有关[6-7]。黄德弘教授认为，治疗应以扶正祛邪为主，兼以疏肝理气、解郁定志、活血化瘀、化痰开窍[8]。

### （二）中医对PCID的抗抑郁治疗

传统辨证论治郁病的证型及常用方如下[9]。

（1）肝气郁结型：柴胡疏肝散。

（2）气郁化火型：丹栀逍遥散。

（3）血行郁滞型：血府逐瘀汤。

（4）痰气郁结型：半夏厚朴汤。

（5）心阴亏虚型：天王补心丹。

（6）心脾两虚型：归脾汤。

（7）肝阴亏虚型：滋水清肝饮。

（8）心神惑乱型：甘麦大枣汤。

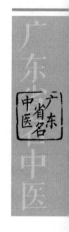

## 二、黄德弘团队以百会穴针刺加穴位注射治疗抑郁症研究成果

### （一）百会穴与抑郁症

百会穴，首见于《针灸甲乙经》，归属督脉，别名"三阳五会"，其穴居巅顶，深处即脑之所在，且百会穴为督脉经穴，督脉又归属于脑。"脑为髓海。"杨上善注说"胃流津液渗入骨空，变而为髓，头中最多，故为海也。是肾所生，其气上输脑盖百会穴，下输风府也"。《针灸资生经》曰："遇忧愁凄怆，灸百会。"可见，百会穴是调节大脑功能的要穴，百脉之会，贯达全身。头为诸阳之会，百脉之宗，而百会穴则为各经脉气会聚之处，穴性属阳，又于阳中寓阴，故能通达阴阳脉络，连贯周身经穴，具有健髓宁神、疏肝解郁、调和阴阳、协调脏腑的作用。

百会穴与抑郁症的研究文献多为国内文献，临床观察、实验研究均有涉及，研究领域涉及中枢神经介质、神经内分泌、受体水平、免疫学、脑电生理学等，针刺百会穴可影响大脑皮质超微结构，提高人及动物记忆力，方法多为针刺、电针的研究，取得一定的临床疗效和实验室结果。医学实验证明电针百会穴、印堂穴可降低皮层5-羟色胺（5-HT）的代谢来相对增加5-HT的含量，提高5-HT能神经的活性，并协调去甲肾上腺素（NE）与5-HT之间的关系，促进NE的代谢，从而发挥抗抑郁作用。

百会穴治疗脑梗死后抑郁症尚需进一步临床验证和实验室研究。

穴位注射时药效的发挥与持续，有经穴功能的参与和协调。在这个过程中，经穴和药物的亲和性、归经性、直达性、放大性、趋病性、速效性及延长性等特殊功能促成了穴注的高效和速效，在穴位注射治疗机制中起到了关键作用。

### （二）灯盏细辛注射液的药理作用

灯盏细辛注射液能扩张微细血管，降低外周血管阻力，提高心脑血管的

供氧供血能力，清除有害自由基，同时还能抗血小板及红细胞聚集，提高红细胞变形能力。实验证明，灯盏细辛注射液对动物体外血栓的形成有明显的抑制作用。

文献表明，灯盏细辛注射液未涉及治疗抑郁症的应用。

### （三）黄德弘团队研究成果介绍

黄德弘教授独创的以百会穴针刺加穴位注射治疗抑郁症是具有中医特色的治疗方法，将针刺和药物对穴位的刺激作用结合起来，延长对经络腧穴的刺激时间，配以平补平泻的针刺手法，可发挥机体自身的免疫能力和自律调节能力，共起疏肝活血、解郁定志、化痰开窍之效，绿色、安全、经济，操作简便，临床中患者接受度高。

1. 研究方法

选取神经科住院部住院PCID患者90例，按单盲随机数字表法随机分为三组，分别为阿米替林组、针刺组、针刺加穴位注射组，每组各30例，病程均为6周。三组患者在脑梗死治疗基础上分别采用阿米替林、百会穴针刺以及百会穴针刺加灯盏细辛注射液穴位注射治疗。三组患者在治疗前、治疗后的第2、4、6周分别行汉密尔顿抑郁量表（HAMD）、Zung氏抑郁自评量表（SDS）、简易智力状态检查量表（MMSE）、日常生活活动能力评定量表（ADL）的Barthel指数（巴塞尔指数，Barthel index, BI）评分、中国脑卒中临床神经功能缺损程度评分量表（1995）等各项量表评分，以HAMD为主，并观察其副反应情况。

第一组为阿米替林组，在脑梗死基础治疗的基础上加服阿米替林50 mg每天2~3次。

第二组为针刺组，在脑梗死基础治疗的基础上行百会穴针刺治疗。百会穴定位以国际标准方案为准，在头部，当前发际正中直上5寸，或两耳尖连线的中点处。常规取穴，行2%碘酊及75%酒精消毒，防止感染，选用28~30#40 mm长一次性针灸针，常规平刺进针，进针0.5~0.8寸，针刺层次为皮肤、皮下组织、帽状腱膜，得气后，行捻转平补平泻手法，然后留针，

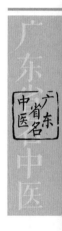

留针期间，每5分钟行针1次，以捻转平补平泻手法行针，留针30分钟后起针，起针后按压百会1~3分钟，防止出血，预防感染。针刺隔日1次，12日为1个疗程，疗程间休息2日。

第三组为针刺加穴位注射组，在脑梗死基础治疗的基础上行百会穴针刺加灯盏细辛注射液穴位注射治疗。百会穴针刺方法同第二组，然后行灯盏细辛注射液穴位注射，选择5号针头容量5 mL的一次性注射器，抽取灯盏细辛注射液0.5 mL，选准百会穴后，快速刺到皮下，缓慢平刺进针0.5~0.8寸，得气后，回抽无回血，缓慢推注灯盏细辛注射液，边退针边推注，出针后按压约5分钟，防止出血，隔日1次，12日为1个疗程，疗程间休息2日。

临床疗效根据《临床疾病诊断依据治疗好转标准》，以汉密尔顿抑郁量表（HAMD）17项症状与体征按5级评分法进行评分，分为临床治愈、显效、有效、无效4级。

临床治愈：HAMD评分减分率a>75%；

显效：HAMD评分减分率为50%<a≤75%；

有效：HAMD评分减分率为25%<a≤50%；

无效：HAMD评分减分率a≤25%。

〔注〕计算公式（尼莫地平法）为：（治疗前积分-治疗后积分）÷治疗前积分×100%。

2. 研究结果

（1）汉密尔顿抑郁量表（HAMD）的变化分析。

三组患者治疗后HAMD积分均有不同程度的改善，组内比较有统计学意义（$P<0.05$），组间比较有显著性统计学意义（$P<0.01$）：阿米替林组和针刺组比较，针刺加穴位注射组和针刺组比较，均得出$P<0.01$；而针刺加穴位注射组和阿米替林组比较（$P>0.05$）无显著性差异。三组患者治疗后HAMD四因子积分有不同程度的降低，三组治疗前后四因子改善程度组内比较（$P<0.05$），有统计学差异，组间比较有显著性统计学意义（$P<0.01$）。证明百会穴针刺加穴位注射灯盏细辛注射液、口服阿米替林和针刺百会穴均可有效改善PCID患者的抑郁症状。针刺加穴位注射和阿米替林两

种方法疗效相当，均优于针刺治疗。

（2）Zung氏抑郁自评量表（SDS）的变化分析。

三组患者SDS评分较治疗前降低，组内比较经统计学处理有显著性统计学意义（$P < 0.01$），组间比较经统计学分析有显著性意义（$P < 0.01$），阿米替林组和针刺组比较，针刺加穴位注射组和针刺组比较，均得出$P < 0.01$，针刺加穴位注射组和阿米替林组比较（$P > 0.05$）无统计学意义，可以认为，三种方法均可以改善PCID患者自觉抑郁症状，针刺加穴位注射组和阿米替林组均优于针刺组，两种方法在改善PCID患者自觉抑郁症状程度方面无显著性差异。

（3）简易智力状态检查量表（MMSE）的变化分析。

三组患者治疗后MMSE积分均有不同程度的升高，三组患者治疗前后积分组内比较有显著性统计学意义，三组之间治疗前后积分差值组间比较无统计学意义。证明三种治疗方法均可有效改善PCID患者的智能状态，三种治疗方法改善智能状态程度方面无显著性差异。

（4）日常生活活动能力评定量表（BI）的变化分析。

三组患者治疗后BI积分均有不同程度的升高，三组患者治疗前后积分组内比较有显著性统计学意义，三组之间治疗前后积分差值组间比较（$P > 0.05$）无统计学意义。证明三种治疗方法均可有效改善PCID患者的日常生活活动能力，但三种方法的治疗效果无显著性差异。

（5）躯体化症状自评量表（SSS）的变化分析。

三组患者治疗后SSS积分均有下降，组内比较有显著性统计学意义，三组患者治疗前后积分差值组间比较$P < 0.05$，有统计学意义。证明三种治疗方法均能有效改善PCID患者的神经功能缺损程度，治疗第6周末，经统计学LSD方法分析，针刺加穴位注射组和针刺组比较，阿米替林组和针刺组比较，均得出$P < 0.05$，有统计学意义；而针刺加穴位注射组和阿米替林组比较，得出$P > 0.05$，无统计学意义。证明针刺加穴位注射和阿米替林两种方法在改善神经功能缺损程度方面明显优于针刺治疗，两种方法在改善PCID患者神经功能缺损程度方面的比较无显著性差异。

（6）副反应率的比较。

三组患者治疗后副反应发生率比较，针刺加穴位注射组明显少于阿米替林组和针刺组，经统计学分析，$P < 0.01$，有显著性统计学意义。证明本研究所采用的百会穴针刺加穴位注射灯盏细辛注射液的治疗方法，达到了和抗抑郁西药阿米替林疗效相当的抗抑郁的作用，且副作用小，安全性高。

（7）结果。

治疗6周后，三组方法均可有效改善PCID患者的抑郁症状和自觉抑郁症状，针刺加穴位注射和阿米替林两种方法疗效相当，均优于针刺治疗。

## （四）结论

三种治疗方法均可有效改善PCID患者的智能状态、神经功能缺损程度，提高日常生活活动能力，其中，针刺加穴位注射和阿米替林两种方法在改善神经功能缺损程度方面明显优于针刺治疗。三种治疗方法在改善智能状态和提高日常生活活动能力方面疗效相当，无显著性差异。

黄德弘教授独创的百会穴针刺加穴位注射灯盏细辛注射液的治疗方法，达到了和抗抑郁西药同等疗效的抗抑郁的作用，而且比西药毒副作用小，安全经济，操作简便，值得临床应用和推广。

（刘艳荣　整理）

**参考文献：**

[1] 滕晶. 中风后抑郁症发病机制探讨[J]. 山东中医药大学学报，2003，27（2）：101-102.

[2] 周梦煜. 活血解郁汤合并氟西汀治疗脑卒中后抑郁症37例[J]. 中医研究，2006（6）：34-35.

[3] 丁舟，于晓刚. 中风后抑郁症的中西医治疗[J]. 中国中医药信息杂志，2003（7）：88-89.

[4] 殷春萍. 针药并用治疗脑卒中后抑郁症100例疗效观察[J]. 新中医，2004，36（3）：24-25.

［5］苏占清, 朱运斋, 康冰, 等. 中西医结合治疗脑卒中后抑郁障碍52例临床分析 [J]. 中国康复理论与实践, 2002, 8（7）: 432-433.

［6］李宝玲, 王进生. 越鞠汤治疗缺血性中风后抑郁症临床观察[J]. 山西中医, 2003, 19（1）: 11-12.

［7］马云枝. 中西医结合治疗脑梗塞后抑郁症40例临床观察[J]. 北京中医药大学学报, 2003, 26（2）: 63-64.

［8］黄德弘, 王成银, 黄坚红, 等. 百会穴针刺加灯盏花注射液穴位注射治疗脑梗死后抑郁症[J]. 中国临床康复, 2004, 8（28）: 6132-6133.

［9］田德禄. 中医内科学[M]. 北京: 人民卫生出版社. 2002.

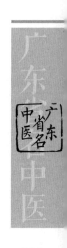

# 第十三节　火郁论与实践

## 一、"火郁"的沿革

### （一）汉代以前

"火郁"出自《素问·六元正纪大论》，原指五运中的火运受制胜而被抑遏，不能正常发挥其作用的一种运气反常状态，其与"土郁""金郁""水郁""木郁"合称"五郁"。

至张仲景《伤寒论》，虽无"火郁"记载，却广泛地探讨了因气滞、血瘀、寒阻、湿聚、饮停、痰留等引起的"阳""热""火"郁而不得散的临床实证，给后世重新定义和发展"火郁"埋下伏笔。

### （二）元明时期

元代王履在《医经溯洄集》提出了非《黄帝内经》五运之郁可拘："郁者，滞而不通之义，或因所乘而为郁，或不因所乘而本气自郁，皆郁也，岂惟五运之变能使然哉！郁既非五运之变可拘，则达之，发之，夺之，泄之，折之之法，固可扩焉而充之矣，可扩而充，其应变不穷之理也欤？"[1]

元代朱丹溪，发前人之未发，改运气"五郁"为病邪"六郁"（气、湿、痰、热、血、食）。如《丹溪心法·六郁》言："气血冲和，万病不生，一有怫郁，诸病生焉。故人身诸病，多生于郁。"[2]其弟子戴元礼进一步阐释道："郁者，结聚而不得发越也。当升者不得升，当降者不得降，当变化者不得变化也，此为传化失常。六郁之病见矣……热郁者，瞀闷，小便赤，脉沉数。"[2]提出了大致相当"火郁"的"热郁"，并制热郁汤、越鞠丸治之。

明代医家除多宗《黄帝内经》运气"五郁"论及沿用丹溪病邪"六郁"论外，并对其有所发展。

明代张介宾在《景岳全书·杂证谟·郁证》提出情志三郁的观点（怒郁、思郁、忧郁）："凡五气之郁，则诸病皆有，此因病而郁也。至若情志之郁，则总由乎心，此因郁而病也。第自古言郁者，但知解郁、顺气，通作实邪论治，不无失矣。兹予辨其三证，庶可无误。盖一曰怒郁；二曰思郁；三曰忧郁。"[3]

明代赵献可在《医贯·主客辨疑·郁病论》提出："予谓凡病之起，多由于郁，郁者抑而不通之义。内经五法，为因五运之气所乘而致郁，不必作忧郁之郁。忧乃七情之病，但忧亦在其中。"并提出"推而伤风、伤寒、伤湿，除直中外，凡外感者俱作郁看"的新观点。治法上主张："以一法代五法（《黄帝内经》治五郁之法），神而明之，屡获其效，故表而书之。"[4]此处"一法"指用逍遥散一方治其木郁，俾肝胆之气舒展则诸郁自解。

明代李梴在《医学入门·内伤·郁》中对朱丹溪"六郁"论补充道："六郁不言风寒者，风寒郁则为热故也。"

### （三）清代至今

清代以来，大多数医家局限于金元、明代医家所发展的情志郁结，虽是对郁证之一方面之深入，却又忽视了六淫、内伤等所致"火郁"或"热郁"。

到了现代，中医教材沿清代及近代医家观点，郁证一节只讨论了狭义的情志郁结，治法则只限于疏肝行气、清火解郁而已。

## 二、"火郁""郁火""热郁""郁热""阳郁"之异同

古今医家著作、论述常用以上各词，易使人混淆不清。

黄德弘教授对"火郁""郁火""热郁""郁热""阳郁"有自己的见解，现介绍如下。

首先，火、热皆属阳。两者无本质区别，理论上又有不同：火为热之

095

极，所以火与热程度不同；热为无形而火为有形，热属气分，热入营血化为无形则为血热，变生有形则为火毒。但临床实际应用中，辨证为火、为热时，用药清热、清火多无分别。因此，历代医家常称"火郁"为"热郁"。

其次，"火郁"与"郁火"是表达方式不同，火郁强调"火"，郁火强调"郁"，一般火郁多作证型解，郁火多作病邪解；"热郁"与"郁热"，理同。

再次，阳郁多指机体正常的阳气运行被抑遏之病机状态；而火郁、热郁则为邪气在里不得出而化热生火，或为阳气受湿、饮、痰、食、血等邪气阻遏，郁而化热生火。此两类不相同，治法各异。

## 三、"火郁"证之症见

《素问·六元正纪大论》载火郁发在人体之象为："火郁之发……故民病少气，疮疡痈肿，胁、腹、胸、背、面、首、四肢膜愤胪胀，疡痱呕逆，瘛疭骨痛，节乃有动，注下温疟，腹中暴痛，血溢流注，津液乃少，目赤心热，甚则瞀闷懊恢，善暴死。"

《丹溪心法·六郁》谓："热郁者，瞀闷，小便赤，脉沉数。"

明代孙一奎在《医旨绪余·论五郁》中说："火郁者，心郁也……火性炎上，怫逆不遂则郁，故凡瞀闷目赤，少气疮疡，口渴溲黄，卒暴僵仆，呕哕吐酸，瘛疭狂乱，皆火郁症也……又如五心烦热，肌肤大热，过食冷物，抑遏阳气于脾土之中，以火郁汤、升阳散火汤，皆发之之意也，又谓从其性而扬之。"[5]

黄德弘教授将"火郁"证的临床常见症状总结如下：

火郁于心，常见症状有昏昧健忘、口舌生疮、心烦懊恼、失眠多梦；

火郁于肝，常见症状有胸胁胀痛、头晕目眩、急躁易怒、颊生粉刺；

火郁于脾，常见症状有唇红、唇周长痘、便干结、手脚热、体乏烦躁；

火郁于肺，常见症状有干咳呛逆、痰黏稠、胸闷气短、鼻红或酒糟鼻、头顶脱发；

火郁于肾，常见症状有脚跟痛、腰酸腿软、潮热、遗精、耳鸣；

火郁于胃，常见症状有口臭口疮、牙龈肿痛、喜饮食寒凉、胃脘灼烧或嘈杂；

火郁于大肠，常见症状有痔疮便血、大便燥结不通或便黏而不爽。

## 四、"火郁"证的治法

《素问·六元正纪大论》提出"火郁发之"的治则。王冰注："火郁发之，谓汗令疏散也。"

明代张介宾遵《黄帝内经》五郁治则的同时提出自己的见解。《景岳全书·杂证谟·论〈内经〉五郁之治》讲道："火应心与小肠，火主热邪，畏其陷伏，故宜发之，或虚或实，但使气得升扬，则火郁自解，是即谓之发也……又如火郁之治，当用发矣。若元阳被抑，则达非发乎？脏腑留结，则夺非发乎？肤窍闭塞，则泄非发乎？津液不化，则折非发乎？"[3]这些观点对"火郁发之"的理解颇具代表性。

近代中医学家印会河在《印会河中医内科新论》提出：宣发，是给郁火上散的出路，使郁火从皮毛汗孔而散；清泄，是给郁火以泻下的出路，使从大小便去之；凉血，即降心、肝之火，并加以活血，使郁火得以通过血的流通而解散；另外，行气破气、除痰消食、利湿都可兼而用之。

黄德弘教授认为，火郁之证，无论六淫、内伤，总归是火热泄越无门，纯用寒凉容易招孔窍闭塞更甚，更会遏抑火热，加重病情或迁延难愈。故应选用辛凉以外散，再配甘寒以内清，并适当配伍顺气、祛湿、化痰、活血、消食等法，内清、外散两法同施，疗效更加迅捷。

## 五、黄德弘教授自拟方治"火郁"证举隅

1. 鼻炎多为火郁肺胃，"宣火汤"可愈

黄德弘教授认为，外感后，滥用寒凉，邪气闭塞不出，久延不愈所致；或素体肺胃火盛，喜食生冷寒凉日久郁结所致。

宣火汤

组成：生麻黄6g，生石膏（打碎同煎）30g，生甘草6g，细辛（后下）

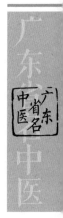

3 g, 辛夷（包煎）3 g, 苍耳子3 g, 生枇杷叶10 g, 茜草10 g, 旱莲草10 g,
党参10 g, 炒白术10 g。

该方可开肺散火通鼻窍、健脾清肺凉血热。适用于：①成人、小儿鼻炎
日久，属肺胃火盛者，症见鼻塞、鼻痒、喷嚏、清涕或稠涕、喜食生冷、鼻内
黏膜红等；②感冒后，寒热外证已散，火邪稽留于肺而鼻塞、流涕不愈者。

加减法：感冒愈后鼻塞流涕不尽者，去党参、白术；鼻黏膜不甚红者，
加白芷6 g；头痛者，加川芎6 g；胃气虚者，加细辛（后下）1～1.5 g。

2. 感受外邪，窍闭化热之反复低热、咳嗽，"升柴解热汤"可退

黄德弘教授认为，感外来之寒，入里化热，积饮食之滞，碍邪外散，致
口咽之窍闭而致病。

升柴解热汤

组成：升麻6 g, 柴胡6 g, 蝉蜕6 g, 苏叶（后下）3 g, 焦神曲10 g, 焦
麦芽10 g, 焦山楂10 g, 生甘草6 g, 陈皮3 g。

该方散风清热、消食止呕，适用于：①小儿食积夹寒，内郁化火，外闭
风寒，加之恣用寒凉中西药物，常致热郁不散，火邪总归需要出路而现，见
咽喉生疮、长疹、咳嗽或伴喘息等症者；②雾霾热邪，肺气虚者最易罹患，
感受后即化火灼伤肺阴，出现干咳、呛逆或伴呕吐、痰黏不爽等症者；③素
体肺火郁，加之心肝火起，而又感风寒或雾霾外邪，致毛窍闭阻，化生火毒
而低热不退者。该方用于治疗现代医学的疱疹性咽峡炎、手足口病，疗效也
十分理想。

加减法：咽红咽痛，咽峡、口腔起疹长疮者，加连翘10 g；咳嗽者，加
桔梗3 g；黏痰者，加瓜蒌皮3 g；雾霾干咳者，加柿饼1个；反复发烧咳嗽日
久或素体气虚者，加人参3 g；大便干者，加槟榔3 g。

3. 顽固口舌疮、反复龈肿痛，属火郁心胃者，"透火汤"可消

黄德弘教授认为，嗜食膏粱厚味，生湿化热，湿热郁闭于胃，日久伤阴
而发，或筹谋不遂，诸事繁杂，心生郁火。

透火汤

组成：升麻6 g, 柴胡6 g, 川芎6 g, 生石膏（打碎同煎）30 g, 生甘草

6 g，连翘15 g，生地黄15 g。

该方散火解毒，养阴清热。适用于顽固性口疮，牙龈肿痛，属心胃火郁而不散者，但凡遇饮食不当或心事繁杂即发，反复不愈。疗效快捷，间断服用几次，顽固口疮基本痊愈。

加减法：脾胃虚寒便溏者去生地黄，加砂仁6 g，不可久服；饮酒者，加葛根15 g；毒盛者，加金银花10 g；素体湿热盛者，加黄芩10 g、黄连6 g。

4. 阴血不足虚火生，火郁胸腑诸见症，"除烦养心汤"可解

黄德弘教授认为，阴虚火盛，虚火稽留不散，郁于胸腑，扰心袭肺，出现胸闷气短、心烦失眠、潮热汗出、头昏等症。

除烦养心汤

组成：鳖甲（先煎）30 g，青蒿15 g，炒枣仁（打碎）30 g，淡豆豉10 g，生栀子（打碎）10 g，浮小麦30 g，炙甘草10 g，怀牛膝15 g，大枣（掰开）5枚。

该方滋阴养心，散火除蒸，安神宁志。适用于阴虚火郁之心烦心悸、胸闷气短、怔忡健忘、潮热盗汗、不寐等症者。

凡更年期女性、老年女性冠心病有上述症见者，疗效颇佳。

加减法：如脉软无力伴体乏者，加生脉饮；血虚便秘者，加肉苁蓉15 g、锁阳10 g；伴肝经郁火头痛、头昏者，加川芎6 g、天麻10 g；晨起手胀握拳不能、午后小腿沉困无力者，加猪苓15 g、茵陈10 g、淡竹叶6 g、车前子（包煎）15 g。

5. 三焦火郁久不散，蕴蒸皮下生疮疹，"外散内清汤"可除

黄德弘教授认为，无论外邪入里，或是内伤心肝阴血，致生内热，皆可弥漫三焦不散而蕴蒸皮下致病，或生疮，或出疹，或痒，或痛。

外散内清汤

组成：升麻6 g，柴胡6 g，连翘15 g，生甘草6 g，水牛角10 g，生地黄15 g，紫草10 g，茜草10 g，旱莲草10 g，浮萍草10 g。

该方散火解毒，养阴清热。适用于带状疱疹、痤疮、神经性皮炎、荨麻疹、紫癜等皮肤疾患属于火郁不散者。

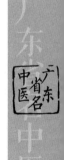

加减法：血热甚者，加丹参、赤芍各15 g；脾胃伏火者，加入泻黄散方；疱疹疼痛，加红花10 g；痤疮势盛而体湿热重者，加入麻黄连翘赤小豆汤方；脾胃虚弱者，加陈皮或砂仁6 g、炒苍术10 g。

（张海峰　整理）

**参考文献：**

［1］王履. 医经溯洄集[M]. 左言富, 点注. 南京：江苏科学技术出版社, 1985.

［2］朱震亨. 丹溪心法[M]. 鲁兆麟, 等点校. 沈阳：辽宁科学技术出版社, 1997: 64.

［3］张介宾. 景岳全书·上册[M]. 上海：上海科学技术出版社, 1959.

［4］赵献可. 医贯[M]. 郭君双, 整理. 北京：学苑出版社, 2005.

［5］孙一奎. 医旨绪余[M]. 丁光迪, 点注. 南京：江苏科学技术出版社, 1983.

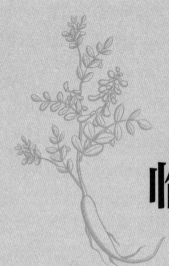

第二章

# 临 证 治 验

# 第一节　中风治验

中风是以猝然昏仆、半身不遂、口舌㖞斜、不语或言语謇涩、偏身麻木或无昏仆而仅以㖞僻不遂为主症的常见内科疾病，具有发病率高、致残率高、死亡率高的特点，多发于中老年人，常有先兆症状，可有烦劳恼怒等诱因。中风是一种独立的疾病，其临床表现与西医所称的脑血管病相似。脑血管病主要包括缺血性和出血性两大类型，如脑梗死、脑出血、蛛网膜下腔出血等。

## 一、中风的病因病机

关于中风的病因病机，唐宋时期以前主要以"外风"学说为主，多以"内虚邪中"立论。唐宋时期以后，特别是金元时期，多数以"内风"立论，是中风病因学说上的一大转折。至明清时期，医家认识到以前医家对中风的论述各有偏重，缺乏统一完整的认识，通过大量的临床观察和实践，逐渐认识到了外风和内风都可致中风，于是产生了内外风并重论。

现代对中风的病因病机研究中，不乏有新观点提出，常见的有"外风致中学说""毒损脑络学说""脏腑气机失调学说""水瘀互结于脑府学说""痰瘀互阻学说"等。

黄德弘教授认为，人体之气是不断运动着的具有很强活力的精微物质，其流行于全身各脏腑、经络，是人体生命活动的根本。气机失调是中风诸多病理现象由量变到质变的转折点，气机逆乱是中风发病早期的根本病机。气为血之帅，气逆则血郁，血脉暴涨，易致血溢，离经使人神昏猝仆，导致出血性中风的发生；又如气虚血不升运，瘀血不能化行，痰浊壅塞滞留；又或气机郁滞，从而气血失调，血液运行不畅而发生血滞脑络，多易致缺血性中风的发生。瘀血可致气血运行受阻，气机失调，不能正常布散津液，以致痰水内生，痰水则是病理产物，痰、水等病理产物可进一步阻碍气机，闭塞清窍，使病情进一步加重。现代西医学范畴认为，中风脑缺血级联反应会产生大量的自由基和代谢物质，机体自身无法完全清除这些物质，剩余物质即成为有害的毒性物质，损伤血管内皮细胞，导致相关脑部微血管灌流障碍和微循环瘀滞，而中医学中的痰、水、瘀相当于此类有害物质，毒性物质造成神经胶质细胞和神经元的严重损害。胶质细胞受损肿胀，特别是星形胶质细胞肿胀，使其终足包被的毛细血管受到更为严重的压迫而加重微灌流障碍。同时胶质细胞分泌神经营养因子的能力也会受到明显影响，从而使神经元失去了维持功能所依赖的神经营养因子等物质。这些局部病理变化，使中风缺血级联反应不断加重，神经元及其信息联系功能难以恢复。

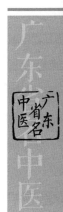

黄德弘教授认为，中风在疾病初期为多种致病因素作用于机体，加之机体正虚，引起机体脏腑功能失调，气血逆乱，导致气血津液代谢紊乱，形成水湿瘀邪滞留于脑络，最终酿成毒邪，毒损脑络，发为中风。

## 二、中风的治疗

### （一）急性期以祛除标实为主

中风的发生，概括为"气、血、风、火、痰、虚"六端。中风急性期，除了需要明确本虚的基础，更应重视标实的祛除。现代医学对超早期脑梗死病例进行中医证候学的观察，发现脑梗死超早期证候多以风、痰、火、瘀四证为主要因素。西医治疗方面，若患者符合溶栓条件，则需迅速给予组织型纤溶酶原激活剂（rt-PA）静脉溶栓治疗，有条件者运用数字减影血管造影（DSA）技术，即刻开展介入下机械取栓，以最大限度地抢救"缺血半暗带"，减轻继发性脑损害，降低致残率。

黄德弘教授认为，及早运用活血化瘀法治疗，通过中药活血化瘀，能迅速祛除脑部瘀血，促进血肿的吸收、消散，改善脑缺血、缺氧状态，促使脉络畅通，气血调达，对病情好转具有重大意义。若脑梗死面积大，合并有脑水肿，可酌加利水泄浊类药物，降低过高的颅内压，消除脑组织水肿。临床上常用活血化瘀类药物有当归、川芎、水蛭、地龙等，利水泄浊药有益母草、木通、泽兰等。同时，黄德弘教授认为内生之痰亦是中风致病的重要因素，相当于现代医学中脑动脉硬化，此为急性中风的病理基础，而脂质代谢障碍是形成动脉硬化的重要因素，胆固醇从血浆中析出并沉于血管壁上是典型的痰浊形成，可诱发瘀血闭塞经脉而致中风。故急性中风常运用涤痰中药，涤痰中药具有燥湿涤痰、醒脑开窍之功。

## （二）恢复期治疗宜标本兼顾，补虚泻实

中风急性期后，病情暂趋稳定，风、痰、瘀血等标实未除尽时，却又有阴虚、气虚等本虚的症状，此时应标本同治，补虚泻实。中风恢复期，随着病情的发展，逐渐从标实向本虚发展。中风的本虚多指肝肾阴虚，因此采用滋阴补肾法。黄德弘教授认为，中风痉挛的主要病因是阳气虚弱，风痰瘀血阻络，筋脉失养，治疗当以温阳息风化痰活血为法。中风的病程中，其病理因素虽有风、火、痰、瘀、气、血、虚等，但其中痰、瘀尤为重要。中风恢复期，患者偏身麻木或乏力等症状也体现了"痰瘀阻络"的特点。痰瘀互结阻塞经络贯穿于中风的整个病程。

## （三）后遗症期治疗以缓则治本为重

中风后遗症期，由于病程较久，邪实在体内日久，导致正气虚耗，应遵循"缓则治其本"的原则，这一时期的治疗重点以扶正治本为主，补益气血以促血行，促使机体逐渐趋于康复。经救治后，绝大部分中风患者遗留有不同程度的神经功能缺损，如半身不遂、口眼㖞斜、言语不利等。此情况多发生于中老年人，因年老气虚，气无力推动血行，血瘀阻塞经络，不能濡养筋骨经络；或气虚不能行水化湿，聚湿成痰，痰湿闭阻经络。该证的病机虽属本虚标实，但侧重在"本虚"。"本虚"可见气虚与阴虚，但以气虚为多见，标实者以痰浊、血瘀为主。故治法宜以补气养阴为主，辅以活血化瘀。方多选用补阳还五汤加减，气虚明显者，加党参以益气通络；言语不利者，

加远志、石菖蒲、郁金以祛痰利窍；肝阳上亢者，加龙骨、牡蛎平肝潜阳。

（梁颖愉　整理）

## 三、中风验案

─〔**案1**〕─

陈某，男，59岁，2018年4月12日因"右下肢乏力半年余"初诊。患者诉近半年来自觉右下肢乏力，双下肢沉重感，行走欠灵活，鼻塞，言语不利，喉中有痰，难咯，口淡，纳眠可，二便调。舌淡暗，苔薄白，脉弦细。

**西医诊断：**脑梗死。

**中医诊断：**中风—中经络。

**证候诊断：**痰瘀阻络。

**治　　法：**燥湿化痰，活血通络。

**处　　方：**

| | | | | |
|---|---|---|---|---|
| 法半夏15g | 陈皮10g | 茯苓20g | 竹茹10g | 枳实15g |
| 大枣15g | 炙甘草6g | 益母草30g | 夏枯草30g | 决明子30g |
| 桃仁10g | 红花10g | 杜仲15g | 牛膝15g | |

7剂。每天1剂，加水500 mL，煎取200 mL，分两次服。

2018年4月23日复诊。患者服用上方后，肢体乏力较前稍好转，受生活因素影响，心情烦躁，易怒，口干，眠差，大便干，小便调。舌红，苔薄黄，脉弦。

**证候诊断：**肝阳上亢。

**治　　法：**平肝潜阳，息风通络。

**处　　方：**

| | | | | |
|---|---|---|---|---|
| 钩藤15g | 天麻10g | 红花10g | 茯苓20g | 黄芩15g |
| 夏枯草30g | 栀子10g | 益母草30g | 桃仁10g | 桑寄生20g |
| 川牛膝15g | 杜仲15g | 石决明30g（先煎） | | |

7剂。每天1剂，加水500 mL，煎取200 mL，分两次服。

**【按语】**患者平素饮食不节，嗜食肥甘厚味，加之安逸少动，脾气不运，水湿不化而痰湿内生，痰浊郁久导致血运不畅，留而为瘀，瘀阻经络而发为肢体乏力、言语不利。因痰邪致病广泛，变幻多端，上蒙清窍，下阻脉络，可见喉中有痰，肢体困重。方用茯苓加强健脾渗湿、利水通络之功。佐陈皮、竹茹、法半夏以运脾化痰。桃仁、红花以活血化瘀。杜仲、牛膝补肾，决明子、夏枯草平肝泻火，益母草活血利水，炙甘草、大枣为调使之药。患者服药后，肢体乏力改善。其后受生活因素影响，导致肝失疏泄，郁而化火，以致心情烦躁、易怒、口干、眠差，故改用天麻钩藤饮加减，治以抑肝平木，益肾固本，逐瘀通络，患者服药后心情好转，睡眠改善，无口干、心烦等症状。

（梁颖愉　整理）

-------- 〔**案2**〕 --------

李某，女，55岁，2018年5月10日因"右侧肢体乏力1年"初诊。患者近1年前突发右侧肢体乏力，言语欠流利，经治疗后患者现仍有右侧肢体乏力，关节僵硬，时有腰痛，伴下肢牵掣痛，头晕，无头痛，纳眠可，二便调。舌淡红，苔薄黄，脉沉细。

**西医诊断：** 脑梗死。

**中医诊断：** 中风—中经络。

**证候诊断：** 气虚血瘀。

**治　　法：** 益气活血通络。

**处　　方：**

| 黄芪50 g | 当归尾10 g | 赤芍15 g | 地龙10 g | 川芎15 g |
| 桃仁10 g | 红花10 g | 杜仲15 g | 牛膝15 g | 桂枝15 g |
| 菟丝子15 g | 细辛5 g | 葛根30 g | | |

7剂。每天1剂，加水500 mL，煎取200 mL，分两次服。

2018年5月17日复诊。患者服用上方后，右侧肢体乏力、关节僵硬改善，时头晕，长时间行走后自觉腰痛，纳眠可，二便调。舌红，苔水滑，脉细。

**处　方：**

| | | | | |
|---|---|---|---|---|
| 黄芪40 g | 当归尾10 g | 赤芍15 g | 地龙10 g | 川芎15 g |
| 桃仁10 g | 红花10 g | 杜仲15 g | 牛膝15 g | 桂枝15 g |
| 菟丝子15 g | 防风15 g | 白芷15 g | 白术15 g | 泽泻20 g |

7剂。每天1剂，加水500 mL，煎取200 mL，分两次服。

**【按语】** 该患者为中老年女性，肾精不足，气血亏虚，加之久病耗伤，气血化生乏源，故气虚无力推动行血，瘀滞脑络，脑失所养，发为中风，此病以气虚为本，血瘀为标。黄德弘教授根据缺血性中风"因虚致瘀"的病机特点，选用王清任的补阳还五汤为主方。方中重用黄芪为君药，补益元气，纯用补气之药唯恐瘀血不去，故用当归尾为臣，活血祛瘀而不伤正，以达到"气通而不滞，血活而不瘀"的目的。桃仁、红花、川芎、赤芍四味合用以助当归活血祛瘀；地龙力专善走，通行全身经络共为佐药。方中黄芪用40～50 g，体现补气为主、化瘀为辅的立法宗旨。患者腰痛，腰为肾之府，菟丝子、杜仲及牛膝补肾，佐以桂枝、细辛温通经络。患者头晕，葛根升阳。二诊时患者仍头晕，腰痛，去细辛、葛根，加防风、白芷祛风止痛。患者舌苔水滑，考虑水湿较重，加白术、泽泻以健脾利水。

（梁颖愉　整理）

〔案3〕

邓某，女，75岁，2015年2月16日初诊。因"左侧肢体乏力2个月"就诊。现左侧肢体乏力，怕冷，夜间少许干咳，双胁部酸痛，纳差，眠可，二便调。舌暗红，苔薄白，脉弦。既往有高血压病史10年。体格检查：神清，左侧鼻唇沟变浅，伸舌偏左，左侧肢体肌力Ⅳ⁻级。左侧巴氏征（+）。辅助检查：颅脑CT提示"右侧基底节区脑梗死"。

**西医诊断：** 脑梗死，高血压病。

**中医诊断：** 中风—中经络。

**证候诊断：** 气虚痰瘀阻络。

**治　　法：** 益气活血，化瘀通络。

处　方：

| 黄芪30 g | 当归10 g | 赤芍15 g | 地龙10 g | 川芎15 g |
| 桃仁10 g | 红花10 g | 桔梗10 g | 枇杷叶10 g | 白术15 g |
| 木香10 g（后下） | | 桂枝15 g | 细辛3 g。 | |

10剂，每天1剂，水煎服。

2015年3月2日二诊。左侧肢体乏力稍好转，感冒后夜间少许咳嗽，有痰，纳眠可，二便调。舌暗红，苔薄白，舌根稍厚腻，脉弦。

**证候诊断：**痰瘀阻络。

治　法：化痰活血通络。

处　方：

| 法半夏15 g | 天麻6 g | 白术15 g | 橘红10 g | 大枣15 g |
| 茯苓15 g | 浙贝母15 g | 紫菀15 g | 款冬花10 g | 地龙10 g |

7剂，每天1剂，水煎服。

2015年3月30日三诊。左侧肢体乏力较前好转，夜间少许干咳，无痰，无双胁部酸痛，纳眠可，二便调。舌暗红，苔薄白，脉弦。

**证候诊断：**气虚血瘀。

治　法：益气活血，化瘀通络。

处　方：

| 黄芪30 g | 当归10 g | 赤芍15 g | 地龙10 g | 川芎15 g |
| 桃仁10 g | 红花10 g | 桔梗10 g | 枇杷叶10 g | 白术15 g |
| 木香10 g（后下） | | 桂枝15 g | 细辛3 g | 杜仲15 g |
| 牛膝15 g | 甘草6 g | | | |

7剂，每天1剂，水煎服。

【按语】黄德弘教授治疗中风气虚血瘀型的偏瘫患者，善用王清任的补阳还五汤。王氏补阳还五汤中的黄芪与当归的配伍借鉴了李东垣之当归补血汤，其剂量为黄芪一两、当归二钱，王氏利用当归既能补血，又能活血之特点，将东垣补气生血之方变为补气活血之剂，并加大了黄芪的用量，以大量的补气药与少量的活血药相配，使气旺则血行，当归、赤芍、川芎、桃仁、红花以活血化瘀，地龙以通络。对于此类患者，黄德弘教授使用黄芪剂量在30~50g，并根据辨证，加予桂枝、细辛以温经通络，杜仲、牛膝以温补肾阳，牛膝以引药下行。

该患者症状舌脉符合气虚血瘀型的中风，故用补阳还五汤治疗。初诊伴纳差、怕冷、咳嗽，为肺脾气虚的表现，故加用白术健脾，木香醒脾开胃，桂枝、细辛以温中气，桔梗、枇杷叶宣肺止咳。二诊患者感冒后咳嗽，为肺脾气虚，风邪入肺，脾虚易生痰湿，肺为贮痰之器，痰湿郁肺，治疗予半夏白术天麻汤以化痰息风、健脾祛湿，加地龙以加强祛风通络，加浙贝母、紫菀、款冬花以增强止咳之力。

（陈秀慧　许幸仪　整理）

〔**案4**〕

方某某，男，53岁，2016年6月30日初诊。因"反复发作性左侧肢体麻木乏力1个月，再发1周"就诊。患者1个月前无明显诱因突发肢体麻木乏力感，持续约数分钟缓解，共发作3次。近一周再次有类似发作，共2次。伴咽部有痰难咳，胃纳可，眠可，二便调。舌淡红，苔白腻，脉弦滑。体格检查：血压134/92 mmHg，心率74次/分，四肢肌张力正常，肌力Ⅴ级。

**西医诊断：** 短暂性脑缺血发作。

**中医诊断：** 中风。

**证候诊断：** 痰瘀阻络。

**治　法：** 化痰通络，活血化瘀。

**处　方：**

| | | | | |
|---|---|---|---|---|
| 法半夏15g | 陈皮6g | 茯苓20g | 竹茹10g | 枳实15g |
| 大枣10g | 炙甘草6g | 桃仁10g | 红花10g | 川芎15g |
| 地龙10g | 桔梗10g | | | |

4剂，每天1剂，水煎服。

2016年7月4日二诊。患者无肢体乏力发作，咽部异物感明显减轻。舌淡红，苔白腻，脉弦滑。

处　方：

| 法半夏15g | 陈皮6g | 茯苓20g | 枳实15g | 大枣10g |
| 炙甘草6g | 桃仁10g | 红花10g | 川芎15g | 地龙10g |
| 桔梗10g | 薏苡仁20g | 路路通20g | | |

14剂，每天1剂，水煎服。

2016年8月4日三诊。患者无不适。舌淡红，苔白腻，脉弦滑。

处　方：

| 法半夏15g | 陈皮6g | 茯苓20g | 枳壳15g | 大枣10g |
| 炙甘草6g | 桃仁10g | 红花10g | 川芎15g | 地龙10g |
| 路路通20g | 桂枝15g | 细辛5g | | |

14剂，每天1剂，水煎服。

2016年9月5日四诊。患者自觉稍疲乏，胃纳可，眠可。二便正常。舌淡红，苔白腻，脉弦弱。

处　方：

| 黄芪30g | 当归10g | 赤芍15g | 地龙10g | 川芎15g |
| 桃仁10g | 法半夏15g | 陈皮6g | 茯苓20g | 竹茹10g |
| 枳实15g | 大枣10g | 炙甘草6g | | |

14剂，每天1剂，水煎服。

【按语】祖国医学将现代医学的短暂性脑缺血发作统归中风。因本病起病急骤，症见多端，变化迅速，与风性善行数变的特征相似，故以"中风"命名之。病机虽较复杂，但归纳起来不外风、火、气、血、痰、虚六端，此六端因素可出现多种转归。痰瘀一旦产生，每每互相交结，阻遏气血；此六端亦可相互影响，相互作用，合而为病；其病性为上盛下虚，风火相煽，痰浊壅盛，瘀血内阻。痰和瘀在中风发生发展变化中是相互联系和不可分割的一对矛盾，二者相互依存，相互转化，导致痰瘀互结。痰饮和瘀血相互交结，影响气血运行，血运不畅，因痰致瘀，形成痰瘀交结，阻碍气机，气机不畅，阻滞经络而致中风。

黄德弘教授临床治疗痰瘀阻络型中风，喜以温胆汤加味为主。方中法半夏为主药，法半夏辛温性燥，善燥湿化痰、和胃降逆；陈皮能燥湿化痰，又能温化寒痰，理气行滞；陈皮、法半夏二者合用，增强燥湿化痰；茯苓健脾渗湿，渗湿以助化痰之力，健脾以杜生痰之源；佐以竹茹，取其甘而微寒，清热化痰，枳实辛苦微寒，消痰除痞、降气导滞，桃仁、红花活血化瘀通络、地龙息风、通络止痉。炙甘草、大枣为调使之药，补气渗湿。路路通以祛风通络，桂枝、细辛以温通经络。患者经治疗3个月未发作肢体乏力，后予以补阳还五汤合温胆汤补气化痰活血通络善后。

（许幸仪　整理）

## 〔案5〕

胡某，女，51岁，2017年9月14日初诊。因"反复头晕10余年伴肢体欠灵活"就诊。患者近10余年反复头晕，时有天旋地转感，体位变化时出现，持续时间短，约为1分钟，常觉头部昏沉感，时有眼前黑蒙，畏声，烦躁易怒，视力减退，右侧肢体欠灵活，右下肢时有踩棉花感，喉间有痰，右膝关节少许疼痛，盗汗、口干、咽干，纳眠差，难以入睡，二便调。舌淡红，苔薄白，脉细。否认高血压病史。近1年余月经不调。体格检查：血压130/87 mmHg，心率78次/分，神经系统体查（－）。既往头颅MR提示①"左基底节小片亚急性脑梗死，双侧额叶。右侧放射冠陈旧性脑梗死"；②"脑内少许缺血灶"；③"右侧大脑前动脉A1段略纤细，所见左侧椎动脉略纤细"。

**西医诊断：**脑梗死。

**中医诊断：**中风—中经络。

**证候诊断：**阴虚风动。

**治　　法：**育阴祛风。

**处　　方：**

| | | | |
|---|---|---|---|
| 阿胶10 g（烊化） | 生地黄20 g | 麦冬15 g | 百合15 g |
| 牡蛎30 g（先煎） | 白芍15 g | 五味子10 g | 火麻仁15 g |
| 龟甲15 g（先煎） | 杜仲15 g | 牛膝15 g | 桔梗10 g |
| 龙骨30 g（先煎） | 黄连10 g | 炙甘草6 g | |

7剂，每天1剂，水煎服。

2017年9月21日二诊。头晕好转，但体位变化时仍头晕，无天旋地转感，无眼前黑蒙，畏声，烦躁易怒，视力减退，右侧肢体欠灵活减轻，无踩棉花感，间有右下肢夜间不安感，喉间有痰减轻，右膝关节少许疼痛，盗汗改善，无口干、咽干，眠差，难以入睡，二便调。舌淡红，苔薄白，脉细。

**处　　方：** 守上方4剂，每天1剂，水煎服。

2017年9月25日三诊。间有少许头晕，无明显烦躁、视力减退，夜间右上肢痉挛，右下肢无痉挛或踩棉花感，右下肢夜间不安感改善，盗汗明显改善，喉间有痰，鼻塞流涕，无口干、咽干，眠差改善，二便调。舌淡红，苔薄白，脉沉细。

**证候诊断：** 气阴两虚。

**治　　法：** 养阴益气。

**处　　方：**

| | | | |
|---|---|---|---|
| 阿胶10g（烊化） | 炙甘草6g | 生地黄20g | 麦冬15g |
| 龟甲15g（先煎） | 白芍15g | 五味子10g | 火麻仁15g |
| 龙骨30g（先煎） | 黄连10g | 桔梗10g | 葛根30g |
| 百合15g | 黄芪30g | | |

3剂，每天1剂，水煎服。

**【按语】** 该患者诉说的症状繁多，黄德弘教授从其中的盗汗、烦躁、头晕、口干咽干发现患者阴虚明显，考虑为阴虚风动，予大定风珠加减治疗，效果颇佳。方中阿胶滋阴养液以息内风；地黄、麦冬、白芍养阴柔肝；龟甲、龙骨、牡蛎育阴潜阳；火麻仁养阴润燥；五味子、甘草酸甘化阴。另加用了桔梗化痰、葛根解痉、百合安眠。诸药合用共奏滋阴养液，柔肝息风，化痰解痉之功。患者脉沉细，后加黄芪以益气。

中风患者的思维能力、表达能力欠佳，若原来基础病较多，往往病情陈述缺乏条理性，甚至不够准确，故医者对此类患者要耐心倾听，再仔细梳理，抓住关键所在。

（陈秀慧　整理）

# 第二节　痴呆治验

　　痴呆，是以呆傻愚笨为主要表现的神志疾病。其轻者可见寡言少语，反应迟钝，善忘等症；重者表现为神情淡漠，终日不语，哭笑无常，分辨不清昼夜，外出不知归途，不欲食，不知饥，二便失禁等，生活不能自理。多由七情内伤、久病年老等病因，致髓减脑消，神机失用。本病在脑病中较为常见，可发于各个年龄阶段，但以老年阶段最常见。据国外资料，在65岁以上老年人中，明显痴呆者占2%～5%，80岁以上者增加到15%～20%，如以轻中度痴呆合并估计，则要超过上述数字2～3倍之多。近年来我国人均寿命明显延长，老年人在人口构成中所占比例逐渐增高，今后本病的发生率必将增高。本病属疑难病症，中医药治疗具有一定疗效。尤其是近几年来，研究人员对本病开展了多项前瞻性多途径临床研究，疗效有较大提高。

　　古代中医医籍中有关痴呆的专论较少，与本病有关的症状、病因病机、治疗预后等认识散载于历代医籍的其他篇章中。如《灵枢·天年》："六十岁，心气始衰，苦忧悲，血气懈惰，故好卧……八十岁，肺气衰，魄离，故言善误。"从年老脏腑功能减退推论本病，与现代对老年痴呆的认识相似。明代以前，对痴呆的认识不很明确，至明代《景岳全书·杂证谟》首次立"癫狂痴呆"专论，澄清了过去含混不清的认识，指出了本病由多种病因渐致而成，且临床表现具有"千奇百怪""变易不常"的特点，并指出本病病位在心以及肝胆二经，对预后则认为本病"有可愈者，有不可愈者，都在乎胃气元气之强弱"，这一认识至今仍对临床有指导意义。清代陈士铎《辨证录》亦立有"呆病门"，对呆病症状描述甚详，且分析其成因在于肝气之郁，而最终转为胃气之衰的病理转化过程，其主要病机在于肝郁乘脾。胃衰痰生，积于胸中，弥漫心窍，使神明受累，髓减脑消而病。同时陈氏还提出本病的治法以开郁逐痰、健胃通气为主，立有洗心汤、转呆丹、还神至圣汤等方剂，对临床治疗有一定参考价值。

## 一、痴呆的病因病机

黄德弘教授认为，痴呆的中医病机以内因为主，由于七情内伤、久病不复、年迈体虚等致气血不足，肾精亏虚，痰瘀阻痹，渐使脑髓空虚，脑髓失养。其基本病机为髓减脑消，神机失用。其病位在脑，与心肝脾肾功能失调密切相关。其证候特征以气血、肾精亏虚为本，以痰浊、瘀血之实邪为标，临床多见虚实夹杂之证。具体病机有以下四点。

1. 脑髓空虚

脑为元神之府，神机之源，一身之主。由于年老肾衰，久病不复等，导致脑髓空虚，则神机失用，而使智能、思维活动减退，甚至失常。

2. 气血不足

心为君主之官而主神明。多因年迈久病，耗伤气血；或脾胃虚衰，气血生化乏源，导致心之气血虚衰，神明失养而心神涣散，呆滞善忘。

3. 肾精亏损

肾主骨生髓而通于脑，脑为髓海。年老、久病，致肾精亏损，脑髓失充，神机失控，阴阳失司而呆滞愚钝，动作笨拙。

4. 痰瘀痹阻

七情所伤，肝郁气滞，气机不畅则血涩不行，气滞血瘀，蒙蔽清窍；或肝郁气滞，横逆犯脾，脾胃功能失调，不能转输运化水湿，酿生痰湿，痰蒙清窍；痰郁久化火，扰动心神，均可使神明失用；或瘀血内阻，脑脉不通，脑气不得与脏气相接，或日久生热化火，神明被扰，则性情烦乱，忽哭忽笑，变化无常。

总之，本病的发生，不外乎虚、痰、瘀，并且三者互为影响。虚指气血亏虚，脑脉失养；阴精亏空，髓减脑消。痰指痰浊中阻，蒙蔽清窍；痰火互结，上扰心神。瘀指瘀血阻痹，脑脉不通；瘀血阻滞，蒙蔽清窍。

## 二、痴呆的治疗

黄德弘教授在临床上对呆证的治疗主要根据患者的不同病机，随证治之。主要有以下四种证型。

1. 髓海不足证

症见头晕耳鸣，怠惰嗜卧，智能下降，神情呆滞愚笨，记忆力和计算力明显减退，判断力减退，定向力障碍，肢体不用，齿枯发焦，腰酸骨软，步行艰难，舌质淡白，苔薄白，脉沉细，两尺部脉无力。

**治法：**补肾填精，益髓养神。

**方药：**七福饮加减。人参10g，熟地黄20g，当归10g，白术15g，炙甘草5g，酸枣仁15g，远志10g，紫河车6g（研粉冲服），龟甲胶10g（烊化）。其中人参、白术、炙甘草健脾益气，熟地黄、当归、酸枣仁、远志滋养心血，紫河车、龟甲胶填精益髓。

2. 脾肾两虚证

症见默默寡言，面色憔悴，呆钝如痴，失认失算，面色不华，眩晕易汗，纳谷不佳，形寒肢冷，便溏，或见眼花、视蒙、耳聋、食不知味，舌淡嫩，苔白，脉虚缓等。

**治法：**滋补肾脾，益气定智。

**方药：**还少丹加减。山药20g，怀牛膝（酒浸）12g，茯苓15g，山茱萸10g，茴香（炒）10g，续断15g，菟丝子10g，杜仲10g，巴戟天20g，肉苁蓉（酒浸）20g，北五味子10g，枳实10g，远志（姜汁腌）10g，熟地黄30g。如见气短乏力较著，甚至肌肉萎缩，可配伍加人参，重用黄芪、紫河车、阿胶等以益气养血。若脾肾两虚，偏于阳虚者，出现四肢不温，形寒肢冷，五更泄泻等症，加补骨脂、龟甲胶、紫河车、鹿角胶等血肉有情之品，填精补髓。若伴有腰膝酸软，颧红盗汗，耳鸣，舌瘦质红，少苔，脉弦细数者，是为肝肾阴虚，加知母、黄柏、牡丹皮、枸杞子，或知柏地黄丸滋养肝肾。

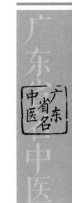

### 3. 痰浊蒙窍证

症见头重如裹，倦怠无力，不欲近人，表情呆钝，智力衰退，或哭笑无常，默默无语，伴脘腹胀满，痞满不适，口多流涎，舌质淡，苔白腻，脉沉滑。

**治法：** 健脾化痰，醒神开窍。

**方药：** 转呆丹合指迷汤加减。人参30 g，茯神30 g，法半夏15 g，陈皮10 g，神曲10 g，甘草6 g，附片10 g，石菖蒲10 g，酸枣仁30 g，五味子10 g，远志10 g。若脾气亏虚明显者，可加重用黄芪、人参、麦芽、砂仁合四君子等健脾益气之品，以截生痰之源。若头重如裹、喃喃自语、口多涎沫者，痰浊壅塞较著，加半夏、胆南星、莱菔子、浙贝母、肉豆蔻、全瓜蒌等豁痰理气之品。若痰郁久化火，蒙蔽清窍，扰动心神，症见心烦躁动、言语颠倒、反喜污秽等，予涤痰开窍，加竹沥、黄芩以增强化痰清热。

### 4. 瘀血内阻证

症见精神恍惚，情志不畅，言语不利，善忘，易惊恐，或心神不宁，虚烦不眠，悲伤欲哭，伴肌肤甲错，口干不欲饮，双目晦暗，舌质暗或有瘀斑，脉细涩。

**治法：** 活血化瘀，醒神开窍。

**方药：** 通窍活血汤加减。赤芍10 g，川芎10 g，桃仁10 g，大枣15 g，红花5 g，老葱3根（切碎），鲜生姜9 g（切碎），麝香0.15 g（绢包）。将前七味煎至150 mL，去滓，将麝香入酒内，再煎二沸，临卧服，10剂为1个疗程，连服2~3个疗程。如久病气血不足，重用人参、黄芪，合四物汤以补益气血。瘀血日久，瘀血不去，新血不生，血虚明显者，可加延胡索、丹参、当归、三七粉（冲服），以养血活血。瘀血日久，郁而化热，症见头痛、呕恶，舌红苔黄等，加地骨皮、牡丹皮、丹参、银柴胡、竹茹等清热凉血、清肝和胃之品。

（吕金丹　整理）

## 三、痴呆验案

〔案1〕

梁某，男，84岁，2017年3月14日初诊。以"记忆力下降5年余"为主诉，患者家属代诉，近5年余记忆力下降明显，近半年曾有两次自行外出后走失，现生活需靠家人照顾，可自行吃饭。近1个月患者双下肢乏力，需扶行，小便失禁，夜尿多。白天疲惫嗜睡，晚上起床四处找东西，烦躁不眠。问诊患者可点头摇头示意，表示无口干口苦，纳一般，大便2~3日一次，质软。舌淡红，苔薄白，脉沉细。

**西医诊断：** 阿尔茨海默病。

**中医诊断：** 呆证。

**证候诊断：** 髓海不足。

**治　　法：** 补肾填精，益髓养神。

**处　　方：**

党参20 g　　熟地黄20 g　当归10 g　　白术30 g　　炙甘草6 g

酸枣仁30 g　远志10 g　　紫河车6 g（研粉冲服）　龟甲胶10 g（烊化）

苦杏仁10 g

7剂。每天1剂，加水500 mL，煎取200 mL，分两次服。

2017年3月21日复诊。服药后患者夜间烦躁不眠情况较前好转，白天仍略疲惫，双下肢乏力改善，可自行扶杖短途行走。纳一般，夜尿减少，仍有小便失禁，大便调。

**处　　方：**

党参20 g　　　熟地黄20 g　　当归10 g　　　白术30 g

炙甘草6 g　　酸枣仁30 g　　远志10 g　　　紫河车6 g（研粉冲服）

苦杏仁10 g　　益智仁20 g　　黄芪20 g　　　龟甲胶10 g（烊化）

陈皮10 g

14剂。每天1剂，加水500 mL，煎取200 mL，分两次服。

**【按语】** 患者双下肢乏力及小便失禁，舌脉皆为髓海不足之征，以七福饮加减补肾填精，其中患者夜间烦躁不眠，予酸枣仁30 g镇静安神，效果甚佳。患者有小便失禁，故复诊时予益智仁加强补肾缩尿之力。方二亦加黄芪加强补气力度，恐前方滋腻，加入陈皮健脾理气。

（吕金丹　整理）

## 〔案2〕

胡某，男，79岁，2017年7月10日初诊。以"记忆力进行性下降3年余"为主诉，患者自诉近半年记忆力下降严重，经常煮饭忘记关火，生活可自理。情绪焦虑，急躁，口干口苦，纳可，眠欠佳，多噩梦，白天头部昏沉不适。小便黄，大便秘结，3日一行。舌红，苔黄略腻，脉滑略数。

**西医诊断：**阿尔茨海默病。

**中医诊断：**呆证。

**证候诊断：**痰火扰心。

**治　法：**清热化痰。

**处　方：**

| | | | | |
|---|---|---|---|---|
| 黄连15 g | 陈皮10 g | 法半夏15 g | 竹茹30 g | 茯苓15 g |
| 大枣10 g | 甘草6 g | 枳实15 g | | |

7剂。每天1剂，加水500 mL，煎取200 mL，分两次服。

2017年7月17日复诊。服上药后情绪好转，口干口苦及睡眠改善明显，大便调。自觉记忆力较前稍好转。目前白天少许疲乏，纳一般，夜间口干多见。舌淡红，苔薄黄，脉滑略细。

**证候诊断：**气阴两虚，痰火扰心。

**治　法：**益气养阴，清热化痰。

**处　方：**

| | | | | |
|---|---|---|---|---|
| 党参10 g | 茯神30 g | 法半夏15 g | 陈皮10 g | 神曲10 g |
| 麦冬15 g | 石菖蒲10 g | 酸枣仁30 g | 五味子10 g | 远志10 g |
| 黄芩10 g | 甘草6 g | | | |

14剂。每天1剂，加水500 mL，煎取200 mL，分两次服。

【按语】本病例初诊时为痰火扰神症状明显，故抓住主要病机，予黄连温胆汤清解痰热，收到较好效果。复诊时患者有乏力、夜间口干等气阴两虚证之象，故予转呆丹加减，方中少量党参合麦冬、五味子、酸枣仁、远志可奏益气养阴安神之功。

（吕金丹　整理）

〔案3〕

陈某，女，88岁，2018年2月2日初诊。因"记忆力进行性下降5年余"就诊，患者近5年记忆力下降明显，家人诉现生活不能完全自理，双下肢乏力，白天嗜睡，恶寒，纳差，不欲饮食，小便失禁，大便时有秘结。舌淡胖，苔白，脉沉弱。

**西医诊断：**阿尔茨海默病。

**中医诊断：**呆证。

**证候诊断：**脾肾两虚。

**治　　法：**滋补肾脾，益气定智。

**处　　方：**

| | | | | |
|---|---|---|---|---|
| 山药20 g | 怀牛膝12 g | 茯苓15 g | 山茱萸10 g | 茴香10 g |
| 续断15 g | 菟丝子10 g | 杜仲10 g | 巴戟天20 g | 肉苁蓉20 g |
| 枳实10 g | 熟附子10 g（先煎） | | | |

7剂。每天1剂，加水500 mL，煎取200 mL，分两次服。

2017年2月24日复诊。患者服上药后双下肢乏力及恶寒、嗜睡较前好转，家人自行再取上方七剂服用。现仍有纳差，白天较乏力。舌淡，苔薄白，脉沉细。

**处　　方：**

| | | | | |
|---|---|---|---|---|
| 山药20 g | 怀牛膝12 g | 茯苓15 g | 山茱萸10 g | 茴香10 g |
| 续断15 g | 菟丝子10 g | 杜仲10 g | 巴戟天20 g | 肉苁蓉20 g |
| 枳实10 g | 熟附子10 g（先煎） | | 陈皮10 g | 麦芽30 g |

【按语】本病例患者年老体虚，脾肾两虚症状明显，故予还少丹加减，

针对阳虚恶寒症状，加用熟附子。熟附子温阳驱寒效果甚佳，黄德弘教授在临床中针对四逆、恶寒等阳虚患者，多用该药。另外黄德弘教授认为在巴戟天、肉苁蓉等补益肝肾药物中加入熟附子，可加强补肾效果，达到益火生源之功。

（吕金丹　整理）

# 第三节　颤证治验

颤证又称"颤振""震颤"，是以头部或肢体摇动颤抖，不能自制为主要临床表现的一种病症。轻者表现为头部摇动或手足微颤，重者可见头部震摇，肢体颤动不止，甚则肢节拘急，失去生活自理能力。本病包括现代医学中的特发性震颤、帕金森病、小脑性震颤、老年性震颤等疾病。其中帕金森病（Parkinson disease，PD）又称震颤麻痹（paralysis agitans），在临床中最为常见，是世界上仅次于阿尔茨海默病的多发神经变性疾病，高发于中老年人。

中医虽无"帕金森病"的病名，但对帕金森病的认识最早可追溯到《黄帝内经》。《素问·至真要大论》指出"诸风掉眩，皆属于肝"，其中"掉"与本病相似，后世对此亦多有发挥。唐代孙思邈在《备急千金要方》中描述了该病典型的运动障碍和步态障碍，"积年八风五痉……不能转侧，行步跛躃，不能收摄"，并记载用"金牙酒"治疗本病。张从正在《儒门事亲》中最早记载了最为完整的帕金森病病案："病大发，则手足颤掉，不能持物……抖擞之状如线引傀儡……张戴人治以防风通圣散汗之，继服涌吐剂，后用泻下法而得效。立觉足轻、颤减，热也不作，足亦能步，手能巾栉，自持匙筋。"明代孙一奎《赤水玄珠》首次把主要临床表现为震颤的疾病统一命名为"颤振证"，强调震颤不能随意控制，指出"颤振者，人病手足摇动，如抖擞之状，筋脉约束不住，而莫能任持，风之象也"，并对该病发病年龄、预后及病机有精辟论述："此病壮年鲜有，中年以后乃有之，老年尤多，夫年老阴血不足，少水不能制肾火，极为难治。"

## 一、颤证的病因病机

本病的基本病机为肝血不足，血虚生风。其发生虽与肝脾肾密切相关，但不论是肾虚髓减，下虚则高摇，还是脾虚受损，土不栽木的风木内动，颤证的发生均与肝脏有着最为密切的联系。肝主疏泄，喜条达而恶抑郁。若情志不遂，肝失其条达，致肝气郁结，肝郁日久，阴血暗耗，血虚则内风生，风动则筋颤；肝郁日久，亦可化火而伤阴血，阴血伤则不能制亢阳，亢阳化生内风，内风动则发为震颤。乙癸同源，肾虚则肝无所养，日久则肝血亏虚，肝血虚则生内风，风动则筋颤。脾虚则运化失常，运化失常则气血生化乏源，日久必致肝血亏虚，继而内风生，故筋颤。

## 二、颤证的治疗

辨证分型是临床治疗的基础。古人对颤证的治疗以辨病治疗及专方验方治疗为主，而对于颤证的辨证分型治疗则鲜有论述。至清代，张璐在《张氏医通》中指出本病多因风、火、痰、虚所致，并按其肝之实热虚热、脾虚肾虚、夹痰积滞的不同证型，分别审因论治，充实并丰富了本病的理法方药体系。在现代中医中，颤证临床分型多样，主要包括肝肾不足、气血两虚、髓海空虚、痰湿阻络、痰热风动、气滞血虚等。针对上述证型，常采用补肾活血、滋补肝肾、息风止颤、益气养血息风、通络息风、涤痰等方法治疗。现代医家在前人的基础上进一步升华，近年来中医对于本病的治疗，临床疗效显著，可延缓病情发展及减少西药的副作用。

黄德弘教授认为治病必求其本，临床辨证当诸症结合，四诊合参，方可参透病机，抓住主要矛盾，随证治之，不可只抓片面症状，浮于表面。故黄德弘教授临证处方必诸症参详，其有肝肾阴虚者，以补益肝肾为治；有脾肾阳虚者，以健脾益肾为治；有气阴两虚证者，以补气养阴为治。但在长期临证中，黄德弘教授总结出本病多数患者的基本病机为肝肾阴虚。由于肝失条达、阴精不足等原因，使得筋脉失用，引起肢体摇动、震颤、僵直、迟缓等。在长期临床实践中，黄德弘教授主张以滋补肝肾、养阴止颤和通经活络为治疗大法，拟养阴止颤汤（天麻10 g，钩藤30 g，熟地黄30 g，巴戟天30 g，麦冬30 g，茯苓15 g，五味子10 g，黄柏10 g，炙甘草15 g）为基本方治疗。

养阴止颤汤中熟地黄补血养阴、填精益髓，钩藤清热平肝、息风定惊，巴戟天强健筋骨、补肾壮阳，麦冬养阴润肺、益胃生津，黄柏清热解毒，天麻息风定惊，茯苓健脾宁心，五味子养阴固精，炙甘草益气滋阴。诸药合用，共奏养阴补肾、息风止颤之功效。另外黄德弘教授在多年实践中发现，在准确辨证为肝肾阴虚型的帕金森病患者，治疗中加入桑寄生40 g以上对帕金森病患者的震颤症状有良好改善作用。

（吕金丹　整理）

## 三、颤证验案

〔案1〕

张某，女，72岁，2017年5月20日初诊。以"四肢震颤2年余，伴失眠半年余"为主诉。患者诊断为帕金森病2年余，现服用多巴丝肼、普拉克索控制症状，自诉震颤控制可，但近半年出现入睡困难，梦多，口干，夜间甚，五心烦热。平素活动后易疲乏，间心悸不适。纳可，小便调，大便3天一行，干结。舌红，苔少，脉细略数。

**西医诊断：** 帕金森病。

**中医诊断：** 颤证。

**证候诊断：** 肝肾阴虚。

**治　　法：** 补肾养阴。

**处　　方：**

| 天麻10 g | 钩藤30 g | 熟地黄30 g | 巴戟天30 g |
| 麦冬30 g | 茯苓15 g | 五味子10 g | 黄柏10 g |
| 炙甘草15 g | 酸枣仁30 g | 夜交藤15 g | |

7剂。每天1剂，加水500 mL，煎取200 mL，分两次服。

2017年5月27日复诊。服药后入睡困难及梦多明显改善，口干及五心烦热、心悸减轻。仍有疲乏感，大便干结情况有改善。舌红，苔薄白，脉细。

**处　　方：**

| 天麻10 g | 钩藤30 g | 熟地黄30 g | 巴戟天30 g |
| 麦冬30 g | 茯苓15 g | 五味子10 g | 黄柏10 g |

炙甘草15 g　　酸枣仁30 g　　夜交藤15 g　　太子参20 g

14剂。每天1剂，加水500 mL，煎取200 mL，分两次服。

【按语】本病例患者以肝肾阴虚，阴虚化火为主，但久病累及脾肾，故出现疲乏等气虚之症。故复诊时在原方中加入补而不燥之太子参以补气。酸枣仁、夜交藤为黄德弘教授治疗肝肾阴虚之失眠常用药对，其作用为镇静安神，交通心肾，临床效果显著。

（吕金丹　整理）

〔案2〕

温某，男，61岁，2017年12月24日初诊。以"四肢震颤2年，加重伴行走困难半年"为主诉。患者诊断为帕金森病2年，现服用多巴丝肼片0.25 g，1天2次，卡左双多巴控释片1片，1日1次治疗。近半年行走困难，伴流涎，疲惫，纳眠可，小便调，大便3～4日1次、质软。舌淡胖，苔白，脉细。

**西医诊断：**帕金森病。

**中医诊断：**颤证。

**证候诊断：**脾肾阳虚。

**治　　法：**温肾健脾。

**处　　方：**

黄芪40 g　　党参20 g　　白术15 g　　陈皮10 g　　当归10 g

升麻10 g　　柴胡10 g　　茯苓20 g　　木香10 g（后下）

桑寄生50 g　　杜仲15 g　　牛膝15 g　　菟丝子15 g　　防风15 g

7剂。每天1剂，加水500 mL，煎取200 mL，分两次服。

2018年1月3日复诊。患者服上药后精神疲惫及流涎明显改善，行走困难减轻，自觉肢体震颤较前减轻，纳眠可，小便调，大便仍秘结。舌脉同前。

**处　　方：**

黄芪40 g　　党参20 g　　白术30 g　　陈皮10 g　　当归10 g

升麻10 g　　柴胡10 g　　茯苓20 g　　木香10 g（后下）

桑寄生50 g　　杜仲15 g　　　牛膝15 g　　　菟丝子15 g　　防风15 g

火麻仁30 g

14剂。每天1剂，加水500 mL，煎取200 mL，分两次服。

【按语】本病例帕金森病患者除震颤外，以疲惫、流涎为突出临床表现，舌脉皆为脾肾阳虚之象。黄德弘教授处以补中益气汤健脾益气，并加茯苓淡渗利水，桑寄生、杜仲、牛膝及菟丝子补益肝肾。防风为风中润药，可升提脾气，使诸药补而不腻。初诊疗效满意，但患者复诊时诉仍有便秘不适，黄教授将方中白术用量提至30 g，此为黄德弘教授针对脾虚不运所致的虚秘的经验用药，另外再加30 g火麻仁润肠通便。

（吕金丹　整理）

〔案3〕

杨某，男，86岁，2018年2月6日初诊。以"四肢震颤3年余"为主诉，患者3年多前诊断为帕金森病，现除四肢静止性震颤外，伴涎多，口干，膝软乏力，平素疲惫，不愿多动。纳眠可，小便调，大便秘结，3日一行。舌暗红，苔薄黄，脉弦细。

**西医诊断：**帕金森病。

**中医诊断：**颤证。

**证候诊断：**气阴两虚。

**治　　法：**益气养阴。

**处　　方：**

党参20 g　　　白术30 g　　　茯苓20 g　　　炙甘草6 g　　　天花粉20 g

木蝴蝶10 g　　黄芪30 g　　　五味子10 g　　薏苡仁20 g　　葛根30 g

山药15 g　　　杜仲15 g　　　牛膝15 g

7剂。每天1剂，加水500 mL，煎取200 mL，分两次服。

2018年2月13日复诊。服上药后，患者疲惫、口干及大便秘结较前好转，仍觉腰膝酸软，纳眠可，二便调。舌暗红，苔薄白，脉弦。

处　方：

| | | | | |
|---|---|---|---|---|
| 党参20 g | 白术30 g | 茯苓20 g | 炙甘草6 g | 天花粉20 g |
| 木蝴蝶10 g | 黄芪30 g | 五味子10 g | 薏苡仁20 g | 山药15 g |
| 杜仲15 g | 牛膝15 g | 葛根30 g | 桑寄生50 g | |

14剂。每天1剂，加水500 mL，煎取200 mL，分两次服。

【按语】本病例患者腰膝酸软，口干、疲乏，结合舌脉为肝肾亏虚，气阴两伤之象，首诊以四君子汤为底，加山药、薏苡仁加强健脾祛湿，加天花粉、木蝴蝶及葛根升举阳气、引津上乘，黄芪、五味子、牛膝、杜仲以补肾气。患者服后仍有腰膝酸软，故复诊加入桑寄生50 g加强补益肝肾作用。

（吕金丹　整理）

〔案4〕

许某，男，52岁，2015年2月16日因"双上肢震颤半年"就诊。患者半年前开始出现双上肢不自主震颤，每于紧张、情绪波动时出现，放松时消失，不影响生活和工作，眠差，情绪低落，纳可，二便调。舌暗红，苔薄白，脉弦细。体格检查：心率80次/分，律整。偶见双上肢不自主震颤，静止时多见，活动时消失。辅助检查：外院肌电图检查结果示不符合帕金森震颤的表现。外院甲状腺检查示正常。

**西医诊断：** 自主神经功能紊乱。

**中医诊断：** 颤证。

**证候诊断：** 肝阴亏损，阴虚风动。

治　法：养阴祛风。

处　方：

| | | | | |
|---|---|---|---|---|
| 生地黄20 g | 麦冬15 g | 白芍15 g | 五味子10 g | 火麻仁15 g |
| 牡丹皮15 g | 知母15 g | 龙骨3 g（先煎） | 牡蛎30 g（先煎） | |
| 炙甘草6 g | | | | |

10剂，每天1剂，水煎服。

2015年3月2日二诊。双上肢不自主震颤较前减轻，眠差，情绪低落，纳可，二便调。舌脉同前。

**处　方：**

生地黄20 g　　　　麦冬15 g　白芍15 g　五味子10 g　知母15 g

牡蛎30 g（先煎）　　川芎15 g　远志10 g　合欢皮30 g　龟甲30 g（先煎）

枸杞子15 g　　　　酸枣仁20 g　炙甘草6 g

7剂，每天1剂，水煎服。

2015年3月9日三诊。双上肢不自主震颤病情稳定，眠差，情绪低落，纳可，二便调。舌暗红，苔薄白，脉弦细。

**证候诊断：** 肝气郁结。

**治　　法：** 疏肝解郁。

**处　方：**

川芎10 g　　　　柴胡20 g　　　香附10 g　　　枳壳15 g　　　白芍15 g

陈皮6 g　　　　牡丹皮15 g　　栀子10 g　　　酸枣仁20 g　　远志10 g

合欢皮30 g　　　炙甘草6 g

5剂，每天1剂，水煎服。

**【按语】** 考虑该患者引起震颤的原因不是常见的帕金森病（综合征）或甲亢等病，为自主神经功能紊乱。按"诸风掉眩，皆属于肝"的思路，初期治疗以养肝滋阴安神为主。后期根据患者情况，投以疏肝理气的药物。

该患者病情与情志密切相关，除药物治疗外，建议其平时加强自我心理疏导。

（陈秀慧　整理）

〔**案5**〕

余某，男，9岁，于2015年5月4日因"颈部不自主晃动4天"就诊。患者时有不自主的眨眼、口周抽动、吞咽等动作，觉口干，纳眠可，二便调。舌淡红，苔薄白，脉弦细。体格检查：神清，颅神经检查（-），四肢肌力、肌张力正常，未见不自主运动。腱反射正常，病理征（-）。

**西医诊断：** 抽动秽语综合征？

**中医诊断：** 颤证。

**证候诊断：** 肝阴亏虚。

**治　　法：** 养肝育阴。

**处　　方：**

生地黄15 g　　麦冬15 g　　白芍15 g　　五味子5 g　　火麻仁10 g

生牡蛎30 g（先煎）　　生龟甲10 g（先煎）　　葛根20 g

炙甘草6 g

3剂，每天1剂，水煎服。

2015年5月11日二诊。不自主地眨眼、口周抽动、吞咽等动作减少，无口干，纳眠可，二便调。舌淡红，苔薄白，脉弦细。

**处　　方：**

生地黄15 g　　麦冬15 g　　白芍15 g　　五味子5 g　　火麻仁10 g

生牡蛎30 g（先煎）　　生龟甲10 g（先煎）　　生龙骨30 g（先煎）

炙甘草6 g

4剂，每天1剂，水煎服。

2015年5月18日三诊。颈部不自主晃动明显减少，幅度较前减轻，偶有不自主地眨眼、口周抽动、吞咽等动作，觉颈项部疼痛，无口干，纳眠可，二便调。舌淡红，苔薄黄，脉弦细。

**证候诊断：** 肝阴亏虚。

**治　　法：** 养肝育阴。

**处　　方：**

生地黄15 g　　麦冬15 g　　白芍15 g　　五味子5 g　　火麻仁10 g

生牡蛎30 g（先煎）　　生龟甲10 g（先煎）　　生龙骨30 g（先煎）

葛根30 g　　炙甘草6 g

7剂，每天1剂，水煎服。

**【按语】** 该患者的不自主运动，考虑为肝阴虚，阴虚风动所致，治以养肝育阴，予大定风珠减鸡子黄、阿胶为方。方中以麦冬、生地黄、白芍滋阴增液，养血柔肝。生龟甲、生龙骨、生牡蛎益阴潜阳，平肝息风，六者共襄滋阴息风之效。佐以火麻仁养阴润燥，五味子酸收，收敛欲脱之阴。甘草调和诸药，与白芍配伍，酸甘化阴。葛根解肌生津止渴。诸药合用，峻补真阴，潜阳息风，使阴液得复，筋脉得养，则虚风自息，病症可痊。

该病例未用西药治疗，因起病不久，就诊及时，二诊时症状减轻，三诊时症状已明显改善。黄德弘教授认为，对初起抽动症，不要急用西药治疗，守中向西，必要时中西结合。

（陈秀慧　整理）

〔**案6**〕

吴某某，男，69岁，2015年6月11日因"双上肢震颤半年"就诊。现症见：嗜睡，体倦乏力，时有头晕，口干，纳眠一般，小便频，大便调。舌红，苔白根稍厚，脉弦。体格检查：神清，双上肢可见不自主震颤。双上肢肌张力稍增高，四肢肌力正常，病理征（－）。

**西医诊断：**帕金森病。

**中医诊断：**颤证。

**证候诊断：**肝肾不足。

**治　　法：**滋补肝肾。

**处　　方：**

| | | | | |
|---|---|---|---|---|
| 独活15 g | 桑寄生40 g | 当归10 g | 赤芍15 g | 川芎15 g |
| 杜仲15 g | 牛膝15 g | 党参20 g | 茯苓15 g | 白术30 g |
| 女贞子15 g | 墨旱莲30 g | 炙甘草6 g | | |

7剂，每天1剂，水煎服。

2015年6月18日复诊。震颤较前减轻，嗜睡，体倦乏力，时有头晕，口干，纳眠一般，小便频，大便调。舌红，苔白根稍厚，脉弦。

**证候诊断：**肝肾不足兼气虚。

**治　　法：**滋补肝肾，佐以益气。

**处　　方：**

| | | | | |
|---|---|---|---|---|
| 独活15 g | 桑寄生40 g | 当归10 g | 赤芍15 g | 川芎15 g |

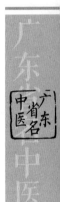

杜仲15 g　　　牛膝15 g　　　党参20 g　　　茯苓15 g　　　白术30 g

黄芪30 g　　　菟丝子15 g　　　炙甘草6 g

7剂，每天1剂，水煎服。

【按语】黄德弘教授认为老年人的震颤多与年老肝肾亏虚有关，治疗多以补益肝肾为主。独活寄生汤是其临床喜用的方剂，除用该方治疗痹证外，亦用其治疗其他肝肾亏虚的病症。

独活寄生汤出自《备急千金要方》，其功能主治为肝肾两亏，气血不足，风寒湿邪外侵，腰膝冷痛，酸重无力，屈伸不利，或麻木偏枯，冷痹日久不愈，黄德弘教授活用此方治疗颤证。方中用独活、桑寄生祛风除湿，养血和营，活络通痹为主药；牛膝、杜仲补益肝肾，强壮筋骨为辅药；川芎、当归、赤芍补血活血；党参、白术、茯苓、黄芪、甘草益气扶脾，均为佐药，使气血旺盛，有助于祛除风湿。该例患者证属肝肾不足，予独活寄生汤加减，又佐以菟丝子、二至丸以滋补肝肾，效果颇佳。

黄德弘教授经验：独活寄生汤治疗帕金森病或帕金森综合征时有别于治疗痹证，当重用桑寄生。

（陈秀慧　许幸仪　整理）

# 第四节 头痛治验

头痛是指由于外感与内伤原因，致使脉络拘急或失养，清窍不利所引起的以头部疼痛为主要临床特征的疾病。头痛是中老年人求治的常见主诉之一。头痛可造成个人极度痛苦、生活质量受损，而它的反复发作及患者对下次发作的心理恐惧，均可以影响其生活及工作。黄德弘教授对头痛的治疗用药有着独特的见解，笔者通过跟师随诊、采集病历、整理相关医案，总结黄德弘教授治疗头痛的临证经验如下。

## 一、头痛的病因病机

中国传统医学中，《黄帝内经》早对头痛的病因、诊断、治疗等方面进行了相关论述。关于头痛的病因，《黄帝内经》虽然没有明确把头痛分为外感及内伤，但条文中认为风、寒、湿、热等病邪入侵人体都可导致头痛，并提出五脏之疾病，皆能引起头痛。到宋元时期，对于头痛的认识，进一步深入完善。至金元时期，金元四大家对头痛提出了不同的看法。刘完素认为"风寒热，诸疾之始生也"导致头痛，并在《宣明论方·卷二诸证门》中记载："气循风府而上，则为脑风，顶背怯寒，脑户极冷，以此为病。"张子和认为头痛是胸膈有宿痰，且三阳受病而致，故治疗先涌吐其痰，后祛外邪。《儒门事亲·头痛不止三十七》云"头痛不止，乃三阳之受病也……以三阳受病，皆胸膈有宿痰之致然也。先以茶调散吐之；后以香薷饮、白虎汤投之则愈。然头痛不止，可将葱白须、豆豉汤吐之；吐讫，可服川芎、薄荷，辛凉清上，搜风丸、香芎散之类"。李东垣则在《内外伤辨惑论·辨头痛》云："内证头痛，有时而作，有时而止；外证头痛，常常有之，直须传入里实方罢。此又内外证之不同者也。"并在《东垣十书》论述了治疗头痛的用药"太阳头痛，恶风，脉浮紧，川芎、羌活、独活、麻黄之类为主；阳明头痛，自汗，发热恶寒，脉浮缓长实者，升麻、葛根、白芷为主……是知方者体也，法者用也，徒执体而不知用者弊，体用不失，可谓上工矣"。朱丹溪在《丹溪心法·头风》中认为"头痛多主于痰，痛甚者火多。有可吐者，可下者。清空膏治诸头痛，除血虚头痛不可治"。而明清时期的医家对它进行更系统全面的论述，同时在诊断治疗中积累大量的临床经验。如叶天士在《临证指南医案》的头痛医案曰"如阴虚阳越而为头痛者，用仲景复脉汤、甘麦大枣法，加胶芍牡蛎，镇摄益虚，和阳熄风为主""如厥阳风木上触，兼内风而为头痛者，用首乌、柏仁、穞豆、甘菊、生芍、杞子辈，熄肝风，滋肾液为主"，认为头痛与肝的关系密切，肝风内动，上扰脑络是头痛的主要病机。

黄德弘教授认为头痛的致病因素不外乎外感与内伤，具体有风、火（肝火、肝阳）、痰浊、血瘀、虚（脾虚、肾虚、气虚、血虚）。

## 二、头痛的治疗

黄德弘教授积三十余年临床经验，主张西医辨病与中医辨证相结合。对于头痛的治疗，黄德弘教授认为首先应明确头痛病因，区分原发性头痛和继发性头痛，以制订合适中西医治疗方案。他认为，头痛常有虚实夹杂，头痛乃风、痰、瘀、脏腑功能紊乱所致，辨别痰瘀，明辨五脏虚损。

黄德弘教授认为，头痛辨证应当首辨外感与内伤，再辨虚实，分别治以疏散风邪，祛风通络，清肝泻火，平肝息风，祛痰化浊，活血化瘀，健脾益肾，益气养血。

### （一）外感头痛

对于外感头痛，黄德弘教授认为外感头痛多起病较急，病程较短，疼痛较剧烈。治疗以急者治其表为治则，以祛风散邪，通络止痛为主，方以葛根汤、小柴胡汤、羌活胜湿汤、川芎茶调散等。

## （二）内伤头痛

黄德弘教授认为内伤头痛有虚实之分，实证多以痰浊头痛、瘀血头痛为主，而虚证头痛常有脾虚头痛、肾虚头痛、气虚头痛、血虚头痛这几种证型。

## （三）痰浊瘀血头痛

痰浊、瘀血也是头痛的常见致病因素之一。它们都是脏腑功能失调，气血津液运行不畅，经络阻滞的产物，既是病理产物，又可以成为致病因素。痰瘀阻络导致的头痛呈刺痛，或肢体麻木、痿废，胸闷多痰，或痰中带紫暗血块，舌紫暗或有斑点、苔腻，脉滑或弦涩等为常见的证候。

黄德弘教授认为治疗痰浊瘀血头痛，首先明辨痰瘀，分清主次，辨别虚实，治疗以祛痰化瘀为总的治疗原则，同时必须兼顾标本，祛邪佐以扶正。常用方如桃红四物汤、通窍活血汤、补阳还五汤、二陈汤、活血宁痛汤、舒天汤等。根据患者体质差异，必要时予补气、养血、健脾、补肾等治疗。

## （四）虚证头痛

黄德弘教授着重从"脾、肾、肝"三方面论证虚证头痛。脾脏为气血生化之源，后天之本，若嗜食肥腻之品，过食辛辣之物，饮酒无度，则损伤脾胃，脾胃运化失职，致气血亏虚，痰浊内生，上扰脑络而成头痛。肾主骨生髓，脑为髓海，肾精亏虚，生髓不能，髓海空虚而为头痛。头痛与肝脏关系紧密，肝为将军之官，肝气、肝阳常有余，肝阴、肝血常不足，血虚不能上荣头目，脑髓失养而致头痛，此类头痛，多为本虚标实。故治疗上，黄德弘教授以虚者补之、标本兼治为原则，以健脾益肾、平肝潜阳、柔肝缓急为治法，喜予归脾汤、六味地黄汤、天麻钩藤饮等方药。因肝火郁久，血瘀内生；肝盛脾虚，痰浊内生；肝火郁久必伤肾阴，故黄德弘教授常予活血通络、调气化痰之药，并根据个体予补益脾肾之物。

治疗上，黄德弘教授除采用各种祛邪通络止痛方法外，同时祛邪不忘保护正气，如补益气血，补益脾肾，常用黄精、党参、黄芪、白术、熟地黄、

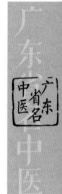

大枣、炙甘草等补益药。

黄德弘教授自拟活血宁痛汤，治疗头痛疗效明显。此方以桃仁、红花活血化瘀，川芎、赤芍、当归、三七、熟地黄活血养血，蔓荆子、白蒺藜祛风清热，蜈蚣、全蝎搜逐血络，具活血祛风止痛作用。黄德弘教授擅用引经药物，防风、白芷、葛根、石膏治阳明头痛，羌活治太阳疼痛，藁本治厥阴头痛，柴胡治少阳头痛；同时认为本虚标实证的头痛易久病致瘀，痰浊内生，适予活血化瘀之药物，如益母草、桃仁、红花等药；久病入络，可予地龙、蜈蚣等以搜风通络；"气为血帅、血为气母""气行则血行"，适时投以益气药及适量理气药；并用葛根、桔梗等药升清脑窍。忌头痛医头，单纯使用活血止痛的药物。

在黄德弘教授治疗头痛的中药中，使用频率较高的是川芎、当归、赤芍、桃仁、蔓荆子等药，此反映了"不通则痛，通则不痛"的原则。

1. 川芎

李东垣言"头痛须用川芎"，其性温，味辛，归肝、胆、心包经，故能"上行头目"，无论风寒、风热、风湿、血虚、血瘀头痛均可随证配伍。现代药理研究表明，洋川芎内酯类化合物可通过抑制NF-kb信号通路发挥抗炎作用，对偏头痛有明显的治疗作用。张宪忠等研究不同剂量川芎对偏头痛患者脑血流动力学的影响，研究结果表明大剂量川芎能明显降低偏头痛患者脑血流速度，具有较好的止痛作用。

黄德弘教授临床使用川芎常与解表药相配伍：与羌活配伍可治疗外感风寒湿邪所致的头痛；与白芷配伍治外感风寒、风湿所致以眉棱骨疼痛明显的头痛；与细辛合用，活血化瘀的同时增强散寒作用，常用于治疗外感风寒型头痛；与藁本配伍治疗外感风寒巅顶头痛；与菊花组合，治疗外感风热型头痛；与全蝎、蜈蚣配伍，二者均为虫类药，均搜风通络止痛，治疗久治不愈之顽固性偏头痛、正头痛。

2. 当归

当归性温，味甘、辛，归肝、心、脾经，功效长于补血调经，活血止痛。其甘温质润，是补血之圣药，临床对于气血亏虚，常配伍黄芪、人参补气生血，同时还有活血调经的作用，是临床活血行气的要药。《本草纲目》记载其"治头痛，心腹诸痛，润肠胃、筋骨、皮肤，治痈疽，排脓止痛，和血补血"。黄德弘教授认为，当归有着良好的止痛作用。

### 3. 赤芍

《神农本草经》言赤芍"主邪气腹痛，除血痹，破坚积，寒热疝瘕，止痛，利小便，益气"，本品味苦，性微寒，归肝经，有祛瘀止痛、清热凉血之功。黄德弘教授认为，赤芍入肝经血分，有活血散瘀止痛的作用。

### 4. 桃仁

桃仁味苦，入心、肝血分，祛瘀力较强，具有活血、祛瘀、止痛的作用，常与红花合用，增强活血止痛的作用。黄德弘教授多用其治疗舌暗有瘀、头部刺痛不移之血瘀型头痛。

### 5. 蔓荆子

蔓荆子味辛、苦，性微寒，归膀胱、肝、胃经，可疏散风热，清利头目，能散风清热，轻浮上行，偏于清利头目，疏散头面之邪，故常用于外感头痛、偏正头风、赤眼多泪、目睛内痛、齿龈肿痛，常与菊花、薄荷配伍，治疗风热而并见头痛眩晕者。黄德弘教授认为，蔓荆子具有镇痛的作用。

（许幸仪　整理）

## 三、头痛验案

〔案1〕

王某，男，44岁。2016年12月12日初诊。患者因"反复头痛1周"求治。患者为脑力劳动者，常需长久伏案工作，1周前突然出现头痛，为巅顶、枕部胀痛，时头晕，颈部僵硬，背部不适，眠纳可，二便调。舌淡，苔薄白，脉浮弦。体格检查：血压130/80 mmHg，神清，双肺未闻及干湿啰音，心率82次/分。行颅脑MRI提示未见异常。

**西医诊断：**感冒头痛。

**中医诊断：**头痛。

**证候诊断：**风寒头痛。

治　　法：疏风散寒。

处　　方：

葛根40 g　　　麻黄10 g　　　大枣10 g　　　桂枝10 g　　　白芍10 g

羌活15 g　　　白芷15 g　　　炙甘草6 g

3剂，每天1剂，加水500 mL，煎取200 mL，分两次服。

2016年12月19日复诊。患者诉头痛好转，背部不适缓解。

处　　方：

葛根40 g　　　麻黄10 g　　　大枣10 g　　　桂枝10 g　　　白芍10 g

羌活15 g　　　白芷15 g　　　薏苡仁20 g　　川芎15 g　　　炙甘草6 g

4剂。每天1剂，加水500 mL，煎取200 mL，分两次服。

2016年12月24日进行电话随访，患者自述头痛缓解。

【按语】患者起居不慎，坐卧当风感受外邪，风寒外邪上犯于头，清阳之气受阻，气血不畅，阻遏络道而发为头痛。外邪中以风邪为主，因风为阳邪，"伤于风者，上先受之""巅高之上，唯风可到"。风为百病之长，为六淫之首，常夹寒、湿、热邪上袭。

黄德弘教授予伤寒论的葛根汤加味治疗此类患者。此证辨证要点在于"项强""脉浮"。若为无项强的风寒头痛，可予川芎茶调散治疗。用药时葛根宜加大剂量，一般是30 g左右，以加强"解肌"之力。方中葛根疏风解肌；桂枝汤解肌表、和营卫；麻黄解表发汗；羌活、白芷发散风寒，通络止痛；川芎可行血中之气，祛血中之风，上行头目，为外感头痛要药；薏苡仁利湿；炙甘草调和药性。

（许幸仪　整理）

------

〔案2〕

林某，女，41岁。2015年8月20日初诊。患者因"双侧颞部胀痛1周"求诊。1周前患者出现双侧颞部胀痛，恶心，心烦，体倦，汗多，少许喷嚏，流涕，纳眠可，二便正常。舌淡红，边有齿印，苔薄白，脉浮细。

**西医诊断：**感冒头痛。

**中医诊断：**头痛。

**证候诊断：**少阳头痛。

**治　　法：**和解少阳。

**处　　方：**

| | | | |
|---|---|---|---|
| 柴胡25 g | 黄芩10 g | 法半夏10 g | 荆芥穗15 g（后下） |
| 白芷15 g | 川芎15 g | 党参10 g | 大枣10 g |
| 白术15 g | 茯苓15 g | 炙甘草6 g | |

2剂。每天1剂，加水500 mL，煎取200 mL，分两次服。

服药2剂后患者头痛缓解。

**【按语】** 少阳头痛病机实为邪客少阳经脉，气血运行失调，经络阻滞清窍而致头痛。"伤寒中风，有柴胡证，但见一证便是，不必悉具"，故予柴胡、黄芩和解少阳，法半夏和胃降逆止呕，荆芥穗以祛风散表，白芷、川芎祛风止痛；党参、白术、茯苓、大枣以益气健脾，扶正祛邪；炙甘草以调和诸药。

（许幸仪　整理）

〔案3〕

林某，女，41岁。2015年2月16日初诊。患者因"右侧头痛3天"就诊。患者既往有偏头痛病史，自诉3天前右侧头痛，针刺感，打喷嚏，流清涕，少许咳嗽，纳眠可，二便正常。舌暗红，边有齿印，苔薄白，脉浮细。

**西医诊断：**偏头痛。

**中医诊断：**头痛。

**证候诊断：**风湿头痛。

**治　　法：**祛风胜湿止痛。

**处　　方：**

| | | | |
|---|---|---|---|
| 羌活15 g | 细辛3 g | 白芷15 g | 甘草6 g | 防风10 g |
| 川芎15 g | 辛夷花10 g | 苍耳子10 g | 陈皮6 g | |
| 薄荷6 g（后下） | | 荆芥穗15 g（后下） | | |

3剂。每天1剂，加水500 mL，煎取200 mL，分两次服。

2015年2月19日复诊。患者头痛已缓解。

【按语】本案用川芎茶调散加减。方中羌活为辛苦温燥之品，其辛散祛风，味苦燥湿，性温散寒，故可祛风除湿、通利关节。其中川芎活血行气，祛风止痛；羌活善祛上部风湿，通利关节而止痹痛；防风、细辛、荆芥穗，入太阳经，祛风胜湿，且善止头痛；陈皮、白芷除湿；苍耳子、辛夷花祛风通窍；薄荷疏解少阳，祛风止痛；甘草调和诸药。

（许幸仪　整理）

〔案4〕

黎某，男，52岁。2015年8月6日初诊。患者因"头痛反复3年，再发伴头顶发胀10天"求治。患者喜食肥腻之物，3年前反复出现头痛，平时伴见颈项僵硬。10天前因双手持重物后，觉头顶发胀，低头时症状稍加重，眠纳可，二便调。舌暗红，苔黄厚，脉弦滑。体格检查：颈椎无压痛。颈椎诱发试验（+−）。臂丛牵拉试验（−）。颈椎MR示：①"颈椎退行性改变，颈5～6椎间盘向后方突出，相应水平椎管狭窄"；②"枕大池囊肿"。

**西医诊断：**颈椎病。

**中医诊断：**头痛。

**证候诊断：**痰瘀头痛。

**治　　法：**化痰祛瘀止痛。

**处　　方：**

| | | | | |
|---|---|---|---|---|
| 桃仁10 g | 红花10 g | 川芎15 g | 赤芍15 g | 当归10 g |
| 薏苡仁20 g | 夏枯草30 g | 胆南星10 g | 法半夏15 g | 陈皮5 g |
| 浙贝母15 g | | | | |

4剂。每天1剂，加水500 mL，煎取200 mL，分两次服。

2015年8月10日复诊。患者诉头顶发胀消失，无颈项僵硬，眠纳可，大便调。舌暗红，苔黄厚，脉弦滑。

**处　方：**

| | | | | |
|---|---|---|---|---|
| 桃仁10 g | 红花10 g | 川芎15 g | 赤芍15 g | 当归10 g |
| 薏苡仁20 g | 夏枯草30 g | 胆南星10 g | 法半夏15 g | 陈皮5 g |
| 浙贝母15 g | | | | |

7剂。每天1剂，加水500 mL，煎取200 mL，分两次服。

【按语】患者饮食不节，痰浊内生，气血不畅，血停成瘀，瘀血痰浊均为有形之阴邪，阻塞脑络，而为头痛。血瘀淤积久痰饮难除，必予辛散化痰通络之物。桃红四物汤原方基础上加强解表辛散类药，薏苡仁、浙贝母、胆南星、夏枯草以清肝化痰通络，陈皮、法半夏以化痰燥湿。

（许辛仪　整理）

〔**案5**〕

杜某，女，40岁。2016年2月22日初诊。患者因"反复头痛2个月余"求治。患者既往有颈椎病4年，易因琐事烦恼。2个月前出现头痛反复，兼颈项酸痛，左手麻木，眠差，大便秘结，小便正常。舌暗红，苔薄白，脉弦。

**西医诊断：** 颈椎病。

**中医诊断：** 头痛。

**证候诊断：** 气滞血瘀。

**治　　法：** 行气活血止痛。

**处　方：**

| | | | | |
|---|---|---|---|---|
| 桃仁10 g | 红花10 g | 熟地黄15 g | 川芎15 g | 赤芍15 g |
| 当归10 g | 蒺藜10 g | 蔓荆子10 g | 葛根30 g | 桔梗10 g |
| 牛膝15 g | 桂枝15 g | 细辛3 g | | |

4剂。每天1剂，加水500 mL，煎取200 mL，分两次服。

2016年2月25日复诊。患者无头痛，时觉头晕，颈项酸痛，左手指麻木，纳可，眠稍差，大便溏，小便调。舌暗红，苔薄白，脉弦。

**处　方：**

| | | | | |
|---|---|---|---|---|
| 桃仁10 g | 红花10 g | 熟地黄15 g | 川芎15 g | 牛膝15 g |

赤芍15 g　　当归10 g　　蒺藜10 g　　　蔓荆子10 g　　　葛根30 g

桔梗10 g　　白术15 g　　龙骨30 g（先煎）　　牡蛎30 g（先煎）　　大枣15 g

4剂。每天1剂，加水500 mL，煎取200 mL，分两次服。

**【按语】**患者情志失调，外界刺激易扰乱其心神，气机不畅，气不能行血，气血凝滞，脉络不通，不通则痛，则为头痛。如《灵枢·百病始生》所言"若内伤于忧怒，则气上逆，气上逆则六输不通，温气不行，凝血蕴里而不散，津液涩渗，著而不去，而积皆成矣"，故予活血宁痛汤加减。桃仁破血行滞而润燥，红花活血祛瘀以止痛，共为君药。赤芍、川芎助君药活血祛瘀；牛膝活血通经，祛瘀止痛，引血下行，共为臣药。熟地黄、当归养血益阴，清热活血；桔梗以宽胸行气；葛根以升阳解痉，蒺藜、蔓荆子以加强辛散通窍，桂枝、细辛以温经通阳。复诊后，患者头痛缓解，守上方，去桂枝、细辛，改予龙骨、牡蛎以重镇安神，白术以健脾益气，大枣以养血安神。

（许幸仪　整理）

〔**案6**〕

梁某，女，53岁。2015年6月18日初诊。患者因"头部疼痛并麻木半年余"求治。患者既往有颈椎病病史。半年前出现头部疼痛并麻木，头痛部位以枕部为主，偶有头晕，时有手麻，无胸闷，口干，眠差，纳一般，二便调。舌淡暗，边有瘀点，苔薄白，脉沉细。

**西医诊断：**颈椎病。

**中医诊断：**头痛。

**证候诊断：**气虚血瘀。

**治　　法：**益气活血止痛。

**处　　方：**

黄芪30 g　　　当归10 g　　　赤芍15 g　　　川芎15 g　　　桃仁10 g

红花10 g　　　生地黄20 g　　麦冬15 g　　　山药15 g　　　葛根30 g

合欢皮30 g

4剂。每天1剂，加水500 mL，煎取200 mL，分两次服。

2015年6月22日复诊。患者已无头痛，头部麻木减轻，偶有头晕，少许手麻，无胸闷，口干，眠纳可，二便调。舌淡暗，苔薄白，脉沉细。

**处　方：**

| | | | | |
|---|---|---|---|---|
| 黄芪30 g | 当归10 g | 赤芍15 g | 川芎15 g | 桃仁10 g |
| 红花10 g | 生地黄20 g | 麦冬15 g | 山药15 g | 葛根40 g |
| 合欢皮30 g | 白术15 g | | | |

7剂。每天1剂，加水500 mL，煎取200 mL，分两次服。

【按语】黄德弘教授以补阳还五汤治疗此患者。黄芪为君，大补元气，使气旺则血行，当归、赤芍、川芎、桃仁、红花以活血化瘀，生地黄以活血养血，麦冬滋阴以润黄芪之燥，山药、葛根以健脾升阳，合欢皮以疏肝理气解郁。服用4剂后，患者头部麻木、头痛好转，上方加白术以健脾益气。补阳还五汤原为治疗中风的汤剂，但黄德弘教授认为，只要是辨证为气虚血瘀的病症，都可以使用该方。

（许幸仪　整理）

〔案7〕

马某，女，66岁。2017年7月6日初诊。因"头痛20余年，加重1周"求治。患者既往有高血压病史，近20余年反复头痛，以巅顶胀痛为主，休息后能自行缓解，无恶心呕吐，畏声畏光，突然起立时眼前黑蒙，时有头晕，昏沉感，时觉四肢乏力及左侧嘴角无力，纳可，眠差，睡后易醒，醒后难以入睡，实际睡眠时间为3～4小时，小便调，大便秘结。舌淡红，苔薄白，脉细滑。2017年6月29日头颅MR+MRA示：①"左侧基底节区-放射冠脑梗死"；②"双侧额、顶叶皮层下白质区散在小缺血灶"；③"双侧颈内动脉末端-大脑中动脉M1段-前动脉A1段及双侧大脑后动脉P1段中狭窄；脑动脉硬化"。

**西医诊断：** 脑梗死，高血压病。

**中医诊断：** 头痛。

**证候诊断：** 心脾两虚。

**治　　法：** 益气健脾养心。

**处　方：**

| | | | |
|---|---|---|---|
| 远志10 g | 龙眼肉5 g | 木香10 g（后下） | 党参20 g |
| 茯苓15 g | 黄芪40 g | 当归10 g | 炙甘草6 g |
| 白术30 g | 酸枣仁20 g | 龙骨30 g（先煎） | 牡蛎30 g（先煎） |
| 合欢皮30 g | 桃仁20 g | | |

4剂。每天1剂，加水500 mL，煎取200 mL，分两次服。

2017年7月10日二诊。患者头痛、头晕、四肢乏力较前明显改善，自觉气短，仍觉左侧嘴角无力，纳可，喉中间有痰阻感，眠改善，二便调。舌淡红，苔薄白，脉细滑。

**处　方：**

| | | | |
|---|---|---|---|
| 远志10 g | 龙眼肉5 g | 木香10 g（后下） | 党参20 g |
| 茯苓15 g | 黄芪40 g | 当归10 g | 炙甘草6 g |
| 白术30 g | 酸枣仁20 g | 桃仁20 g | 杜仲15 g　牛膝15 g |

7剂。每天1剂，加水500 mL，煎取200 mL，分两次服。

2017年7月17日三诊。患者无头痛、头晕，觉少许头胀，气短、左侧嘴角无力改善，纳可，喉中间有痰阻感，眠可，小便调，大便秘结。舌淡红，苔薄白，脉细滑。

**处　方：**

| | | | |
|---|---|---|---|
| 远志10 g | 龙眼肉5 g | 木香10 g（后下） | 党参20 g |
| 茯苓15 g | 黄芪40 g | 当归10 g | 炙甘草6 g |
| 白术30 g | 酸枣仁20 g | 桃仁20 g | 杜仲15 g |
| 牛膝15 g | 郁李仁15 g | 火麻仁15 g | |

7剂。每天1剂，加水500 mL，煎取200 mL，分两次服。

**【按语】**头为诸阳之会，高巅之上，易风易寒。巅顶处为厥阴经脉与督脉相会之处。《灵枢经》云："肝足厥阴之脉……循喉咙之后，上入颃颡，连目系，上出额，与督脉会于巅。"黄德弘教授认为，巅顶痛患者病程较长，或年老气血衰败，营血亏损，气血不能上营于脑，髓海不充则致头痛。"头痛医头，足痛医足"显然不能起效，本例根据病机，予归脾汤为主。甘温之品党参、黄芪、白术、甘草补脾益气以生血，当归、龙眼肉甘温补血养心；茯苓、酸枣仁、远志宁心安神；木香理气醒脾，龙骨、牡蛎、合欢皮以疏肝镇静安神，杜仲、牛膝以温补肾阳。归脾汤补久虚之气血，加少许桃仁以温肾阳，经脉得通，巅顶头痛遂除。

此例患者头痛、血压高与睡眠质量不佳有关，四诊合参，符合"心脾两虚"，投之"归脾汤"，睡眠改善，余症减轻，故抓住主要矛盾，次要矛盾也随之解决。治疗过程中，未用一味祛风止痛之药，唯据病因病机，辨证施治，即收奇效。

（许幸仪　整理）

谢某，男，40岁。2016年10月31日初诊。患者因"头痛反复发作1个月余"求治。患者平素性情急躁，常与家人争吵。现患者头部胀痛，以头顶部胀痛为主，午后症状明显，面潮红，颈部僵硬感，口干口苦，黄痰难咯，胃纳可，眠差，二便调。舌红，苔黄腻，脉弦滑，测血压155/80 mmHg。

**西医诊断：**高血压病。

**中医诊断：**头痛。

**证候诊断：**肝阳上亢。

**治　　法：**平肝潜阳。

**处　　方：**

| 决明子30 g | 夏枯草30 g | 益母草30 g | 黄精15 g | 葛根30 g |
| 黄芩15 g | 浙贝母15 g | 胆南星10 g | 地龙10 g | 桔梗10 g |

7剂。每天1剂，加水500 mL，煎取200 mL，分两次服。

2016年11月7日二诊。患者头痛明显好转。舌脉同前。

**处　　方：**

| 决明子30 g | 夏枯草30 g | 益母草30 g | 黄精15 g | 葛根30 g |
| 黄芩15 g | 浙贝母15 g | 胆南星10 g | 地龙10 g | |

7剂。每天1剂，加水500 mL，煎取200 mL，分两次服。

2016年11月17日三诊。患者无头痛，血压正常。

**【按语】**患者平素性情急躁，气郁化火，肝阳失敛而肝火上炎，清阳受扰而头痛，此为标实之证。予决明子、夏枯草以清肝降火，益母草以活血化瘀，黄精以滋肾健脾，葛根升清阳，黄芩以清肝泄热，浙贝母、胆南星以清热化痰，地龙以通络止痛，桔梗以条畅气机载药上行。

（许幸仪　整理）

〔案9〕

陈某某，女，45岁，2016年9月29日初诊。诉反复头痛2个月。现症见：头痛，失眠，早醒，口干，盗汗，进食燥热食物后出现眼屎，白天精神尚可，纳可，二便调。舌红，苔薄白，脉细数。体格检查：无特殊。

**西医诊断：**血管性头痛，睡眠障碍。

**中医诊断：**头痛。

**证候诊断：**阴虚火旺。

**治　　法：**滋阴降火安神。

**处　　方：**

| | | | | |
|---|---|---|---|---|
| 知母10 g | 麦冬15 g | 牛膝10 g | 熟地黄15 g | 山药10 g |
| 天花粉10 g | 女贞子10 g | 旱莲草15 g | 白芍20 g | 川楝子10 g |
| 炙甘草3 g | 石膏30 g（先煎） | | | |

7剂，每天1剂，水煎服。

2016年11月10日复诊。服药后短时间内可入睡，睡眠时间较前稍延长，无头痛。故未继续复诊。5天前头痛复发，口干，眠差，纳可，二便调。舌红，苔薄白，脉细数。

**处　　方：**

| | | | | |
|---|---|---|---|---|
| 知母10 g | 麦冬15 g | 牛膝10 g | 菊花10 g | 炙甘草3 g |
| 熟地黄15 g | 山药10 g | 天花粉10 g | 女贞子10 g | 旱莲草15 g |
| 白芍20 g | 川楝子10 g | 山茱萸10 g | 枸杞子10 g | |
| 石决明30 g（先煎） | | 石膏30 g（先煎） | | |

7剂，每天1剂，水煎服。

建议患者勿食燥热食物。

【按语】该患者有口干、盗汗、眼屎多的阴虚燥热表现，其头痛、失眠也考虑是阴虚火旺所致，故予玉女煎加滋阴降火的药物治疗。服药后症状好转，但由于患者没有坚持服药，不久症状复发。所以建议患者坚持服药一段时间，勿食燥热的食物，以免复发。

黄德弘教授提醒，临证时应注意阴虚的患者是"阴虚火旺"还是"阴虚阳亢"，两者治法既有相同之处，也有区别。

（陈秀慧　整理）

〔案10〕

林某某，女，41岁，2015年2月16日初诊。诉右侧头痛3天。现症见：打喷嚏，流清涕，少许咳嗽，右侧头痛。舌暗淡，苔薄白，脉弦细。有偏头痛10年余。体格检查：神清，查体合作，对答切题，四肢肌力、肌张力正常。

**西医诊断：** 上呼吸道感染。

**中医诊断：** 头痛。

**证候诊断：** 风寒头痛。

**治　　法：** 祛风散寒止痛。

**处　　方：**

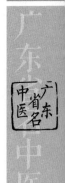

| 川芎15 g | 羌活15 g | 细辛3 g | 白芷15 g | 甘草6 g |
| 防风10 g | 辛夷花10 g（包煎） | | 苍耳子10 g | 陈皮6 g |
| 薄荷6 g（后下） | 荆芥穗15 g（后下） | | | |

3剂，每天1剂，水煎服。

2015年2月20日复诊。诸症消失。效不更方，守上方3剂。

【按语】头痛分外感头痛、内伤头痛，外感风邪则以祛风为法。患者感受风寒之邪出现头痛，投之川芎茶调散。川芎活血行气，祛风止痛；羌活善祛上部风湿，通利关节而止痹痛；防风、细辛、荆芥穗入太阳经，祛风胜湿，且善止头痛；白芷通窍止痛；陈皮理气燥湿；苍耳子、辛夷花祛风通窍；薄荷疏解少阳，祛风止痛；甘草调和诸药。

黄德弘教授认为，中医治疗，辨证是关键。只要辨证准确，按证施药，则药到病除。

（许幸仪　整理）

〔案11〕

郭某某，男，49岁，2018年1月4日就诊，诉反复头痛、头晕2个月。现症见：近2个月头痛，血压控制不稳定，血压最高达155/98 mmHg，时有天旋地转感，无恶心，无呕吐，无耳鸣，无肢体乏力麻木。眠纳可，二便调。舌暗红，苔黄厚腻，脉滑。既往有高血压病史，神经系统检查未见阳性体征。

**西医诊断：**高血压病。

**中医诊断：**眩晕。

**证候诊断：**痰热瘀阻。

**治　　法：**清热化痰通络。

**处　　方：**

| 法半夏15 g | 陈皮10 g | 茯苓20 g | 竹茹10 g | 枳实15 g |
|---|---|---|---|---|
| 大枣15 g | 炙甘草6 g | 夏枯草30 g | 益母草30 g | 决明子30 g |
| 三七片10 g（先煎） | | 川芎15 g | | |

14剂，每天1剂，水煎服。

2018年1月18日复诊。无明显头晕。时有头痛，舌暗红，苔稍黄厚腻，脉滑。效不更方，继续服用上方14剂。

**【按语】**黄德弘教授认为，头痛、眩晕的治疗原则主要是补虚而泻实，调整阴阳。虚证以肾精亏虚、气血衰少居多，精虚者填精生髓，滋补肝肾；气血虚者宜益气养血，调补脾肾。实证则以潜阳、泻火、化痰、逐瘀为主要治法。该方取温胆汤化痰清热，夏枯草、决明子平肝潜阳止眩晕，三七片、益母草、川芎通络止头痛。组方旨在标本兼治。

（翁旭亮　整理）

黄某某，女，71岁，2017年4月24日初诊。诉头痛6年。症见：6年前开始反复出现阵发性头痛，夜间为甚，胀痛，以左侧额部、面颊部为主，触之则痛，口干苦，纳可，二便调。舌暗红，苔白，脉弦。体格检查：无特殊。

**西医诊断：**三叉神经痛。

**中医诊断：**头痛。

**证候诊断：**瘀血头痛。

**治　　法：**活血祛瘀止痛。

**处　　方：**

| 桃仁10 g | 红花10 g | 熟地黄15 g | 川芎15 g | 赤芍15 g |
| 当归10 g | 蒺藜10 g | 蔓荆子10 g | 全蝎5 g | 蜈蚣3条 |
| 夏枯草30 g | 薏苡仁20 g | | | |

4剂，每天1剂，水煎服。

2017年4月27日复诊。服药后头痛缓解，稍有头晕，夜间甚，口干苦，纳可，眠差，二便调。舌暗红，苔黄厚，脉弦。

**处　　方：**

| 桃仁10 g | 红花10 g | 熟地黄15 g | 川芎15 g | 赤芍15 g |
| 当归10 g | 全蝎5 g | 蜈蚣3条 | 夏枯草30 g | 首乌藤30 g |
| 煅龙骨30 g | 煅牡蛎30 g | | | |

**【按语】**黄德弘教授认为，凡慢性病，必"久病入络""久病必瘀"，可以酌情加入活血通络之品，并喜用桃红四物汤活血化瘀。该患者头痛达6年，时间较久，久病必瘀，故以活血为主，治疗用桃红四物汤为基础方，加用蒺藜、蔓荆子清利头目；全蝎、蜈蚣等搜风通络活血，夏枯草、薏苡仁清热除湿。初诊治疗后效果不错。复诊患者舌苔变黄，眠差，提示初诊方子过于温燥，故去掉蒺藜、蔓荆子，加用首乌藤、煅龙骨、煅牡蛎以平肝潜阳安神，进一步改善患者的临床症状。

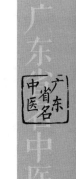

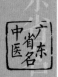

黄德弘教授认为，头面部疼痛患者，舌暗红者多有"瘀血"，故用桃红四物汤为基本方，再根据具体的症状辨证后酌加祛风、清热、祛湿、补气、和中等药物，一般都能取得较好疗效。

（许幸仪　陈秀慧　整理）

# 第五节　不寐治验

　　不寐通常是指患者对睡眠时间和（或）质量不满足并影响日间社会功能的一种主观体验。失眠表现为入睡困难、睡眠维持障碍、早醒、睡眠质量下降和总睡眠时间减少，同时伴有日间功能障碍。中医古代文献对失眠的描述早在《黄帝内经》中就有"目不瞑""不得卧""不得眠"的说法，清代以后的著作多将失眠称为"不寐"。

　　黄德弘教授临床遣方用药师古而不泥古，疗效显著，经验丰富。笔者有幸跟师学习，获益良多，现将黄德弘教授诊治不寐的经验介绍如下。

## 一、不寐的病因病机

　　正常的睡眠依赖于人体的阴平阳秘，脏腑调和，气血充足，心神安定，阳能入阴，睡眠自会良好。黄德弘教授认为，阴虚痰热是导致失眠的重要原因。

### 1. 阴虚

　　《灵枢·寒热病》曰："入脑乃别阴跷、阳跷，阴阳相交，阳入阴出……阳气盛则瞋目，阴气盛则瞑目。"《景岳全书·杂证谟》曰："真阴精血之不足，阴阳不交，而神有不安其室耳。"黄德弘教授认为，现代人熬夜过多，劳倦过度，耗伤肾阴，肾水不能上济心火，心阳独亢，心阴耗损，心火上扰神明，因而不寐。

### 2. 痰热

　　黄德弘教授认为，痰热是导致不寐的重要病机。《景岳全书·卷十八·不寐》引徐东皋语："痰火扰乱，心神不宁，思虑过伤，火炽痰郁而致不眠者多矣。"清代唐容川《血证论·卧寐》认为"盖以心神不安，非痰即火。"饮食不节，暴饮暴食，食肥甘厚味，中焦脾胃运化失常，导致津液输布不利，停而成痰，日久化热，酿生痰热；工作生活社会压力大，致情志失调，气机不畅，气化失司，郁而化火，酿生痰热。

另外，黄德弘教授认为，广东地处岭南，气候多"湿热"。"湿"是指因广东属于沿海地区，常年台风、雨水较多，年降水量较大，平均湿度较高，形成了"湿"的气候。"热"是指广东受海洋气候的影响，日平均气温高于22℃的天数较多且昼夜温差较小。"湿"与"热"的结合，形成了广东"湿热"气候特点。人处于这样的气候中，容易感受时令湿热之邪，而内酿痰热。

由此，痰热互结，痰因热而弥结，热依于痰而难以消散，以致痰热互为依附，故不寐缠绵，经久难愈。

## 二、不寐的治疗

中医对不寐的治疗，可以追溯到《黄帝内经》："补其不足，泻其有余，调其虚实以通其道而去其邪……阴阳已通，其卧立至。"黄德弘教授认为，不寐在辨证治疗中需分虚实，虚者多为阴虚；实者多为痰热。虚证表现为瘦弱、面色无华、神疲懒言、心悸健忘、口干口苦、舌红或瘦、苔少、脉细等。实证表现为心烦易怒、口苦咽干、便秘溲赤、胸闷且痛、痰多、舌红或舌暗、苔黄或黄厚或黄腻、脉弦滑等。其治疗方法如下。

1. 阴虚

对于阴虚性不寐，黄德弘教授多用黄连阿胶汤、天王补心丹等治疗。黄连阿胶汤出自《伤寒论》，由黄连、阿胶、黄芩、白芍、鸡子黄组成，具有育阴清热、滋阴降火之功。黄德弘教授临证时的基本方为：黄连15 g、阿胶（烊化）10 g、黄芩10 g、白芍10 g、鸡子黄2枚。方中黄连苦寒入心，清热泻火，《本草纲目》言其"泻心脏火"；阿胶甘平，补血滋阴，《本草从新》谓之"平补而润……滋肾补阴"，二药合用，而有交融水火，除烦安神之妙，故为方中君药。《本草从新》言黄芩"苦入心，寒胜热，泻火除湿"；同书又言白芍"补血敛阴"，黄芩、白芍并用，助君药滋阴降火，除烦安神，为方中臣药。鸡子黄甘、平，入心、肾、脾经，《本草纲目》载其"补阴血，解热毒"，方中用之，既泻心火之有余，又补肾水之不足，与阿胶、白芍相合，滋补阴血，以复耗灼之阴津，且防黄连、黄芩苦寒伤津之弊，为方中佐药。诸药相伍，上泻手少阴心火，下滋足少阴肾水，使阴复火降，水火既济，心肾相交，共奏滋阴泻火，除烦安神之功。黄连阿胶汤的配伍特点是：苦寒与咸寒并用，滋阴与泻火兼施，泻火而不伤阴，滋阴而不碍邪，为补中寓泻之剂。

2. 痰热

对于痰热性不寐，黄德弘教授多用十味温胆汤治疗。十味温胆汤始载元代医家危亦林的《世医得效方》，后在《证治准绳·类方》中收录。该方减去温胆汤（温胆汤见于宋代陈无择的《三因极一病证方论》，组成：半夏，竹茹，枳实，陈皮，甘草，茯苓）中性寒的竹茹，加酸枣仁、远志、五味子、熟地黄、党参而成。黄德弘教授临证时的基本方为：半夏30 g，茯苓30 g，陈皮10 g，枳实10 g，五味子10 g，熟地黄10 g，酸枣仁15 g，党参15 g，远志10 g，甘草3 g。方中半夏、陈皮、茯苓健脾化痰；五味子、酸枣仁、远志安神定志；党参益气健脾以治生痰之源；熟地黄大补气血，协同酸枣仁以入于肝胆之地；枳实调气行痰，诚如朱丹溪所云"治痰者，不治痰而治气，气顺则一身之津液亦随之而顺"；甘草调和诸药。黄德弘教授运用本方时，半夏、茯苓均重用，一般可用到20~30 g，并以半夏、茯苓为主药，意在渗燥结合，化湿消痰。

除上述两个常用方剂外，黄德弘教授还会根据患者的具体情况行临床辨证、加减配伍。具体如下：脘腹胀痛、嗳腐吞酸、食少者，加神曲、焦山楂、莱菔子、厚朴等；急躁易怒、头胀痛者，加百合、菊花、罗布麻等；胸闷、喜太息者，加柴胡、香附、郁金、合欢皮等；气虚不足者，加黄芪、太子参、大枣等；血虚不寐者，加龙眼肉、夜交藤；便秘者，加柏子仁、麦冬等；阴虚失眠较重者，加生龙骨、生牡蛎、龟甲等；痰热盛者，加橘红、胆南星、海蛤壳、竹茹等；长期顽固性失眠者，加桃仁、红花、琥珀等。

（陈秀慧　整理）

## 三、不寐验案

〔案1〕

高某，男，65岁。2016年11月21日初诊。以"反复失眠2周"为主诉就诊。患者2周前无明显诱因下出现失眠，以入睡困难为主，每晚需1~2个小时才能入睡，入睡后睡眠质量差，易醒，醒后难入睡，白天精神差，口苦，烦躁，头痛，晨起时恶心，咯痰黄稠，纳可，二便调。舌红，苔黄腻，脉弦滑。

**西医诊断：** 失眠。

**中医诊断：** 不寐。

**证候诊断：** 痰热扰心。

**治　　法：** 清热化痰，理气安神。

**处　　方：**

| | | | | |
|---|---|---|---|---|
| 法半夏20 g | 茯苓20 g | 陈皮5 g | 竹茹10 g | 枳实15 g |
| 知母15 g | 川芎15 g | 酸枣仁20 g | 大枣15 g | 合欢皮30 g |
| 远志10 g | 炙甘草6 g | | | |

5剂。每天1剂，加水500 mL，煎取200 mL，分两次服。

2016年11月28日复诊。失眠好转，除入睡稍差外，睡眠质量明显改善，白天精神可，无口苦、烦躁、头痛，纳可，二便调。舌红，苔稍黄，脉滑。

效不更方。予守上方再服3剂。并嘱注意饮食调理，尽量避免热辣刺激食物。

**【按语】** 该患者因素体胆气不足，复由情志不遂，胆失疏泄，气郁生痰，痰浊内扰，胆胃不和所致。胆为邪扰，失其宁谧，则胆怯易醒、心烦不眠。患者的舌脉提示有痰热之象，而且口苦、烦躁、头痛、晨起时恶心、咯痰等表现也提示有痰热存在，故予十味温胆汤加减治疗。方中法半夏、陈皮、茯苓健脾化痰，酸枣仁、合欢皮、远志安神定志，大枣益气健脾，枳实调气行痰，竹茹、知母清热，川芎活血行气，甘草调和诸药。方中法半夏与竹茹相伍，一温一凉，化痰和胃，止呕除烦之功具备；陈皮与枳实相合，亦为一温一凉，而理气化痰之力益增。诸药合用，共奏清热化痰、理气安神之功。因辨证准确，治疗恰当，故药到病除。

黄德弘教授认为，"不寐"病因病机多种多样，临床不能一味滋阴潜阳，疏肝解郁，宁心安神，在岭南地区更要注意会否湿热蕴化。此例为痰热扰心所致，故予清热化痰，痰热除之，且得安卧。

（许幸仪　陈秀慧　整理）

〔**案2**〕

徐某某，女，45岁，2015年5月7日初诊。诉难入睡1年余。症见：头痛，眠差多梦，胸闷，口干，烦躁，纳呆，二便调。舌暗淡，边有齿印，苔薄黄，脉弦细。

**西医诊断：**睡眠障碍。

**中医诊断：**不寐。

**证候诊断：**阴亏血少，心阴不足。

**治　　法：**养血安神。

**处　　方：**

| | | | | |
|---|---|---|---|---|
| 生地黄20 g | 五味子10 g | 柏子仁15 g | 当归10 g | 酸枣仁20 g |
| 远志10 g | 桔梗10 g | 茯苓15 g | 党参20 g | 合欢皮30 g |
| 石菖蒲15 g | 郁金10 g | | | |

3剂，每天1剂，水煎服。

2015年5月11日二诊。无头痛。眠稍改善，难入睡，觉胸部堵塞感，梦多，目涩，纳可，二便调。舌暗淡，边有齿印，苔薄白，脉弦。

**处　　方：**

| | | | | |
|---|---|---|---|---|
| 五味子10 g | 柏子仁15 g | 当归10 g | 酸枣仁20 g | 远志10 g |
| 桔梗10 g | 茯苓15 g | 党参20 g | 生地黄20 g | 合欢皮30 g |
| 石菖蒲15 g | 郁金10 g | | | |

7剂，每天1剂，水煎服。

2015年5月18日三诊。眠改善，觉胸闷，时恶寒，喷嚏，鼻塞，头胀，目涩，纳可，二便调。舌暗淡，边有齿印，苔薄白，脉弦。

**西医诊断：**上呼吸道感染。

**中医诊断：**感冒。

**证候诊断：**少阳不和。

**治　　法：**和解少阳。

**处　　方：**

| | | | |
|---|---|---|---|
| 柴胡25 g | 黄芩10 g | 法半夏10 g | 党参10 g |
| 甘草6 g | 大枣10 g | 防风10 g | 荆芥穗15 g |
| 浙贝母15 g | 辛夷花10 g | 苍耳子10 g | |

3剂，每天1剂，水煎服。

2015年5月22日四诊。眠改善，易惊，怕冷，觉胸闷，头胀，目涩，余症明显改善，纳可，二便调。舌暗淡，边有齿印，苔薄白，脉弦细。

**处　　方：**

| | | | |
|---|---|---|---|
| 柴胡25 g | 黄芩10 g | 法半夏10 g | 党参10 g |
| 甘草6 g | 大枣10 g | 防风15 g | 辛夷花10 g |
| 苍耳子10 g | 郁金10 g | 酸枣仁20 g | 合欢皮30 g |

4剂，每天1剂，水煎服。

2015年5月26日五诊。头痛，眠差，胸闷，烦躁，纳呆，二便调。舌暗淡，边有齿印，苔薄黄，脉弦细。

**证候诊断：**肝气郁结。

**治　　法：**疏肝解郁安神。

**处　　方：**

| | | | |
|---|---|---|---|
| 柴胡25 g | 黄芩10 g | 法半夏10 g | 党参10 g |
| 甘草6 g | 大枣10 g | 郁金10 g | 酸枣仁20 g |
| 合欢皮30 g | 川芎15 g | 知母15 g | 石菖蒲15 g |

7剂，每天1剂，水煎服。

2015年7月6日六诊。诉服药后一个多月来症状基本消失。但近两天又失眠，头痛，纳可，胸闷，口干，二便调。舌淡红，苔薄白，脉弦细。

**证候诊断：**心血不足。

**治　法：** 养血安神。

**处　方：**

五味子10 g　　柏子仁15 g　　丹参10 g　　　当归10 g　　麦冬15 g

酸枣仁30 g　　远志10 g　　　天冬15 g　　　桔梗10 g　　茯苓20 g

党参20 g　　　生地黄20 g　　合欢皮30 g

7剂，每天1剂，水煎服。

【按语】这例不寐案，黄德弘教授主要以天王补心丹加减治疗。黄德弘教授用天王补心丹时会重用生地黄，一是滋肾水以补阴，水盛则能制火，二是入血分以养血，血不燥则津自润，是为主药；麦冬有甘寒滋润以清虚火之效，丹参、当归用作补血、养血之助，以上皆为滋阴、补血而设；方中党参、茯苓益气宁心，酸枣仁、五味子酸以收敛心气而安心神，柏子仁、远志养心安神，合欢皮、石菖蒲、郁金以清泻心热。10剂后患者症状改善，因感冒，"急则治其标"，改予小柴胡汤以和解少阳，辛夷花、苍耳子以祛风散寒，合欢皮、石菖蒲、郁金以清泻心热。感冒后，再予天王补心丹以滋阴养血。阴虚不寐久必肝火盛，而合欢皮味甘苦、性平，归心、肝经，具有解郁安神之功。

天王补心丹为经典安神剂，若有心血不足之阴虚征，投之每每见效。该患者平日较急躁、焦虑，故酌加合欢皮以解郁。治疗期间感冒，予小柴胡汤化裁也有这方面的考虑。

（许幸仪　整理）

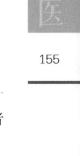

〔**案3**〕

蔡某某；男，60岁，2015年6月29日因"反复失眠3个月"就诊。患者近3个月来反复失眠，曾在本院门诊予黄连阿胶汤化裁治疗后症状有好转，现睡眠较前改善，但时有反复，咽部不适，平素耳鸣，腰酸，二便调。舌淡红，苔薄黄，脉弦。

**西医诊断：** 睡眠障碍。

**中医诊断：** 不寐。

证候诊断：肝肾阴虚。

治　　法：补益肝肾。

处　　方：

生地黄20g　　山茱萸10g　　牛膝15g　　枸杞子20g　　桔梗10g

合欢皮30g　　天花粉20g　　木蝴蝶10g　　山药15g　　菟丝子15g

龟甲15g（先煎）　　　　薄荷6g（后下）　　　　补骨脂10g

7剂，每天1剂，水煎服。

2015年7月6日复诊。近两天觉咽部隐痛，眠可，二便调。舌淡红，苔薄黄，脉弦。

处　　方：

山茱萸10g　　生地黄20g　　牛膝15g　　枸杞子20g　　山药15g

菟丝子15g　　桔梗10g　　天花粉20g　　石斛15g　　麦冬15g

龟甲15g（先煎）　　　　荷叶10g

7剂，每天1剂，水煎服。

【按语】《黄帝内经》曰："年过四十，阴气自半。"随着年纪增长，或热病之后，或房事不节等，均易耗损真阴。该患者年龄为60岁。阴精亏虚，肝肾不足。阴虚无以制约阳气，以致阳气外露，内扰心神，故出现不寐。黄德弘教授方用左归丸治疗，减去偏温的鹿角胶，把偏温的熟地黄换成生地黄，以加强滋阴清热之力。患者咽部不适，考虑也是阴虚内热的症状，故加用薄荷、木蝴蝶、桔梗、石斛等养阴利咽之品。

该患者是老年患者，原辨"心肾不交"予黄连阿胶汤主之，取得一定疗效。但患者平日常有耳鸣、腰膝酸软，故黄德弘教授以加强补益肝肾滋阴为法，辅以安神之品。

（陈秀慧　整理）

〔案4〕

黄某某，女，36岁，2017年4月24日因"眠差2个月余"就诊。患者因工作压力大导致情绪低落，眠差，头痛不适，头部麻木感，记忆力下降，间心悸，口干口苦，纳一般，大便溏、夹杂黏液，小便调。舌淡红，苔薄白，脉弦滑弱。

**西医诊断：**睡眠障碍。

**中医诊断：**不寐。

**证候诊断：**心脾两虚。

**治　　法：**健脾养心安神。

**处　　方：**

| | | | |
|---|---|---|---|
| 远志10 g | 龙眼肉5 g | 木香10 g（后下） | 党参20 g |
| 茯苓20 g | 黄芪30 g | 当归10 g | 炙甘草6 g |
| 白术30 g | 酸枣仁20 g | 荷叶15 g | 合欢皮30 g |

4剂，每天1剂，水煎服。

2017年4月27日复诊。能入睡，易早醒，头痛不适，头部麻木感，记忆力下降，间心悸，口干，无口苦，无心悸胸闷，纳一般，易便溏，夹杂黏液，小便调。舌淡红，苔薄白，脉弦滑弱。

**中医诊断：**不寐。

**证候诊断：**心血亏虚。

**治　　法：**养心安神。

**处　　方：**

| | | | | |
|---|---|---|---|---|
| 五味子10 g | 柏子仁15 g | 丹参15 g | 当归10 g | 麦冬20 g |
| 酸枣仁20 g | 远志10 g | 桔梗10 g | 茯苓20 g | 党参20 g |
| 生地黄20 g | 白术15 g | 白扁豆10 g | 首乌藤30 g | |

7剂，每天1剂，水煎服。

【按语】黄德弘教授认为患者因工作压力大而失眠，结合症状与舌脉考虑患者工作劳累致忧思伤脾，心脾两虚，故予归脾汤治疗。因辨证得当，复诊患者的睡眠已好转，口苦症状改善，口干症状明显，改予天王补心丹治疗，以改善其阴虚不寐的临床症状，并予白术、白扁豆以祛湿健脾，进一步巩固疗效。

"不寐"临床辨证时必先分清"虚实"，其临床常见证型有肝火扰心、

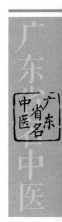

痰热扰心、心血不足、心脾两虚、心肾不交、心胆气虚。不寐的整个病程中可出现不同证型，故选方也应不同。天王补心丹以养阴补血为主，归脾汤以健脾补血养心安神为主，虽然都是补血安神为主，两个方子的侧重点各有不同，天王补心丹偏养阴，归脾汤偏补血。黄德弘教授经常运用这两个方剂治疗不寐，只要辨证准确，效果都很不错。

（陈秀慧　整理）

〔案5〕

阮某某，男，41岁，2017年4月27日因"反复失眠20余年，加重1周"就诊。患者难以入睡，多汗，时有口苦，无口干，无胸闷心悸，纳可，二便调。舌淡红，边有齿印，苔薄白，脉弦。

**西医诊断：**睡眠障碍。

**中医诊断：**不寐。

**证候诊断：**肝郁脾虚。

**治　　法：**调和肝脾，疏肝解郁。

**处　　方：**

| | | | | |
|---|---|---|---|---|
| 柴胡15g | 川芎15g | 香附10g | 枳壳15g | 白芍15g |
| 陈皮5g | 炙甘草6g | 白术15g | 远志10g | 酸枣仁20g |
| 柏子仁15g | 合欢皮30g | 茯苓20g | | |

10剂，每天1剂，水煎服。

2017年5月8日复诊。眠差改善，多汗减少，少许口干口苦，无胸闷心悸，纳可，二便调。舌淡红，边有齿印，苔薄白，脉弦。

**处　　方：**效不更方。继续予原方10剂，每天1剂，水煎服。

【按语】《类证治裁·不寐》言："阳气自动而之静，则寐；阴气自静而之动，则寤；不寐者，病在阳不交阴也。"失眠症最早见于《灵枢》，称为"目不瞑"，并提出了具体的治疗原则："补其不足，泻其有余，调其虚实。"而"和法"是《伤寒论》一个很重要的治疗方法。其症状中往往伴有胸满烦惊及烦躁的症状，此时就需要调和枢机，此类患者可以辨证使用柴胡汤类方。柴胡功善疏肝解郁，香附理气疏肝，川芎活血行气，陈皮、枳壳理气行滞，白芍、炙甘草养血柔肝，茯苓、白术健脾燥湿安神，酸枣仁、柏子仁养血安神，合欢皮宁心解郁。

黄德弘教授认为，临床上常见某些医生对"不寐"证一概予"宁心安神"或胡乱"补肾"，此为重"病"轻"证"之表现，有舍本求末之嫌，临证时定要四诊合参，准确施治。

（许幸仪　整理）

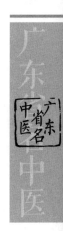

〔**案6**〕

黄某某，女，34岁，2017年7月6日因"梦多10年余"初诊。诉近10余年来反复多梦，可入睡，睡后易做梦，醒后疲倦乏力，眼睛干涩，无头晕头痛，时有心烦，怕冷，无胸闷，口干，纳可，二便调。舌淡红，边有齿印，舌尖有瘀点，苔薄白，脉细滑。

**西医诊断：** 睡眠障碍。

**中医诊断：** 不寐。

**证候诊断：** 肝肾不足。

**治　　法：** 补益肝肾。

**处　　方：**

| 熟地黄15 g | 山茱萸10 g | 山药15 g | 牡丹皮15 g | 泽泻15 g |
| 茯苓15 g | 枸杞子20 g | 菊花15 g | 龙骨30 g（先煎） | |
| 牡蛎30 g（先煎） | | 远志10 g | 首乌藤30 g | |

7剂，每天1剂，水煎服。

2017年7月13日复诊。梦减少，可入睡，睡后易做梦，疲倦减轻，无头晕头痛，无胸闷，口干，纳可，二便调。舌淡红，边有齿印，舌尖有瘀点，苔薄白，脉细滑。

**处　　方：**

| 熟地黄15 g | 山茱萸10 g | 山药15 g | 牡丹皮15 g | 泽泻15 g |
| 茯苓15 g | 枸杞子20 g | 菊花15 g | 龙骨30 g（先煎） | |

牡蛎30 g（先煎）　　　　　远志10 g　　　首乌藤30 g　　桂枝15 g

7剂，每天1剂，水煎服。

**【按语】** 黄德弘教授认为，该患者长期多梦，睡后易做梦，醒后疲倦乏力，眼睛干涩，这是肝肾亏虚的表现，故运用六味地黄丸为基础方给予治疗。方中重用熟地黄，滋阴补肾，填精益髓，为君药。山茱萸补养肝肾，并能涩精；山药补益脾阴，亦能固精，共为臣药。三药相配，滋养肝脾肾，称为"三补"。配伍泽泻利湿泄浊，并防熟地黄之滋腻恋邪；牡丹皮清泻相火，并制山茱萸之温涩；茯苓淡渗脾湿，并助山药之健运。三药为"三泻"。六味合用，三补三泻，其中补药用量重于"泻药"，是以补为主；肝、脾、肾三阴并补，以补肾阴为主。配伍枸杞子、菊花清虚热，此为以杞菊地黄丸做方底以补肝肾清热。另加用龙骨、牡蛎平肝潜阳，远志、首乌藤安神助眠，桂枝温阳。阴阳调和而症状得以改善。

（陈秀慧　整理）

〔案7〕

何某某，女，66岁，2017年12月26日因"眠差伴胸闷1个月"就诊。患者难以入睡，胸闷，双胁胀闷，活动及分散注意力后可缓解，紧张时加重，纳差，嗳气。舌淡，苔薄白，脉弦细。

**西医诊断：** 失眠。

**中医诊断：** 不寐。

**证候诊断：** 肝气犯胃。

**治　法：** 疏肝理气，和胃安神。

**处　方：**

柴胡10 g　　　白芍10 g　　　白术10 g　　　茯苓15 g　　　当归10 g

薄荷6 g（后下）　　　　　生姜10 g　　　大枣15 g　　　炙甘草6 g

瓜蒌皮15 g　　郁金10 g　　　枳实10 g

5剂，每天1剂，水煎服。

2018年1月2日二诊。睡眠差，夜间难以入睡，胸闷稍减轻，活动及分散注意力可缓解，紧张时加重，无胸痛，自觉手背、脚背冰凉。舌淡，苔薄白，脉弦细。

**处　方：**

柴胡10 g　　　白芍10 g　　　白术10 g　　　茯苓15 g　　　当归10 g

薄荷6 g（后下）　　　　　生姜10 g　　　大枣15 g　　　炙甘草6 g

郁金10 g　　　首乌藤30 g　　　远志10 g

7剂，每天1剂，水煎服。

2018年1月9日三诊。眠改善，情绪波动时可出现胸闷，活动及分散注意力可缓解，自觉手背、脚背冰凉。舌淡，少苔，脉弦细。考虑该患者病程较久，心阴亏耗，改服天王补心丹。

**【按语】**本例患者为肝气犯胃型不寐。患者平素情绪紧张，情志郁怒，肝失疏泄条达，肝气郁结，郁则气滞，气血转枢不利，内扰神志，魂不安藏，又木旺乘土，脾虚运化失健，水谷精微无以化生气血，神失所养致不寐。肝郁失于疏泄，故见胸闷、胸胁胀闷；木旺乘土，故见纳差、嗳气；舌脉象均为肝气犯胃之象。方中柴胡、郁金疏肝解郁行气；外加薄荷辛散疏肝解郁；肝脏体阴而用阳，故用当归、白芍滋阴养血，顾护肝体，可祛邪而不伤正；白术健脾益气；茯苓健脾宁神；生姜、大枣顾护脾胃；瓜蒌皮、枳实宽胸理气。炙甘草调和诸药。二诊时患者胸闷症状稍减轻，仍眠差，故去瓜蒌皮、枳实，加首乌藤养血安神，远志舒心气，畅心神，定心志。三诊时由于患者病程较久，结合舌脉，考虑心阴亏耗，予天王补心丹补益心阴、养心安神。

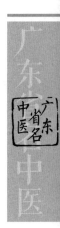

（梁颖愉　整理）

# 第六节　痫证治验

痫证是以发作性神识恍惚，或突然昏仆、口吐涎沫、两目上视、四肢抽搐，或口中如有猪羊叫声等为临床特征的神志异常疾病，又称癫痫、癫疾，俗称羊癫风、羊痫风。痫证病情有轻有重，轻者发作持续时间短，发作间歇长，发作程度轻，仅见目直神呆，但无抽搐、昏仆等；重者发作持续时间长，间歇时间短，发作程度重，症见卒然昏仆，抽搐涎涌等。痫证发作前可伴有眩晕、胸闷等先兆；移时苏醒，醒后如常人，醒后一段时间内常伴有疲乏无力、反应迟钝等症状。

黄德弘教授临证多年，精研中医经典医籍，勤求古训，博采众方，吸收古今医家治疗痫证的经验，结合自己的临床体会，对于痫证的诊治有独特的心得体会，验之于临床，取得良好的疗效。

## 一、痫证的病因病机

痫证多由七情失调、受到惊恐，或饮食失调、六淫所伤等引起，并与先天因素关系较密切。黄德弘教授根据癫痫发病时喉中痰鸣、口吐涎沫、四肢抽搐的症状，结合长期的临床经验总结，认为痫证的发病与痰的关系最为密切，其病位在脑，脏腑责之肝、脾、肾。正如朱丹溪在《丹溪心法·痫》中的观点，认为本病为"无非痰涎壅塞，迷闭孔窍"。张景岳言"多由痰气，凡气有所逆，痰有所滞，皆能壅闭经络，格塞心窍"。所以痰是造成痫证的中心环节。

而造成痰痫的原因，黄德弘教授认为有以下几个方面：

（1）脾胃损伤。饮食不节，嗜食甘甜厚味，煎烤油炙之品，极易损伤脾胃，导致脾胃失调，运化失常，水液失布，是产生痰的主要根源。所以痫由痰致，痰自脾生，脾虚痰伏，是其主要病理基础。

（2）火邪化痰。阴虚内热可化火，五志过极可化火，肝风可化火，火邪可灼伤津液，炼液为痰。

（3）食积化痰。长期饮食高蛋白、高脂肪的食物，食谷难化，停于中焦，积久生热，热灼津液，炼液为痰，痰阻清阳而致痫。

（4）因虚生痰。先天不足，或肾气亏虚，致水道不畅，水液积聚，壅塞成痰。

由于痰浊内阻，气机逆乱，涉肝动风，则抽搐不已，上扰清阳，闭塞清窍，精明之府失于神明，阴阳气血一时不得顺接，故出现突然昏倒，口吐涎沫，片刻即醒。正因痰浊聚散，阻塞经络，清窍无常，故而病状时作时止，病势时轻时重。《医学纲目》云："痫者，痰邪上逆也……痰邪上逆，则头中气乱，头中气乱，则脉道闭塞，孔窍不通。"《医宗金鉴幼科心法要诀》亦云："痰痫平素自多痰，发时痰壅在喉间，气促昏倒吐痰沫。"

## 二、痫证的治疗

按常规痫证的治疗，一般把痫证分成4个证型。

（1）肝风痰浊型。症见突然昏仆，抽搐流涎，或喉中声响，苔白腻，脉弦滑。治宜涤痰息风，方用定痫丸。

（2）肝火痰热型。症见突然昏仆，抽搐流涎，平素急躁易怒，心烦口苦，舌苔黄腻，脉弦滑数。治宜清肝化痰，方用龙胆泻肝汤合涤痰汤加减。

（3）肝肾阴虚型。痫证反复发作，日久不愈，伴有腰酸耳鸣，头晕目眩，舌红苔少，脉细数。治宜滋补肝肾，方用六味地黄丸加二陈汤加减。

（4）脾胃虚弱型。痫证日久，神疲气短，纳少便溏，伴有胸闷呕恶，舌淡脉濡。治宜健脾和胃，方用六君子汤加味。

在长期的临床实践中，黄德弘教授总结出了一个痫证的治疗方法，随证灵活加减应用，可以兼顾上面4个证型。其药物基本组成为：全蝎10 g，天麻10 g，僵蚕10 g，石菖蒲10 g，远志8 g，胆南星10 g，礞石15 g（先煎），茯苓20 g，法半夏10 g，枳壳10 g，陈皮10 g，炙甘草3 g。

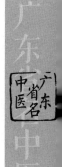

方中全蝎，性善走窜，截风定搐，作用强烈，为息风止痉之要药；僵蚕，既能息风解痉，又有较强的化痰散结作用，协同全蝎以通达经络，上行巅顶，下贯肢节；天麻息风定痉；石菖蒲、远志，既能化痰浊，又能开心窍，而安心神；胆南星、礞石，豁痰清热，息风定惊；茯苓、法半夏，燥湿、健脾化痰，以断生痰之源；枳壳、陈皮行气、行痰、消积，以期达到治痰先治气、气顺痰自清、痰消风自灭的功效；甘草补脾和胃、调和诸药。

根据患者的临床表现和证型，应随证加减，具体如下：

发作频繁而抽搐者，加蜈蚣、地龙，以祛风镇惊化痰散结；失眠多梦易惊者，加龙骨、牡蛎、夜交藤以重镇安神；有外伤史者，加桃仁、红花，以活血化瘀；头晕头痛者，加钩藤、石决明、磁石以平肝息风；身体虚弱，久病不愈，正气亏损者，加太子参、黄芪、当归以扶正气；热盛或烦躁易怒者，加炒栀子、黄芩以清热利湿；心神不宁者，加琥珀粉、朱砂以安心神；痰多者，加竹茹、天竺黄以化痰；腰膝酸软者，加杜仲、巴戟天、黄精以补益肝肾；纳差食少者，加神曲、山楂以消食。

## 三、痫证的日常调护

在临床中，黄德弘教授认为，"三分病七分养"，痫证患者除坚持药物治疗外，日常的调护也非常重要。黄德弘教授认为若日常调护得当，可起到事半功倍的效果。其经常向患者传授痫证的调护方法。

1. 保证充足的睡眠

充足的睡眠是康复的先决条件，睡眠不足可诱发或加重痫证发作。过度劳累使脾肾功能受损，气机逆乱，痰浊内生，容易诱发癫痫发生。在日常护理过程中，痫证患者应保证睡眠时间充足，如果有时间的话最好午睡。

2. 多与人接触

痫证患者由于癫痫的发作，容易产生自卑的心理。黄德弘教授指出，痫证患者的监护人应多鼓励患者到公共场所与同龄人、与社会接触。其实在药物良好的控制下，让患者多参加社交活动，可使患者心情舒畅，精神愉快，有利于疾病的治疗和恢复。

**3. 不可大量喝水**

痫证患者要少喝水。因为近年的研究认为，癫痫发作是从脑中心，即间脑部位开始的，刺激间脑即可引起癫痫的发作，而间脑是人体水和液体调节中枢，大量的液体进入人体内，会加重间脑的负担，从而引起癫痫的发作。

**4. 不可进食过多**

大吃大喝，容易导致消化不良，继而引起脾胃受损，水谷运化失常，痰浊内生，导致痫证发作。

**5. 不喝碳酸饮料**

黄德弘教授提醒痫证患者，喝碳酸饮料要有度，为了健康更应该远离碳酸饮料。因为碳酸饮料会影响神经系统的冲动传导，造成神经系统运行的异常，不利于癫痫患者病情的稳定和恢复。

**6. 不吃容易导致痰湿的食物**

痫证患者平素生活中应尽量避免进食容易引致痰湿生成的油腻、酸涩、肥甘厚味的食物。同时忌暴饮暴食和进食速度过快，酒类也不宜多饮，切勿过饱，限制食盐的摄入。

**7. 多吃具有健脾利湿、化痰祛痰的食物**

宜吃蔬菜、水果，尤其是一些具有健脾利湿、化痰祛痰作用的食物。

**8. 适度进行户外活动**

平时多进行户外活动，多晒点太阳，坚持运动，但要适量，不能太疲劳。

## 四、预后

痫证患者一旦明确诊断，应及早前往正规医院进行规范的治疗，并注意日常的调护，其病情是完全可以在短时间内得以控制的，再坚持治疗一段时间是有可能治愈的。

（陈秀慧　整理）

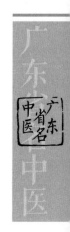

## 五、痫证验案

胡某，女性，51岁。2017年9月14日初诊。因"反复发作四肢抽搐10余年"来诊。患者有癫痫10多年，一直服用西药治疗，病情趋于稳定，但仍时有发作，不欲西药加量治疗，寻求中医治疗而就诊。接诊时诉2周前曾癫痫发作一次，目前无明显不适。晨起有少量黄痰，平素急躁易怒，心烦口苦。舌红，苔黄腻，脉弦滑数。

**西医诊断：** 癫痫。

**中医诊断：** 痫证。

**证候诊断：** 肝火痰热。

**治　　法：** 息风豁痰清热。

**处　方：**

| | | | | |
|---|---|---|---|---|
| 全蝎10 g | 天麻10 g | 僵蚕10 g | 石菖蒲10 g | 远志8 g |
| 胆南星10 g | 礞石15 g（先煎） | | 茯苓20 g | 法半夏10 g |
| 枳壳10 g | 陈皮10 g | 黄芩10 g | 栀子10 g | 炙甘草3 g |

7剂。每天1剂，加水500 mL，煎取200 mL，分两次服。

2017年9月21日二诊。服药后无发作肢体抽搐，晨痰色白，痰量较前减少，急躁易怒减少，无心烦口苦。舌红，苔黄，脉弦滑。

**处　　方：**

| | | | | |
|---|---|---|---|---|
| 全蝎10 g | 天麻10 g | 僵蚕10 g | 石菖蒲10 g | 远志8 g |
| 胆南星10 g | 礞石15 g（先煎） | | 茯苓20 g | 法半夏10 g |
| 枳壳10 g | 陈皮10 g | 黄芩10 g | 钩藤10 g（后下） | |
| 炙甘草3 g | | | | |

14剂。每天1剂，加水500 mL，煎取200 mL，分两次服。

2017年10月12日三诊。初诊后至今未再发作肢体抽搐，偶有晨痰，色白量少，无急躁易怒，无心烦口苦。舌红，苔薄白，脉弦。

**处　　方：**

| | | | | |
|---|---|---|---|---|
| 全蝎10 g | 天麻10 g | 僵蚕10 g | 石菖蒲10 g | 远志8 g |

| | | | |
|---|---|---|---|
| 胆南星10 g | 茯苓20 g | 法半夏10 g | 礞石15 g（先煎） |
| 枳壳10 g | 陈皮10 g | 黄芩10 g | 钩藤10 g（后下） |
| 白术15 g | 炙甘草3 g | | |

嘱继续坚持日常调护，痰多时每天服用中药，痰少时每周服中药2～3次。

【按语】根据该患者的临床表现、舌脉等情况分析，其证型应为肝火痰热型。黄德弘教授处方以其经验方为基本方，并加用了增强清内热化湿浊的黄芩、钩藤、栀子等药，使患者病情得以缓解。患者最后一次复诊时，加用白术以健脾，以使脾胃健旺，而无生痰之源。

（陈秀慧　整理）

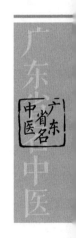

# 第七节　郁病治验

郁病是由于情志不舒、气机郁滞所致，以心情抑郁、情绪不宁、胸胁满闷，或易怒易哭，或咽中如有异物梗塞等为主要临床表现的一类病症。根据郁病的临床表现及其以情志内伤为致病原因的特点，主要见于西医学的抑郁症、焦虑症、神经衰弱、癔病，以及围绝经期综合征等。

郁病有广义和狭义之分，广义的郁病指由于外感六淫、内伤七情所引起的郁结。而狭义的郁病，主要指由于情志不舒所引起的郁结。《金匮要略》中最早记载了属于郁病的脏躁及梅核气两种证候。元代朱丹溪将郁病分为六郁，即气、血、痰、湿、食、火六郁，并认为气郁常是诸郁的先导。若气郁日久，影响及血，则血行不畅，而致血郁；气郁化火，又可形成火郁；气滞不行，津液凝聚成痰，则可致痰郁；脾运不健，或肝气郁结，木郁土壅，则水湿停聚而成湿郁，或食积不消而成食郁。南宋陈无择在《三因极一病证方论》则阐述了"郁不离乎七情"的观点。清代《张氏医通·卷三》言"郁证多缘于志虑不伸，而气先受病"。

中医郁病在现代西医精神病学中，多见为抑郁症、焦虑症等。现代医学中的抑郁症又称抑郁障碍，是一种常见的心境障碍，是以显著而持久的心境低落、思维迟缓、认知功能损害、意志活动减退的临床特点为主。若上述症状持续半年以上没有缓解，就可以拟诊抑郁症，否则就可能只是抑郁情绪。而焦虑情绪是指一种内心的紧张不安，是预感到似乎将要发生某种不利情况而又难于应付的不愉快情绪。抑郁症的特点是情绪低落，而焦虑症的特点是紧张、恐慌。

黄德弘教授认为，中医把抑郁症、焦虑症均归属于郁病，但从证候学的角度分析，两者有一定区别。中医有"阴静阳躁"之说，根据临床表现特点，可以把抑郁症归属为阴证，临床表现为抑郁、静默、内向；把焦虑症当作阳证，其临床表现为焦虑、兴奋、烦躁。因此对于抑郁症和焦虑症，中医的理解是，一个偏阴证，一个偏阳证。凡情志方面表现为烦躁、亢奋、发狂者属阳证；凡情绪低落、抑郁、沉默寡言者属于阴证。抑郁症的特点是：情绪低落、思维迟钝、行为减少，当属阴证；焦虑症的特点是：焦虑紧张、情绪不安和自主神经功能亢进，当属阳证。若从病机分析，阴不交于阳则阳亢，阳气亢则焦虑；阳不交于阴则阴凝，气机凝滞则抑郁。

## 一、郁病的病因病机

中医认为郁病发生的病因，多由情志所伤或体质因素所致。情志内伤，如谋虑不遂、郁怒不解、忧思气结、精神紧张或悲愁恐惧等导致五志过极、七情内伤，致肝气郁结，肝失条达，使五脏气机不和，则导致郁病发生。体质因素，如素体虚弱、性格内向或肝气郁结的体质，则易阴阳气血失调，若性情郁郁寡欢者，复加情志所伤，肝郁抑脾，脾运失健，生化乏源，日久则气血不足，心脾失养，或郁久暗耗阴血，阴虚火旺，心病及肾，而致心肾阴虚，导致郁病发生。因此郁病的病因，主要是肝、脾、心三脏受累，以及气血失调。郁病的主要病机是肝气郁结，脾失健运，心失所养，脏腑气血阴阳失调，基本病机为气机郁滞。郁病的病位主要在肝，但与心、脾、肾关系密切。广义的郁病亦然，所谓六郁的形成，乃七情所伤，情志不遂，导致肝气郁结而为病。肝气郁结日久，可形成血郁，也可形成火郁，或者形成痰郁；肝气横逆犯脾，脾失健运，则形成食郁；脾虚不能运化水湿，水湿内停，则形成湿郁；湿聚成痰，而成痰郁；此六郁互为因果，又相互兼夹。若未及时治疗，病程较长，脾伤食少，气血生化乏源，气血不足而成心脾两虚。郁火耗伤阴血，导致肝阴不足；情志过极，损伤心神，心阴耗伤，以致心神失守，甚至可影响其他脏腑。正如《类证治裁·郁证》中云："七情内起之郁，始而伤气，继必及血，终乃成劳。"

黄德弘教授认为，气机郁滞是郁病的早期病机，气以动为常，升降出入为其机，气机运行有赖于肝之疏泄，肺之宣肃，脾胃之升降，肾之摄纳，心

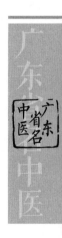

之交融。五脏气机的运动也会相互影响，互为因果。如肝气犯胃，导致胃失和降，则有脘腹饱胀，喜嗳气、反酸；肝气上逆又可影响肺气肃降，而见胸胁胀满等；气滞心胸，则胸闷胀满；情志不遂，心肾不交，则有心烦不寐，心悸不安，或兼有头晕、耳鸣等症。此阶段宜采用疏理气机、行气解郁之品，但不宜长久运用，以免耗津伤液，以变他病。郁病病程中，常见气机郁滞，日久化火生热。此外，气机郁滞日久尚可致津液运行障碍，以致痰浊内生，痰气交结，则有咽如炙脔，咯之不出，咽之不下。针对气郁化火、痰结之候，在清热泻火、化痰散结的同时，应适当佐以养阴生津之品，以顾护阴液。此外，黄德弘教授还认为，郁病久病则多见阴虚血亏，火热之邪耗伤津液，加之治疗郁病病程中多有运用芳香理气、燥烈之品，郁病病程后期多兼杂阴虚血亏之候。阴虚血亏之病患，治其本虚为当务之急，忌用理气解郁等芳香燥烈之品。

## 二、郁病的治疗

**1. 治疗郁病重在调气，当先疏肝**

肝为木脏，性喜条达而恶抑遏。肝主疏泄，具有疏调全身之气机，调节情志的功能。郁病的发病早期以气机郁滞为主，肝脏对全身气机的运行具有协调作用，是全身气机通畅的关键所在，因此郁病治疗重在调气，必先疏肝。治疗应遵"木郁达之"之原则，予疏肝理气解郁之法。可选用逍遥散，以柴胡疏肝散之类经方化裁。常用药如香附、郁金等，香附为调气之圣药，郁金乃解郁之佳品。

**2. 治疗郁病亦注重治心**

《素问·灵兰秘典论》曰："心者，君主之官也，神明出焉。"心神失养，则易发郁病，临床以心情郁闷、心境低落为主要表现，常兼有心烦意乱、默默不语、不寐、心神不宁等症状。治疗上应以清心宁神或养心安神为主，方选甘麦大枣汤主之，可予酸枣仁、柏子仁、远志、茯神、夜交藤化裁之。《灵枢·本神》言："所以任物者谓之心，心有所忆谓之意，意之所存谓之志，因志而存变谓之思，因思而远慕谓之虑，因虑而处物谓之智。"人的意、志、思、虑等都来源于心，俗语有"心病还需心药医"之说。黄德弘教授认为，对于此类患者，除了药物治疗，理应重视思想疏导，精神安慰，及时进行心理疏导，使患者能够摒弃长期被积压的负重，重振精神，则郁结自开，再结合辨证施治，往往可收事半功倍之效。

### 3. 从脾论治郁病

《素问·阴阳应象大论》云："思伤脾，怒胜思。"《素问·举痛论》说："思则心有所存，神有所归，正气留而不行，故气结矣。"说明忧思多虑易伤及脾脏，导致气机郁结。脾居中焦，肝之疏泄及肺之宣肃，均有赖于中焦气机之疏利，脾虚则气机不利，易出现脾虚气滞之证，尚可累及肝、肺之气机。治疗上当以健脾理气为法，脾健则气运，郁滞之证自解。方选补中益气汤化裁，加枳壳、川芎行气活血，补气而不滞气，再加郁金、合欢皮以增强解郁之效。

### 4. 从肾论治郁病

《灵枢·本神》亦云："肾藏精，精舍志。"肾藏精，精气同源，肾精亏虚则肾气虚，气虚则无力行血，易致血郁。《素问·宣明五气》中云："精气并于肾则恐。"《素问·举痛论》云："恐则气下……惊则气乱。"从肾论郁病的病机，主要有肾气虚、肾气逆两个方面。肾气虚表现为情绪不宁，善惊易恐，夜寐不安，形瘦神疲。肾气虚急者当以补肾益气之法，方选六味地黄丸化裁；若气逆上冲者宜用降敛冲气之法。

（梁颖愉　整理）

## 三、郁病验案

〔案1〕

舒某，男，62岁。2018年1月25日初诊。因"睡眠困难10年"来诊。患者因生活工作因素导致睡眠困难，逐渐加重，表现为入睡困难，易醒，多梦，睡眠表浅，每天的睡眠时间为2～3小时，对生活缺乏兴趣，白天精神差，记忆力差，时有头晕，天旋地转，眼花，心慌心悸，胸闷，自觉难以控制身体，畏寒畏风，纳呆，大便调，夜尿多。舌淡红，苔白腻，脉弦滑。

**西医诊断：** 抑郁症。

**中医诊断：**郁病。

**证候诊断：**肝气郁结。

治　　法：疏肝行气，解郁安神。

处　　方：

柴胡25 g　　　法半夏10 g　　黄芩10 g　　　大枣10 g　　　　党参10 g

炙甘草6 g　　　栀子10 g　　　牡丹皮15 g　　龙骨30 g（先煎）

牡蛎30 g（先煎）　　　　　百合20 g　　　合欢皮30 g

远志10 g　　　柏子仁15 g

4剂。每天1剂，加水500 mL，煎取200 mL，分两次服。

2018年1月29日二诊。患者服用上方后，入睡困难、头晕及眼花改善。但易醒，多梦，眠浅，时有心慌心悸，胸闷，畏寒畏风，纳呆，夜尿频。舌淡红，苔白腻，脉弦滑。

**证候诊断：**肝气郁结。

治　　法：疏肝行气，解郁安神。

处　　方：

柴胡25 g　　　法半夏10 g　　黄芩10 g　　　大枣10 g　　　　党参10 g

炙甘草6 g　　　栀子10 g　　　牡丹皮15 g　　龙骨30 g（先煎）

牡蛎30 g（先煎）　　　　　百合20 g　　　合欢皮30 g

远志10 g　　　柏子仁15 g　　五味子10 g　　生地黄20 g

7剂。每天1剂，加水500 mL，煎取200 mL，分两次服。

2018年2月8日三诊。患者服用上方后，睡眠改善，仍多梦，眠浅，间少许头晕，心慌心悸，胸闷，畏寒畏风减少，纳呆较甚，大便调，夜尿频。舌淡红，苔白，脉细。

**证候诊断：**心脾两虚。

治　　法：健脾养心，补血安神。

处　　方：

远志10 g　　　龙眼肉10 g　　木香10 g（后下）　　党参20 g

茯苓20 g　　　黄芪30 g　　　当归10 g　　　　炙甘草6 g

| 白术15 g | 酸枣仁20 g | 柏子仁15 g | 柴胡15 g |
|---|---|---|---|
| 白芍15 g | 合欢皮30 g | 百合20 g | |

7剂。每天1剂，加水500 mL，煎取200 mL，分两次服。

**【按语】** 患者因生活及工作紧张，长期情志不遂，肝气不舒，气机郁滞为其发病之主要因素；肝气郁结，上犯肺金，以致肺失肃降，故有胸闷不舒。木郁土壅，胃失和降，则胃脘痞满、纳呆；肝郁久而化热，扰乱心神，则眠浅、多梦、心慌心悸；患者夜尿频、畏寒，一派肾阳不足之象，须引心火下行，心火和肾水互相升降，水火相济。究其根本，中医之郁病大多与肝经郁遏，气机失于疏调有关，且病久气郁又易化热，故在疏调气机的同时，辅助清泄肝经郁遏之"火""热"。

对于肝郁的患者，黄德弘教授喜用小柴胡汤加味治疗。小柴胡汤本是和解剂，具有和解少阳之功效。方中的党参有健脾益气的功效，法半夏和胃降逆，柴胡可疏肝，黄芩清胆热，生姜、大枣和胃气、生津，炙甘草扶助正气。黄德弘教授认为小柴胡汤也具有疏肝健脾的功效。对于这个患者，黄教授在小柴胡汤基础上加用栀子清热除烦，牡丹皮清热凉血，百合清心安神，龙骨与牡蛎合用以重镇潜阳、镇静安神，远志安神益智，柏子仁养心安神。二诊时，患者睡眠改善，但仍眠浅、多梦、夜尿频，乃肾精亏虚，阴精不能上承，心火偏亢，心肾不交之象，故在原方基础上，加生地黄滋养肾阴，五味子养阴固精。三诊时，患者伴有少许头晕，心慌心悸，胸闷，纳呆较甚，考虑病程较久，气血亏虚，心脾失养，故改用归脾汤加减，以起健脾养心、补血安神之功。

（梁颖愉 整理）

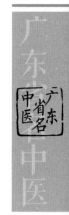

〔**案2**〕

苏某，男，57岁，2016年9月12日因"反复胸闷2年余"就诊。症见：反复胸闷2年多，每于心情不好及劳累时发作，嗳气或休息可缓解。自觉头晕，眠纳可，二便调。舌暗红，苔薄黄，脉弦。

**西医诊断：** 自主神经功能紊乱。

**中医诊断：**郁病。

**证候诊断：**肝气郁结。

**治　　法：**疏肝理气。

**处　　方：**

| | | | | |
|---|---|---|---|---|
| 柴胡15 g | 川芎15 g | 香附10 g | 陈皮5 g | 枳壳15 g |
| 炙甘草6 g | 白芍15 g | 郁金10 g | 石菖蒲15 g | 延胡索10 g |
| 丹参20 g | 桔梗10 g | | | |

7剂，每天1剂，水煎服。

2016年9月19日二诊。服药后基本无胸闷，头晕明显改善，无嗳气。眠纳可，二便调。舌暗红，苔薄黄，脉弦。

**处　　方：**

| | | | | |
|---|---|---|---|---|
| 柴胡15 g | 川芎15 g | 香附10 g | 陈皮5 g | 枳壳15 g |
| 炙甘草6 g | 白芍15 g | 郁金10 g | 石菖蒲15 g | 延胡索10 g |
| 丹参20 g | 桔梗10 g | 薏苡仁20 g | | |

7剂，每天1剂，水煎服。

2016年10月16日三诊。现紧张时仍有少许胸闷，无头晕，无口干口苦。眠纳可，二便调。舌暗红，苔薄黄，脉弦。

**处　　方：**

| | | | | |
|---|---|---|---|---|
| 柴胡15 g | 川芎15 g | 香附10 g | 陈皮5 g | 枳壳15 g |
| 炙甘草6 g | 白芍15 g | 郁金10 g | 石菖蒲15 g | 丹参20 g |
| 远志10 g | 柏子仁15 g | 薏苡仁20 g | | |

7剂，每天1剂，水煎服。

【按语】郁病是指情志不舒，气机郁结所引起的一类病症。情志不遂，木失条达，则致肝气郁结，经气不利，故见胸闷。黄德弘教授认为"木郁达之"，治宜疏肝理气。予柴胡疏肝解郁，香附理气疏肝而止痛，川芎活血行气以止痛，陈皮、枳壳理气行滞，白芍、甘草养血柔肝，缓急止痛，郁金、石菖蒲疏肝通窍，延胡索、丹参活血化瘀，桔梗载药上行，甘草调和诸药，为使药。诸药相合，共奏疏肝行气、活血止痛之功。

自主神经功能紊乱症状多种多样，西药治疗副作用大，由于多个系统可同时出现症状，故临证时一是要抓主要矛盾，二是要"辨证"与"辨病"相结合，对功能性疾病，只要辨证准确，中医药优势明显。

（许幸仪　整理）

## 〔案3〕

赵某，女，36岁，2017年10月9日因"反复胃部不适1个月"就诊。症见：服药后胃部不适、嗳气明显改善，无头痛，觉头晕，昏沉感，记忆力减退，脚心发凉，怕冷，怕风，后背夜间自觉发热，胸闷气短，心烦易怒，颈部不适，口干，疲乏，月经来潮时痛经明显，经色暗，夹血块，纳眠差，梦多，小便调，大便黏、量少。舌淡，边有齿印，苔白，脉沉细。

**西医诊断：** 抑郁焦虑状态。

**中医诊断：** 郁病。

**证候诊断：** 肝郁脾虚。

**治　法：** 健脾理气，疏肝解郁。

**处　方：**

| 柴胡25g | 黄芩15g | 法半夏15g | 大枣15g | 党参15g |
| 甘草6g | 白术15g | 桃仁10g | 肉桂3g | 干姜5g |
| 麦冬20g | 红花10g | 百合20g | 合欢皮30g | |

7剂，每天1剂，水煎服。

2017年10月26日复诊。无胃部不适，痛经症状减轻，经色暗，夹血块，易怒，情绪难以控制，夜间多梦，醒后疲乏感，自觉肩背部酸痛，白天昏沉感，脚心发凉，怕冷，怕风，后背夜间自觉发热，胸闷气短，口干，纳一般，小便调，大便黏、量少。舌淡暗，苔白，脉沉细。

**证候诊断：** 肝郁脾虚。

**治　法：** 健脾理气，疏肝解郁。

**处　方：**

| 柴胡25g | 黄芩15g | 法半夏15g | 大枣15g | 党参15g |

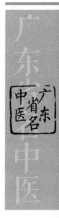

甘草6 g　　　　白术15 g　　　　白芍15 g　　　　川芎15 g　　　　肉桂3 g

麦冬15 g　　　　百合20 g　　　　合欢皮30 g　　　黄连10 g

7剂，每天1剂，水煎服。

**【按语】**该患者头晕、怕冷、怕风为体虚的表现，嗳气、胸闷气短、心烦易怒为肝郁的表现，故黄德弘教授辨证为脾虚肝郁。对于脾虚肝郁的患者，黄教授喜用小柴胡汤治疗。黄教授认为，小柴胡汤除了是和解剂，具有和解少阳之功效，主治邪在半表半里的伤寒少阳病证外，还具有治疗脾虚肝郁病的功效。本方中的党参、大枣、白术健脾，黄芩、法半夏祛湿，白芍、合欢皮、柴胡疏肝柔肝，百合养阴安神，黄连、麦冬清热除烦。诸药合用，起到健脾理气、疏肝解郁之效。

"见肝之病，知肝传脾，当先实脾"，对于肝郁的患者，黄德弘教授认为在治疗肝郁的同时要兼顾健脾。

"肝郁脾虚"之证临床十分常见，如主要证候以消化系统症状的脾虚为主，可在柴胡疏肝散的基础上加用健脾祛湿药物。如以情志方面疾病的肝郁为主，以小柴胡汤加减疗效更佳。现代药理实验表明，小柴胡汤对中枢神经系统有调节作用。

虽见"肝郁"，但此例黄德弘教授用小柴胡汤，而非柴胡疏肝散，主要是因为患者焦虑，易怒，情绪不稳定合并有焦虑症状，临床上治疗"情志病"选用小柴胡汤效果更优。

（陈秀慧　整理）

# 第八节 痿病治验

黄德弘教授长期致力于中医内科临床研究，对于神经内科疑难疾病颇有心得。现将其治疗痿病的临床经验简要介绍如下。

痿病是指肢体筋脉弛缓，软弱无力，久则不能随意运动，进而出现肌肉萎缩的一种病症。西医的进行性肌萎缩、重症肌无力、周期性瘫痪、多发性神经炎、神经源性肌损害等均属中医"痿病"范畴。

## 一、痿病的病因病机

黄德弘教授认为痿病病因病机以脾肾亏虚、大气虚损为本。根据痿病的发病特点及临床表现，不外乎先天不足与后天失养所致。

1. 先天不足

部分患者有家族遗传史，或出生即具痿病表现，或有生长发育异常。肾为先天之本，主藏精，主骨，如《素问·上古天真论》言"肾脏衰，形体皆极"。肾之精气亏虚，则五脏之精血无以化生，精枯血虚，经脉筋骨失于濡养，而成痿病。

2. 后天失养

先天不足，久病体虚，劳神太过，饮食失调，起居失常均损及脾胃。《素问·痿论》云："脾主身之肌肉。"《素问·阴阳应象大论》曰："清阳实四肢。"脾的主要功能是运化、升清和统摄血液。脾在体合肉、主四肢。因此，人体肌肉的丰满强健与否和脾之运化功能的强弱息息相关。四肢运动赖于清阳之气，清阳之气即水谷之精气，所以脾旺则四肢强健。脾土运化失司往往是痿病之起源。

清代医家张锡纯提出的胸中大气亏虚是痿病的重要病因，谓"痿病其原

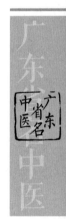

因，实由于胸中大气虚损。盖大气旺，则全体充盛，气化流通，风寒痰涎，皆不能为恙。大气虚，则腠理不固，而风寒易受，脉管凝淤，而痰涎易郁矣；有周身之筋拘挛，而不能伸者。盖人身之筋，以宗筋为主，而能荣养宗筋者，阳明也。其人脾胃素弱，不能化谷生液，以荣养宗筋，更兼内有蕴热以铄耗之，或更为风寒所袭，致宗筋之伸缩自由者，竟有缩无伸，浸成拘挛矣。有筋非拘挛，肌肉非痹木，惟觉骨软不能履地者，乃骨髓枯涸，肾虚不能作强也"。黄德弘教授对此颇为认可。

此外，黄德弘教授强调应重视久病脉络瘀阻。气为血之帅，血为气之母，气行则血行。肝肾阴虚，元气亏虚，气不周流，血液推动无力，血滞生瘀，瘀血阻络，经脉既阻，则阳气不能畅达，阴津不得布散，气血失于通和，肌肉失养，筋脉弛缓。久病脉络瘀阻成为此病重要因素。

## 二、痿病的治疗

### 1. 治于中焦，健脾养胃

治疗痿病的全过程，黄德弘教授宗《黄帝内经》"治痿独取阳明"之意，以健脾养胃为主。因为脾胃功能健旺，饮食得增，胃津得复，则脏腑气血功能旺盛，筋脉得以濡养。同时不可滋腻太过而阻碍脾胃的功能。

### 2. 治痿在于补益脾肾

在温补脾肾时，当注意调理脾胃的重要性，并注重脾肾的先后天关系。治疗痿病的中后期，在健脾养胃的基础上，注意温补肾阳，填精生髓，其有利于痿病的恢复。脾土功能的正常发挥，有赖于肾阳命门之火的温煦，肾精的滋养。若肾阳命门之火不足，不能温煦脾阳，运化失司，则四肢百骸肌肉不得濡养，从而导致肢体痿弱不用，形成痿病。故痿病因于阳虚者，治疗上不仅要扶脾阳，还要温补肾阳。

### 3. 治痿在于阴阳并调

生理上，阴阳互根互用，阴精的化生，必有赖于阳气推动，无阳则阴无以生；同样，阳气的生成，亦赖于阴精的奉养，无阴则阳无以化，即"孤阴不生，独阳不长"。痿病患者往往会出现阴阳两虚，精气两亏的现象，因此要注意阴阳平衡，用药不宜温燥太过，亦不可苦寒滋腻碍阳。

黄德弘教授强调严格辨证论治，分清寒热，有寒者多见于病情较久者，热者当清，寒者必温，切不可拘泥。同时注意治疗过程中寒象之轻重变化以及寒热转化，如见口干喜饮，面赤身热，便秘尿黄，舌红苔黄，脉数等，当立即停药或减量，切忌因温药过重致耗阴伤血。

黄德弘教授喜用补中益气汤（黄芪、党参、白术、陈皮、升麻、柴胡、当归、炙甘草）补脾。脾，以甘补之。黄芪味甘性温，扶脾养胃，补益中气，资生气血，为健脾补气要药，故为君药；党参、白术健脾补气；当归养血和营，协党参、黄芪补气养血；陈皮理气和胃，使诸药补而不滞，共为佐药。少量升麻、柴胡升阳举陷，协助君药以升提下陷之中气，炙甘草既健脾益气，又调和诸药为使药。补肾精，常予六味地黄丸。三补三泻，熟地黄填精益髓，滋阴补肾；山茱萸补养肝肾；山药补益脾阴；牡丹皮清泻相火；泽泻利湿泄浊；茯苓淡渗脾湿。

临证时重用黄芪，且剂量达30～150 g，黄芪既善补气，又善升气，且其质轻松。常配伍当归，寓气血双补之意。

太子参常替代党参，以益气健脾，兼生津润肺。加桔梗为药中之舟楫，能载诸药之力上达胸中，与枳壳一升一降，宽胸行气。常配伍木香、砂仁等药以健脾醒脾，行气调中。

此外，常加用牛大力、黄精。牛大力性平、味甘，具有补虚润肺、强筋活络之功效，黄精则具补气养阴、健脾益肾之功。

黄德弘教授通过临床观察，发现痿病患者中有相当一部分伴有阳虚症状，遂从脾肾阳虚入手，常在补中益气汤中加用温阳药物治疗，如桂枝、干姜。桂枝性本条达，能引脏腑之真气上行，而又善降逆气；干姜守而不走，温中散寒，回阳通脉。

此外，由于痿病多病程日久，病情缠绵。黄德弘教授认为，脾肾阳衰可致气血运行不畅，故痿病患者多兼有气血瘀滞经络之象，治疗时应酌加三七、当归、桃仁、红花等活血通络之品。

（许幸仪 整理）

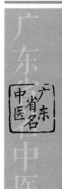

## 三、痿病验案

〔案1〕

马某，男，66岁。2017年7月31日初诊。主诉：右上肢乏力2年。2年前发现右上肢乏力，举重物、拧毛巾时明显，伴右上肢不自主震颤，吹风时身体无衣物遮挡的部位觉疼痛、麻木不适。大便正常，小便欠顺畅。舌暗淡，苔薄白，脉弦滑。查体：神清，精神一般，对答切题，右上肢肌力Ⅳ级，余肢体肌力Ⅴ级，右上肢肌肉萎缩，双侧肢体深浅感觉对称，双巴宾斯基征阴性。

**西医诊断：**臂丛神经损伤？

**中医诊断：**痿病。

**证候诊断：**肝肾不足。

**治　　法：**滋补肝肾，濡养筋脉。

**处　　方：**

| 独活15 g | 桑寄生40 g | 秦艽15 g | 防风15 g | 细辛3 g |
| 当归10 g | 白芍20 g | 川芎15 g | 熟地黄15 g | 杜仲15 g |
| 川牛膝15 g | 党参20 g | 茯苓20 g | 甘草6 g | |

7剂。每天1剂，加水500 mL，煎取200 mL，分两次服。

2017年8月7日二诊。患者诉右上肢乏力改善，右上肢不自主震颤减轻，怕风症状改善，纳可，服上药后大便1天3次，溏烂，小便调。舌暗淡胖，苔薄白，脉弦滑。

守上方7剂。每天1剂，加水500 mL，煎取200 mL，分两次服。

2017年8月14日三诊。右上肢乏力、右上肢不自主震颤、怕风症状进一步改善，纳可，大便1天3次，溏烂，小便调。舌暗淡胖，苔薄白，脉弦滑。2017年8月9日在东莞当地医院行肌电图示：右侧拇短展肌、小指展肌、指总伸肌、肱二头肌、三角肌、冈下肌肌电图示神经源性损害（水平C5-T1考虑伴有前角细胞损害）。右侧正中神经、尺神经、桡神经、肌皮神经、腋神经轴索均损害。

**处　方：**

| | | | | |
|---|---|---|---|---|
| 独活15 g | 桑寄生40 g | 秦艽15 g | 防风15 g | 细辛3 g |
| 当归10 g | 白芍20 g | 杜仲15 g | 川牛膝15 g | 党参20 g |
| 茯苓20 g | 甘草6 g | 桂枝15 g | 白术15 g | |

7剂。每天1剂，加水500 mL，煎取200 mL，分两次服。

**【按语】**患者年老久病，素体肝肾亏虚，气血不足，肝不主筋，肾不主骨，髓枯筋痿，肌肉也随之不用，发为痿病。黄德弘教授根据"痿为虚证"，血附于气，气旺血行之机，取《备急千金要方》所记载的独活寄生汤治之，党参、茯苓、甘草皆为健脾土之药，治在阳明，大补元气；当归、白芍补血调血；杜仲、川牛膝、桑寄生益肝补肾，独活、秦艽、防风兼祛风湿。诸药协同，使风湿得祛，阳生阴长，肝肾得滋，气旺血长，筋脉得养。

（许辛仪　整理）

〔**案2**〕

关某，男，93岁。2016年9月20日初诊。主诉"左下肢麻木2年"。左下肢麻木，无明显疼痛，伴活动后气促。舌淡红，苔薄白，脉沉细。查体：左下肢、左臀肌肉稍萎缩，肌力Ⅴ⁻级。病理征阴性。自诉既往有高尿酸血症、冠心病病史。

**西医诊断：**梨状肌综合征。

**中医诊断：**痿病。

**证候诊断：**肾气亏虚。

**治　　法：**补肾益气。

**处　方：**

| | | | | |
|---|---|---|---|---|
| 牡丹皮15 g | 熟附子10 g | 山药15 g | 生地黄20 g | 泽泻15 g |
| 桂枝15 g | 山茱萸10 g | 茯苓20 g | 杜仲15 g | 川牛膝10 g |
| 黄芪30 g | 郁金10 g | | | |

7剂。每天1剂，加水500 mL，煎取200 mL，分两次服。

2016年10月10日电话问诊，诉服药后麻木减轻，故未复诊。

**【按语】**肾为先天之本，充养后天，主骨生髓，主生长发育，患者年老体弱，先天之本不足，后天失养，筋脉肌肉不荣，故发为痿病。取《金匮要略》中肾气丸加减，以生地黄为君药补肝肾，益精血；山茱萸与山药、杜仲、川牛膝、黄芪共同补益肝肾。同时桂枝、附子温肾助阳，补益肾气。茯苓、泽泻渗湿健脾，加之牡丹皮、郁金活血祛瘀，则补中有泻，补而不滞。合而用之，则肾气旺、精血足、筋骨强而固本，达到标本同治，攻补兼施。

（许幸仪　整理）

〔案3〕

邹某，女，52岁。2015年3月2日初诊。主诉"右下肢乏力1个月余"。晨轻暮重，步行10余步后乏力明显，休息后可缓解，右下肢肿胀，局部皮温高，无伴疼痛，纳眠可，二便调。舌淡红，苔薄黄，脉弦。2015年3月2日于本院行单下肢动静脉彩超示：右侧下肢动脉、静脉未见明显异常；右侧小腿下段皮下软组织增厚；右侧腹股沟淋巴结肿大。

**西医诊断：**右下肢淋巴水肿。

**中医诊断：**痿病。

**证候诊断：**痰瘀阻络。

**治　　法：**化痰祛瘀，舒筋通络。

**处　　方：**

| | | | | |
|---|---|---|---|---|
| 法半夏15 g | 陈皮6 g | 茯苓15 g | 枳实15 g | 竹茹10 g |
| 皂角刺10 g | 白花蛇舌草30 g | | 仙鹤草30 g | 炙甘草6 g |

4剂，加水500 mL，煎取200 mL，分两次服。

**【按语】**以温胆汤加味治疗此患者。方中法半夏降逆和胃，燥湿化痰为君药；竹茹清热化痰，枳实行气消痰，使痰随气下为臣药；陈皮理气燥湿，茯苓健脾渗湿，仙鹤草补肺气，白花蛇舌草散结除湿为佐药；甘草益脾和胃，协调诸药为使药。诸药合用，共奏化痰祛瘀，舒筋通络之效，痰瘀得祛，筋脉既通，得以气血濡养。

（许幸仪　整理）

陈某，男，6岁。2017年10月26日初诊。主诉"进行性双下肢乏力1年"。现行走、上楼梯时无力，蹲下后站起时需借助外力，夜间多汗，遗尿，多梦，脾气暴躁，纳可，大便正常。舌淡红，苔白腻，脉沉细。查体：四肢肌张力降低，腱反射减弱，右侧腓肠肌肥大。2017年9月28日于外院行肌电图提示：肌源性损伤。2017年10月10日行内分泌基因诊断示：*Dystrophin* 基因48-51完全性缺失。

**西医诊断：** 进行性肌营养不良。

**中医诊断：** 痿病。

**证候诊断：** 脾阳亏虚。

**治　　法：** 温补脾阳。

**处　　方：**

| 党参15 g | 白术10 g | 陈皮5 g | 当归5 g | 黄芪20 g |

| 木香10 g（后下） | | 升麻5 g | 柴胡10 g | |

| 煅龙骨20 g（先煎） | | 防风10 g | 茯苓10 g | |

| 煅牡蛎20 g（先煎） | | 山药10 g | 牛膝10 g | |

7剂。每天1剂，加水500 mL，煎取200 mL，分两次服。

2017年11月9日二诊。患者诉现行走、上楼梯时无力，蹲下后站起时需借助外力，近几天活动后出现双下肢酸痛，夜间多汗，仍有遗尿，多梦，脾气暴躁，纳可，大便正常。舌淡红，苔薄白，脉沉细。查体同前。

**处　　方：**

| 熟地黄10 g | 山药10 g | 牡丹皮10 g | 山茱萸10 g | 泽泻10 g |

| 茯苓15 g | 煅龙骨20 g（先煎） | | 煅牡蛎20 g（先煎） | |

| 党参15 g | 黄芪20 g | 桂枝10 g | | |

7剂。每天1剂，加水500 mL，煎取200 mL，分两次服。

2017年11月16日三诊。患者行走、上楼梯时无力，蹲下后站起时需借助外力，活动后出现双下肢酸痛，夜汗减少，遗尿减少，脾气暴躁，纳可，大便干。舌淡红，苔薄白，脉沉细。

处　方：

| | | | | |
|---|---|---|---|---|
| 熟地黄10 g | 山茱萸10 g | 山药10 g | 牡丹皮10 g | 泽泻10 g |
| 茯苓15 g | 煅龙骨20 g（先煎） | | 煅牡蛎20 g（先煎） | |
| 党参15 g | 黄芪20 g | 桂枝10 g | 白术15 g | |

7剂。每天1剂，加水500 mL，煎取200 mL，分两次服。

【按语】进行性假肥大性肌营养不良（DMD）属中医学"痿病"范畴，受《黄帝内经》"治痿独取阳明"论述影响，形成定式思维，予补中益气汤加味治疗无效。黄德弘教授总结不足，通过仔细问诊辨证，认为患者年少起病，多为先天不足，肾阳虚衰，筋脉失于温养，则痿软无力，治疗应以补益先天之气为主，故患者二诊时，予改为肾气丸加味，肾为水火之脏，内舍真阴真阳，阳气无阴则不化，"善补阳者，必于阴中求阳，则阳得阴助，而生化无穷"，故方中予熟地黄滋阴补肾生精；配伍山茱萸、山药、白术补肝养脾益精，阴生则阳长；桂枝辛甘而温，温通阳气，补肾阳，助气化；泽泻、茯苓利水渗湿；牡丹皮活血散瘀；患者汗多考虑肾气不足，肺气失充，腠理不固，加煅龙骨、煅牡蛎收涩止汗；党参、黄芪助补益肾气；诸药合用，助阳之弱以化水，滋阴之虚以生气，使肾阳振奋，气化复常，筋脉得以温养，则诸症自减。

（许幸仪　整理）

〔案5〕

范某某，女，28岁，2015年6月25日因"双眼睑下垂，全身乏力，复视1周"就诊。患者1周前双眼睑下垂、全身乏力、复视，晨轻暮重不明显，纳可，二便调。舌淡胖，苔水滑，脉沉细。体格检查：神清，双眼睑下垂，双眼球活动未见明显异常，无眼震，四肢肌力、肌张力正常，疲劳试验（－）。病理征（－）。

**西医诊断：**重症肌无力？肌炎？

**中医诊断：**痿病。

**证候诊断：**气血两虚。

**治　　法：**益气养血。

**处　　方：**

| | | | | |
|---|---|---|---|---|
| 黄芪40 g | 党参20 g | 陈皮6 g | 白术15 g | 当归10 g |
| 茯苓15 g | 木香10 g（后下） | | 升麻10 g | 柴胡10 g |
| 白扁豆10 g | 杜仲15 g | 牛膝15 g | 牛大力30 g | |

4剂，每天1剂，水煎服。

2015年6月29日二诊。患者仍双眼睑下垂、全身乏力、复视，二便调。舌淡胖，苔水滑，脉沉细。

**处　　方：**

| | | | | |
|---|---|---|---|---|
| 黄芪60 g | 党参20 g | 陈皮6 g | 白术15 g | 当归10 g |
| 茯苓20 g | 木香10 g（后下） | | 升麻10 g | 柴胡10 g |
| 杜仲15 g | 牛膝15 g | 牛大力30 g | 续断15 g | 桂枝15 g |

4剂，每天1剂，水煎服。

2015年7月2日三诊。诸症减轻，二便调。舌淡胖，苔水滑，脉沉细。

**处　　方：**

| | | | | |
|---|---|---|---|---|
| 黄芪60 g | 党参20 g | 陈皮6 g | 白术15 g | 当归10 g |
| 茯苓20 g | 木香10 g（后下） | | 升麻10 g | 柴胡10 g |
| 杜仲15 g | 牛膝15 g | 牛大力30 g | 续断15 g | 桂枝15 g |

7剂，每天1剂，水煎服。

**【按语】**该患者中气不足予补中益气汤为主方治疗，并加用杜仲、续断、牛膝、牛大力补肾强筋骨，桂枝温中，白扁豆祛湿健脾。早期汤中黄芪用量为40 g，后渐加量，循序渐进。

（陈秀慧　整理）

〔案6〕

王某，男，30岁，2017年6月12日因"双眼睑下垂10个月"就诊。患者2016年8月开始出现双侧眼睑下垂，晨轻暮重，曾至中山大学第一附属医院就诊，确诊为"重症肌无力"。自诉其弟弟初中时有相似症状，一年后痊愈

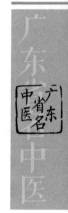

未再发作。现双下肢下午间有困重乏力感，并有全身困乏感。无恶寒，汗较多。眠可，梦多。无口干口苦，纳可，二便调。现服用溴吡斯的明片，每天2次，每次1片。舌红，苔薄白，脉沉细。

**西医诊断：**重症肌无力。

**中医诊断：**痿病。

**证候诊断：**气阴两虚。

**治　　法：**益气养阴。

**处　　方：**

| | | | | |
|---|---|---|---|---|
| 黄芪30 g | 党参20 g | 白术15 g | 陈皮5 g | 当归10 g |
| 木香10 g（后下） | | 升麻10 g | 柴胡10 g | 茯苓15 g |
| 麦冬15 g | 玉竹15 g | 酸枣仁20 g | 枸杞子20 g | |

4剂，每天1剂，水煎服。

2017年6月15日二诊。眼睑下垂稍改善，晨轻暮重，汗出减少。眠纳可，二便调。舌尖红，苔薄白，脉沉细。

**处　　方：**

| | | | | |
|---|---|---|---|---|
| 黄芪40 g | 党参20 g | 白术15 g | 陈皮5 g | 当归10 g |
| 木香10 g（后下） | | 升麻10 g | 柴胡10 g | 茯苓15 g |
| 麦冬15 g | 玉竹15 g | 酸枣仁20 g | 枸杞子20 g | 牛大力30 g |

7剂，每天1剂，水煎服。

2017年6月26日三诊。眼睑下垂改善，晨轻暮重，汗出减少。眠纳可，二便调。舌尖红，苔薄白，脉沉细。

**处　　方：**

| | | | | |
|---|---|---|---|---|
| 黄芪40 g | 党参20 g | 白术15 g | 陈皮5 g | 当归10 g |
| 木香10 g（后下） | | 升麻10 g | 柴胡10 g | 茯苓15 g |
| 麦冬15 g | 玉竹15 g | 酸枣仁20 g | 枸杞子20 g | 牛大力30 g |
| 菟丝子15 g | 山药15 g | | | |

7剂，每天1剂，水煎服。

2017年7月10日四诊。眼睑下垂进一步改善，无汗出。眠纳可，二便调。舌尖红，苔薄白，脉细。

**处　方：**

| | | | | |
|---|---|---|---|---|
| 黄芪60 g | 党参20 g | 白术15 g | 陈皮5 g | 当归10 g |
| 木香10 g（后下） | | 升麻10 g | 柴胡10 g | 茯苓15 g |
| 酸枣仁20 g | 枸杞子20 g | 牛大力30 g | 菟丝子15 g | 山药15 g |

7剂，每天1剂，水煎服。

【按语】重症肌无力属中医"痿病"范畴。《素问·痿论》载："五脏使人痿何也？……脾主身之肌肉，脾气热，则胃热而渴，肌肉不仁，发为肉痿。"本病主要累及肺、脾、肾，并与肝、胃有关。黄德弘教授认为本病元气亏虚，肝脾肾功能失调为其病机特点，因脾为后天之本，脾功能的盛衰影响着本病的发展及转归，所以调理脾尤为治疗之关键，故予补中益气汤加味，重用黄芪补中益气，升阳固表，党参、白术补气健脾，当归养血和营，陈皮理气和胃，升麻、柴胡升阳举陷，麦冬、玉竹、枸杞子以补益肺肾阴，酸枣仁以养血安神。

该患者为眼睑型重症肌无力，但近来症状提示有向全身型发展的趋势，患者间断服溴吡斯的明片，因服药时间有腹部绞痛，故服药无规律，目前中药疗效良好，说明中医药在治疗此类疑难杂症上有独特的优势。

（许幸仪　整理）

# 第九节　胸痹治验

胸痹是以胸部闷痛，甚则胸痛彻背，喘息不得卧为主症的疾病。轻者仅感胸闷如窒，呼吸欠畅，心前区、胸膺、背部、肩胛间区隐痛或绞痛，历时数分钟至十余分钟，呈反复发作性，经休息或服药后迅速缓解；严重者胸痛彻背，背痛彻胸，持续不能缓解。西医学中的心绞痛、心肌梗死及心包炎、心脏神经症、心肌病、慢性阻塞性肺气肿等病，符合胸痹心痛表现者，皆可以胸痹论治。

黄德弘教授对胸痹的诊治有着深刻的体会，验之临床，取得了较好的疗效。现将其经验介绍如下。

## 一、胸痹的病因病机

黄德弘教授认为，胸痹的发病原因与年老体虚、饮食不节、劳逸失度、外邪侵袭及情志失调有密切关系。胸痹多见于老年人，人到中年之后，肾气开始逐渐亏虚，精血渐衰，肾阳不足，则不能鼓舞阳气，可致心气不足或心阳不振，脉道失于温煦，气血运行迟滞，痹阻于心脉，心脉不通，发为胸痹；若肾阴不足，心脉失于濡养，可表现为胸部拘急疼痛。随着社会的发展，人们的生活水平逐步提高，生活节奏越来越快，高脂肪、高盐重油食品的摄入量增多；生产水平的提高，各种先进机器的广泛使用，使得人们的体力活动强度较前明显降低，脑力劳动的强度较前明显增高，导致久坐少动成为社会的普遍现象。体力活动的减少，导致脾胃运化失常，体内水液运行不畅，易聚湿成痰，使心脉痹阻而导致胸痹的发生。脑力活动的增多、社会高强度、快节奏的运转，使人们的精神、心理压力较前明显增加；加之很多人对熬夜、晚睡等不良生活习惯习以为常。这些因素都使得营阴、精血暗耗，虚火内生，灼烁津液，炼液为痰，痹阻心脉而发胸痹。胸痹病位在心，与肝、脾、肾三脏关系密切。胸痹的核心病机在于心脉痹阻。心阳气虚，血液失于推动，血行瘀滞；肝气郁结，失于疏泄，气滞血瘀；脾虚失其健运，聚湿生痰，气血乏源；肾虚藏精失常，或肾阴亏损失于濡养，或肾阳虚衰失于温煦，均可引致心脉痹阻而发胸痹心痛。一般胸痹心痛发作期以标实为主，多为痰瘀互结；缓解期以气血阴阳亏虚为主，心气虚最为多见。

## 二、胸痹病理的虚实变化、病情转归的认识

胸痹病理性质为本虚标实，在临床证候上常表现为虚实夹杂。本虚有气虚、阴伤、阳衰之不同，并可表现气阴两虚、阴阳两虚，甚至阳衰阴竭、虚阳外脱；标实为瘀血、寒凝、痰浊、气滞，这些病理因素又可相互影响、相兼为病，如气滞血瘀、寒凝血瘀、痰瘀交阻等。其虚实的转化有因实致虚及因虚致实。痰瘀等病理产物盘踞于心胸，胸阳受阻，迁延日久，可耗气伤阳；阴寒凝结，耗伤心阳，心脏失于温煦；瘀血阻滞脉络，血行不畅，心气痹阻等，此皆由实致虚。心肾阴虚，津不化气，水亏火炎，炼液为痰；心阳虚衰，阴阳并损，阳虚生内寒，寒痰凝滞于脉络而发胸痹，此为虚而致实。

胸痹心痛多在中老年以后发生，但发病有年轻化的趋势，青壮年发病多实，临证又有缓作与急发之异，其发展多由标及本，由轻转重。

对于胸痹的辨证，其要点首在辨标本虚实，其次在辨病情轻重。标实有气滞、血瘀、寒凝、痰浊之分，本虚有气、血、阴、阳之异。在临床表现上，标实者，胸闷症状重而胸痛症状轻，兼见胸胁胀满、憋闷、喜叹气、苔薄白、脉弦者，多属气滞；胸闷而痛，伴唾痰涎、苔腻，脉滑或弦者，多属痰邪作祟；胸痛如绞，遇寒而发或加剧，伴畏寒、舌淡苔白，脉细，多为寒凝心脉。本虚者，胸痛隐隐而闷，遇劳加重，伴气短、心慌、乏力，舌淡胖，边有齿痕，脉沉细或结代者，多为心气不足；胸痛兼见气短、四肢厥冷、神疲自汗，脉细而数，多为心阳不振；胸痛缠绵不休，动则易发，伴口干，舌淡红而少苔，脉沉细数，多属气阴两虚之证。胸痹患者，其胸痛持续时间短暂者，多为轻症；持续时间长，反复发作者，病情多重，持续数小

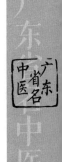

时，甚则数日不解者，多为重症或危候；遇劳加剧，休息后可缓解者为顺证，服药后难以缓解者常为危重症。

## 三、胸痹的治疗

黄德弘教授认为胸痹的治疗原则是分清标本，先治其标，后治其本。治标以祛邪为主，治本以扶正为主。在具体治疗时，要灵活运用。应当根据患者标本虚实主次的具体不同情况，随机应变，或治标为主，兼顾其本，或扶正为主，兼顾祛邪，或标本同治等。

1. 胸阳为本，谨护阳气

《金匮要略·胸痹心痛短气病脉证治第九》指出："阳微阴弦，即胸痹而痛。"黄德弘教授认为"痹者，闭也"，胸痹的基本病因，乃上焦阳虚，阴邪上乘，胸阳痹阻所致。正常情况下，人体阳气内通脏腑，外达肌腠毛窍，走而不守，运行贵乎通畅，"胸中阳气如离照当空，旷然天外"，要求温煦清明。脏腑气血任何功能失调产生阴霾，均可上升阻滞，致胸阳闭塞不通，出现胸闷憋气，因此通阳宣痹是治疗本病的关键。在具体治法上，根据胸阳痹阻的特点，黄德弘教授善用辛散滑利之品宣通阳气，如半夏、瓜蒌、薤白等；对久病虚损，耗伤心阳，确有胸阳不振者，不吝温补，用温热助阳之品以温通阳气，常用桂枝振奋心阳，但治疗原则主在疏导，不倡壅补。

2. 五脏同调，宣散郁滞

《丹溪心法·六郁》曾云："气血冲和，万病不生，一有怫郁，诸病生焉。故人身诸病，多生于郁。"黄德弘教授对此也很认同，认为在胸痹辨证中，气血痰湿胶结郁滞较为突出，只有脏腑之间生克制化功能协调，痰浊、瘀血、水饮等阴邪才不会滋生、阻遏或蒙蔽阳气。在胸痹发病中，胸中阳气痹阻，又会加重痰浊、瘀血、水饮等的产生，形成恶性循环，致胸痹缠绵难愈。因此胸痹的病位虽在心胸，但辨证并不局限于心胸，需五脏同调，宣散郁滞。具体而言，在胸痹治疗中黄德弘教授常兼调肺气，因为心肺同居上焦，心主血脉，肺朝百脉，心肺功能协调，则气血顺畅，痰浊水饮无从滋生，反之则不然。肝藏血，主疏泄，肝血不足，则心血亏虚，心胸不适；肝气郁滞，瘀阻胸中大气，致胸闷痹阻；肝郁克犯脾胃，致痰湿内生，阻碍胸阳，故胸痹常兼肝郁之证。脾主运化水湿，若思虑过度影响脾之健运，则易致气血不足或化生痰湿，前者致胸阳化生无源，后者致胸阳痹阻不通。肾脏更与胸阳有直接关系，胸中阳气源于肾阳鼓舞，肾阳不振则胸阳衰微；若肾水不足，不能上济心阴则心阳独亢，心胸不舒，因此五脏均能致胸痹。此外，胸痹作为慢性危重疑难疾病之一，临床病症复杂，譬如急性发病的胸痹患者，辨证以胸阳不振为主，往往兼痰浊瘀血阻滞血脉，也可伴肺气失宣，或肝气郁滞，或肾浊泛滥，在辨证中既要注重心脉又要兼顾他脏，多脏同调。

### 3. "久病入络"，宜通络除痹

清代著名温病学家叶天士提出络病理论，并创立治络之法。黄德弘教授对络病学说很肯定，认为叶天士不仅是温病大师，也擅长治疗杂病，其"久病入络"的思想精辟，治法通变，在胸痹辨证中实用性强。叶天士所言"邪及络脉""痰火阻络""内风袭络""阴邪聚络""寒邪入络"等很适用于胸痹辨治。胸痹缠绵难愈，往往病邪深及络脉，治疗上可吸取叶天士所倡用虫蚁类药物"搜剔络中混处之邪"，并采用"辛香缓通"之法，使气行血畅，络通病除。叶天士络病治法以缓立法，提出"缓图为宜"，黄德弘教授认为，杂症要考虑病深日久，病邪深伏诸络，非旦夕可除，在胸痹治疗中亦是如此，在急性期症状缓解后，要考虑缓图其功，可用丸剂或膏剂长期服用，取"丸者，缓也"之意。

（刘青 整理）

## 四、胸痹验案

〔案1〕

何某，男，58岁，2016年3月21日因"外伤后胸痛10天"就诊。患者10天前胸部受拳击，后觉胸痛，呼吸时加剧，眠纳可，二便调。舌暗红，苔黄厚，脉滑。体格检查：双肺呼吸音清，心率82次/分，节律齐整。心电图检查示正常。

**西医诊断：** 胸部软组织挫伤。

**中医诊断：**胸痹。

**证候诊断：**气滞血瘀。

**治　　法：**行气活血化瘀。

**处　　方：**

| | | | | |
|---|---|---|---|---|
| 桃仁10 g | 红花10 g | 熟地黄15 g | 川芎15 g | 赤芍15 g |
| 当归10 g | 木香10 g（后下） | | 牛膝10 g | 枳壳10 g |
| 柴胡10 g | 桔梗10 g | 延胡索10 g | 三七粉3 g（冲服） | |

4剂，每天1剂，水煎服。

2016年3月28日复诊。无胸痛。嘱其冲服三七粉，每次3 g，2天后停服。

**【按语】**患者受外力冲击，损伤经络，瘀血内阻胸部，气机郁滞所致胸痛，即王清任所称"胸中血府血瘀"之证，故投以血府逐瘀汤加减。方中桃仁破血行滞而润燥，红花活血祛瘀以止痛，赤芍、川芎助君药活血祛瘀；牛膝活血通经，祛瘀止痛，引血下行，熟地黄、当归养血益阴，清热活血；桔梗、枳壳宽胸行气；柴胡疏肝解郁，延胡索、木香、三七粉活血化瘀、行气止痛。

（许幸仪　整理）

〔**案2**〕

刘某某，女，63岁，2016年7月11日因"反复胸闷半年"就诊。患者胸闷，每于半夜醒后发作，白天无不适，无气促，纳眠可，二便调。舌淡红，苔白厚，脉细滑。体格检查：心率82次/分，律整。双肺未闻及啰音。心电图检查示：未见异常。

**西医诊断：**胸闷查因；焦虑状态？

**中医诊断：**胸痹。

**证候诊断：**气虚痰瘀。

**治　　法：**益气活血，祛瘀化痰。

**处　　方：**

| | | | | |
|---|---|---|---|---|
| 黄芪30 g | 当归10 g | 赤芍15 g | 川芎15 g | 桃仁10 g |

红花10 g　　石菖蒲15 g　桔梗10 g　　法半夏15 g　陈皮6 g

茯苓20 g　　竹茹10 g

4剂，每天1剂，水煎服。

2016年7月18日复诊。胸闷明显减轻，无气促，少许头晕，纳眠可，二便调。舌淡红，苔白厚，脉细滑。

**处　方：**

黄芪30 g　　当归10 g　　赤芍15 g　　川芎15 g　　桃仁10 g

红花10 g　　石菖蒲15 g　桔梗10 g　　法半夏15 g　陈皮6 g

茯苓20 g　　竹茹10 g　　郁金10 g

7剂，每天1剂，水煎服。

【按语】该患者症状常于夜间而发，白天不发作，考虑夜晚属阴，白天属阳。白天阳气足就不发病，夜间阳气不足、阴气相对旺盛，气虚无力运血及运化水湿，故黄德弘教授考虑患者为"气虚血瘀痰浊"所致。舌淡，脉细滑，此为气虚的表现。痰湿内生，故予益气活血化痰。治疗方药选用血府逐瘀汤加减，减去柴胡、枳壳、牛膝，加上黄芪大补中气，有气行则血行之意；加二陈汤之主药陈皮、法半夏、茯苓以祛痰湿健脾胃，脾气健旺则中气充盈；石菖蒲、郁金、竹茹是进一步加强化痰浊之力。诸药合用，起到益气活血祛瘀化痰之功。

（陈秀慧　整理）

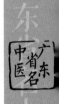

# 第十节　咳嗽治验

咳嗽是指因肺气失于宣降、肺气上逆，以咳嗽有声或咳吐痰液为主要临床表现的肺系病症，可伴有鼻塞、咽痒、气喘等症状，是临床上常见的症状。咳嗽可见于多种急、慢性疾病中，如急性上呼吸道感染、气管炎、支气管炎、各种原因所致的肺炎、哮喘、鼻后滴流综合征等。

黄德弘教授临证多年，对于咳嗽的诊治有独特的心得体会，验之于临床，每获良效。

## 一、咳嗽的病因病机

黄德弘教授认为，临床上，根据病因可将咳嗽分为外感咳嗽及内伤咳嗽。外感咳嗽多由感受外部六淫邪气所致，其中尤以风、寒、热、燥为主，岭南地区一年之中多数时间气候炎热潮湿，空调的使用频率较高，室内工作时经常使用空调，易耗伤人体阳气，感受寒邪机会较多，因此，在岭南地区，风寒咳嗽并不少见。从室内到室外时，温度骤然升高，正气不足者往往自身调节功能较差，不能适应温度骤变而发病；亦有长期户外作业，感受热邪而发咳嗽者。秋冬之季，气温下降，降雨减少，气候干燥，人体往往感受凉燥之邪，肺卫失固而发咳嗽。从西医角度来讲，随着社会经济的发展，目前环境污染加剧，废水、废气、工业粉尘、细颗粒物及各种致病微生物如各类细菌、病毒、立克次体、支原体、衣原体等大量存在，这些致病因素易滞留在呼吸道，诱发炎症反应，刺激呼吸道黏膜，进而引发咳嗽症状。

外感咳嗽临床上最为常见的是感染后咳嗽，是指当感染急性期症状消失后，咳嗽仍然迁延不愈，多表现为刺激性干咳或咳少量白色黏液痰，可以持续3~8周，甚至更长时间，X线胸片检查无异常。其典型的临床表现为咳嗽

（干咳为主），阵发性呛咳，咽痒明显，有气流通过气道时咳嗽加重，症状较重时伴胸闷不适，夜间咳嗽发作较为频繁，严重影响患者睡眠质量，对患者的生活、工作造成诸多不便。

### 1. 外感咳嗽的病因病机

西医认为呼吸道病毒、衣原体、支原体以及细菌等是引发该疾病的主要原因，此病是感染引起的气道炎症反应，常伴有气道高反应性。气道高反应性是由于各种理化因子刺激所引起的支气管的强烈收缩，其病理特征是小支气管明显痉挛收缩。流行病学调查结果显示，病毒感染与气道高反应性关系最为密切。急性呼吸道病毒感染后，气道上皮损伤导致气道上皮内受体致敏，通过迷走神经反射引起气道收缩和咳嗽。白三烯、组胺、白介素-1（IL-1）、白介素-8（IL-8）和白介素-6（IL-6）、肿瘤坏死因子和T细胞特异性趋化因子水平明显增高，气道上皮细胞、内皮细胞以及白细胞被激活，进而引起气道水肿、阻塞、反应性增高。夜间迷走神经兴奋性增高，因此常出现夜间咳嗽加重的现象。

黄德弘教授认为，肺主气，司呼吸，开窍于鼻，又主一身之表，为卫外之藩篱，咽喉为肺之门户。肺为娇脏，不耐寒热，易受外邪侵袭，外袭犯表，首先犯肺。风为百病之长，其性善行而数变，外感六淫之邪，常以风邪为先导，他邪兼夹风邪犯肺。风性疏泄，卫表失于固密，腠理开泄，外邪客于肌表，则为恶寒、发热、头身疼痛、乏力；肺失宣肃，津液敷布失司，则为鼻塞、流涕；肺气失于清肃，则见咳嗽、咽痒。恶风、恶寒、头身疼痛、鼻塞等症属于邪在卫表，证候轻，病位浅。咽痒、咳嗽、胸闷等症属于邪在肺卫，病位相对于卫表已有所深入，证候亦较卫表证候稍重。经过治疗或迁延，恶寒、头身疼痛、鼻塞等卫表之症已去，邪气进一步深入肺卫，则咽痒、咳嗽为主要表现。中医学中有"风盛则挛急""痒者风之犯"等论述，反映了外感咳嗽具有突发、突止、阵咳、咽痒等风邪之性。肺气不利，宣降失司，肺失清肃，肺气不降，逆而上行则发为咳嗽。外感咳嗽的病机为风邪犯肺，肺失宣肃。

2. 内伤咳嗽的病因病机

内伤咳嗽由脏腑功能失常所致，其病因复杂，可分为肺脏自病及他脏病变波及两种。内伤咳嗽由肺脏本病致者，多由虚致实，如肺气不足，气不化津，津液凝聚成痰；肺阴不足，肺失宣降而干咳、痰少；素体阳虚，肺失温煦则遇寒而咳发为寒咳。由他脏及肺者，多为由实致虚，如肝火犯肺，气火炼液为痰，灼伤肺之气津致咳，脾失健运，水湿不化，聚湿成痰，阻于气道而咳，故有"脾为生痰之源，肺为储痰之器"之说。肾气不足，肺气失于纳摄，肺气上逆作咳。

# 二、咳嗽的治疗

1. 外感咳嗽的治疗

（1）治法以肃降肺气为先，兼以疏风散邪。

黄德弘教授认为，西医认为外感咳嗽为气道高反应性所致，与炎症相关，是一类自限性疾病，常随时间推移而缓解、自愈，治疗常予抗过敏药物、激素、β受体激动剂及茶碱类支气管平滑肌松弛剂等，治疗时间长，停药后症状易反复。中医学认为外感咳嗽病机为风邪犯肺，肺失肃降，因此，此病的治则为扶正祛邪，治法为肃降肺气，兼以疏风散邪。处方常以理肺散表汤加减，常用紫菀、桔梗、荆芥、百部、陈皮、白前、浙贝母、甘草等中药。桔梗、甘草两药相配即《伤寒论》中的桔梗汤，功能宣肺利咽祛痰，后世治疗咳嗽、咽痛的方剂常在桔梗汤基础上加味而成，因此可以认为桔梗汤是治疗咳嗽的祖方。荆芥疏散风邪，白前降肺气、化痰，与桔梗相配伍，一宣一降、调理肺之升降，紫菀、浙贝母、百部润肺、化痰不伤正气，陈皮健脾理气、化痰止咳。痰多者加款冬花以化痰止咳，舌苔白腻者加法半夏祛湿化浊，鼻塞、头痛者加白芷、辛夷花、苍耳子辛香温散开鼻窍，寒象明显者加桂枝、细辛温通利窍，有热象者可酌加桑叶、薄荷、菊花辛凉透表、宣通肺气，咽痛者加木蝴蝶、射干解毒利咽，痰黄量多者可加鱼腥草清化热痰。

（2）及早中药治疗，缩短外感咳嗽病程，提高患者生活质量。

外感咳嗽多于感冒卫表证候消失后出现，此时患者的感冒症状大部分得到缓解，病程已1周左右，加之公众对感冒的认知处于"感冒治疗1周痊愈，不治疗7天左右好转"阶段。因此，患者对于咳嗽、咽痒等症状易于忽视，认为很快就会消失。即使咳嗽已有一段时间，患者亦多认为咳嗽症状不会持续太久，临床上不少患者因此迁延不愈，转为慢性咳嗽，从而影响患者生活质量。对于外感咳嗽，应加强对患者的健康宣教，提高患者对此病的认识，使其认识到及早治疗此病的重要性，中医药早期干预治疗，相对于西药对症抗过敏等治疗方式，可明显缩短病程，避免停药后症状反复，提高生活质量。随着病情的迁延，病机复杂化，变证增多，辨治难度增大。病情初起时，病位较浅，病机相对简单，治疗亦不复杂，疗程短，见效迅速。

内伤咳嗽由多种因素引起，涉及多个脏腑。内伤咳嗽可由外感咳嗽迁延不愈所致，但多为肺脏本病或其他脏腑有病而波及肺脏者。《素问·咳论》提出："五脏六腑皆令人咳，非独肺也。"说明了内伤咳嗽的复杂性。

2. 内伤咳嗽的治疗

（1）内伤咳嗽以脏腑辨证为纲，八纲辨证为目。

内伤咳嗽病位在肺，其发病与肝、脾、肾三脏关系最为密切。病理因素主要在"痰"与"火"，痰有寒热不同，火有虚实之别。由于内伤咳嗽涉及多个脏腑，病机复杂，有寒热之别、阴阳之异、虚实之分。因此。在辨证上，以脏腑辨证为纲，参以八纲辨证。

（2）内伤咳嗽治疗以补虚泻实为大法，根据病变脏腑虚实情况，分别施治。

内伤咳嗽病因众多，涉及脏腑多，病机复杂。治疗总体以调整脏腑，达到阴平阳秘为目标。根据不同情形，分别施治。痰湿蕴肺者以燥湿化痰、理气止咳为法，方用二陈汤加减；痰热郁闭者以清肺热、化痰止咳为法，方用清金化痰丸加减；肝火犯肺者以清肝泻肺、降气止咳为法，方用泻白散合黛蛤散加减；肺阴虚者以养阴清热、润肺止咳为治法，方用沙参麦冬汤加减；脾虚气虚者以健脾补肺、理气止咳为法，方用参苓白术散加减；肾不纳气者以补肾纳气为治法，方用肾气丸加减。

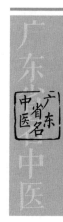

# 三、咳嗽验案

〔案1〕

吴某，女，67岁。2017年12月28日因"咳嗽3天"来诊。患者既往有慢性支气管炎病史。3天前开始出现咳嗽、咽痒，无咽痛，咳黄痰，痰黏难咳，口干欲饮水，无鼻塞流涕，睡眠欠佳。舌暗红瘦薄，苔薄黄，脉弦细。

**西医诊断：**慢性支气管炎急性加重。

**中医诊断：**咳嗽（外感咳嗽）。

**证候诊断：**风邪犯肺兼阴虚。

**治　　法：**疏风散邪，润肺止咳。

**处　　方：**

| | | | |
|---|---|---|---|
| 紫菀15 g | 桔梗10 g | 荆芥穗15 g（后下） | 天花粉20 g |
| 百部10 g | 浙贝母15 g | 陈皮5 g | 白前10 g | 地龙10 g |
| 黄芩10 g | 合欢皮30 g | 甘草6 g | | |

7剂。每天1剂，加水500 mL，煎取200 mL，分两次服。

2018年1月4日复诊。患者服用上方后，咳嗽较前减少，痰较前易咳出，咽痒较前减轻，少许咽痛不适，睡眠好转，腹胀，食欲稍差。

**处　　方：**

| | | | | |
|---|---|---|---|---|
| 紫菀15 g | 桔梗10 g | 荆芥穗15 g（后下） | 天花粉20 g | |
| 百部10 g | 陈皮5 g | 白前10 g | 地龙10 g | 黄芩10 g |
| 合欢皮30 g | 白术15 g | 郁金10 g | 木蝴蝶10 g | 甘草6 g |

7剂。每天1剂，加水500 mL，煎取200 mL，分两次服。

**【按语】**患者正气不足，卫外失固，感受风邪，为本虚标实之证，故出现咳嗽、咽痒，兼痰少难咳、口干等阴津不足症状。患者阴液亏虚为本，风邪犯肺为标。遵"急则治其标"之旨，治法以疏风宣肺、止咳化痰为主，兼以润燥生津。以荆芥穗疏散风邪，桔梗宣肺，紫菀、百部润肺止咳，天花粉润燥生津，浙贝母化痰止咳，黄芩清肺热，陈皮理气，白前助肺气肃降，加地龙乃"外风内治"之意，合欢皮安神助眠，甘草缓急止咳。复诊时患者咳痰好转，出现咽痛症状，有入里化热之势，故去浙贝母，加木蝴蝶解毒利咽，予郁金、白术疏肝健脾和胃，增进食欲。

〔案2〕

毕某某，男，22岁。2018年3月6日患者因"咳嗽1周"初诊。患者就诊前1周出现发热、咳嗽、全身酸痛，在当地医院予抗感染治疗后热退，就诊时体温37.2℃，咽痒，咳黄痰，伴冷汗出、头痛、恶风，多梦易醒，口干，无口苦，纳食欠佳，尿少，大便溏。舌暗淡，苔黄腻，脉弦。

**西医诊断：**上呼吸道感染。

**中医诊断：**外感咳嗽。

**证候诊断：**风热犯肺。

**治　　法：**疏风解表，清肺化痰。

**处　　方：**

| 紫菀15 g | 桔梗10 g | 荆芥穗15 g（后下） | | 百部10 g |
| 陈皮5 g | 白前10 g | 浙贝母15 g | 地龙10 g | 黄芩10 g |
| 党参15 g | 大枣10 g | 甘草6 g | | |

4剂。每天1剂，加水500 mL，煎取200 mL，分两次服。

【按语】患者外感发热、咳嗽，经治疗后热退，但表证仍未完全解除，外邪入里化热，故出现表里同病的情况，既有头痛、汗出恶风、咽痒的表证表现，又有咳黄痰、纳食欠佳、失眠、便溏的里证表现。这种外感表证经予抗生素、补液等治疗后，表证未完全除尽而传变入里，表里同病的情况在临床是常见的。治疗上当表里同治，以荆芥穗解表散邪，桔梗、白前宣降肺气，陈皮、浙贝母、紫菀理气化痰，百部止咳化痰，黄芩清肺热，地龙祛风，党参健脾益气、燥湿止泻，甘草、大枣助党参益气健脾，且调和诸药。

〔案3〕

刘某某，男，50岁。2018年2月27日因"咳嗽，失眠2个月多"就诊。患者咳嗽，伴少许气喘，自觉吸气不到底，无明显咳痰，动则气促，易疲劳，

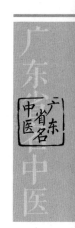

口干，进食一般，睡眠差，大便不成形，小便色黄。舌淡红，苔少而黄，脉弦细。

**西医诊断**：心力衰竭。

**中医诊断**：咳嗽。

**证候诊断**：肾不纳气。

**治　　法**：补肺益肾，纳气平喘。

**处　　方**：

| | | | | |
|---|---|---|---|---|
| 牡丹皮15 g | 山药15 g | 生地黄20 g | 泽泻20 g | 桂枝15 g |
| 山茱萸10 g | 茯苓30 g | 麦冬15 g | 玉竹15 g | 桔梗10 g |
| 白术30 g | 党参20 g | 郁金10 g | | |

6剂。每天1剂，加水500 mL，煎取200 mL，分两次服。

2018年3月5日复诊。患者咳嗽好转，少许咽痒，呛咳感，无痰，疲乏，无恶寒发热，无口干口苦，睡眠改善，纳食可，小便黄，大便1天2～3次，不成形。舌淡红，苔黄略厚，脉弦。

**证候诊断**：脾肾两虚。

**处　　方**：

| | | | | |
|---|---|---|---|---|
| 牡丹皮15 g | 山药15 g | 生地黄20 g | 泽泻20 g | 桂枝15 g |
| 山茱萸10 g | 茯苓20 g | 桔梗10 g | 白术30 g | 党参20 g |
| 肉桂3 g（焗服） | | 薏苡仁20 g | 地龙10 g | |

7剂。每天1剂，加水500 mL，煎取200 mL，分两次服。

**【按语】**患者肺肾气虚，肺气失于纳摄，故自觉气短，口干、苔少、脉细提示患者阴阳两虚。故以六味地黄丸合四君子汤加减益气补肾，麦冬、玉竹养阴生津，加桂枝防麦冬、玉竹之凉，且桂枝配伍郁金，一温一凉，通行经络，使全方无冰伏留邪之弊。复诊时患者咽痒，加地龙解痉止咳，大便次数多，脾阳不足，水湿内停征象尽现，故用肉桂加强温阳散寒之力，加薏苡仁健脾渗湿止泻。

（刘青　整理）

吴某，男，73岁，2015年9月21日就诊。诉反复咳嗽2个月。症见：时有咳嗽，动则气短，觉胸闷，无心悸，二便调。舌淡暗，苔薄白，脉弦。查体：咽无充血。双肺呼吸音清，未闻及啰音。

**西医诊断：**慢性支气管炎。

**中医诊断：**咳嗽。

**证候诊断：**肾不纳气。

**治　　法：**温肾纳气。

**处　　方：**

| 牡丹皮15 g | 熟附子10 g（先煎） | 山药15 g | 生地黄20 g |
| 泽泻20 g | 桂枝10 g | 山茱萸10 g | 茯苓15 g | 麦冬15 g |
| 五味子10 g | 桔梗10 g | 党参20 g | 郁金10 g |

7剂，每天1剂，水煎服。

2015年9月28日二诊。无咳嗽，痰涎较前少，动则气促，呼长吸短，胸闷，无胸痛，时心悸，二便调。舌淡暗，苔薄白，脉弦。

**处　　方：**

| 牡丹皮15 g | 熟附子10 g（先煎） | 山药15 g | 生地黄20 g |
| 泽泻20 g | 桂枝10 g | 山茱萸10 g | 茯苓15 g | 麦冬15 g |
| 五味子10 g | 桔梗10 g | 党参20 g | 郁金10 g | 丹参20 g |

7剂，每天1剂，水煎服。

2015年10月9日三诊。无咳嗽，气短减轻，胸闷，无胸痛，少许心悸，大便溏，小便调。舌淡暗，苔薄白，脉弦。

**处　　方：**

| 牡丹皮15 g | 熟附子10 g（先煎） | 山药15 g | 生地黄20 g |
| 泽泻20 g | 桂枝10 g | 山茱萸10 g | 茯苓15 g | 麦冬15 g |
| 五味子10 g | 党参20 g | 郁金10 g | 石菖蒲15 g | 白术15 g |

7剂，每天1剂，水煎服。

**【按语】**该患者久咳而无明显肺部阳性体征，动则气促，呼长吸短，

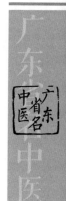

辨为肾不纳气，予肾气丸以温肾纳气。《黄帝内经》曰："五脏六腑皆令人咳，非独肺也。"该患者的久咳为"肾咳"，肾主水，为水脏，久病肾虚，或劳欲伤肾，肾阳虚弱，不能温化水湿，聚成痰浊。痰既成之后，又作为内源性致病因素作用于人体，痰阻于肺，肺失宣肃而见咳嗽、咳痰、气喘、气短等症。久咳患者大多肺气渐虚，无力推动血行而易形成瘀血，故加用郁金、丹参活血化瘀。久咳伤肺阴，致气阴两虚，故予生脉散以益气养阴。

中医和西医是两个不同的体系，运用中医药治疗患者必须遵循中医求本理论。若用西医思维指导中医临床用药，往往谬误众多。治疗咳嗽不能一味清热化痰、宣肺，此为例证。

（陈秀慧　整理）

〔**案5**〕

刘某，女，74岁，2016年8月16日因"反复干咳1月余"就诊。症见：干咳1个多月，无痰，体重下降，体倦，周身酸痛，纳呆，二便调。舌淡，苔薄白，脉弦。查体：神清，呼吸平顺，双肺未闻及啰音，心率84次/分，律整。

**西医诊断：**咳嗽查因：肺结核？支气管炎？

**中医诊断：**咳嗽。

**证候诊断：**肺阴虚。

**治　　法：**润肺养阴。

**处　　方：**

| 生地黄20 g | 麦冬15 g | 五味子10 g | 太子参20 g | 知母15 g |
| 天冬15 g | 白芍15 g | 玉竹15 g | 百合15 g | 紫菀15 g |
| 桔梗10 g | 炙甘草6 g | | | |

4剂，每天1剂，水煎服。

2016年8月20日复诊。干咳减少，无痰，体重下降，稍体倦，周身酸痛，纳呆，二便调。舌脉同前。

**处　　方：**

| 生地黄20 g | 麦冬15 g | 五味子10 g | 党参20 g | 知母15 g |

天冬15 g          百合15 g          紫菀15 g          浙贝母15 g          陈皮5 g

龙脷叶20 g          炙甘草6 g

7剂，每天1剂，水煎服。

**【按语】**患者立秋时节干咳无痰、消瘦考虑是秋燥肺阴亏虚，投以二冬汤和生脉散加味治疗，首诊加用百合、玉竹等养肺阴之品，以加强药效。后期加用陈皮、浙贝母以化痰，龙脷叶、紫菀、知母等加强清热止咳之力。患者体倦、纳呆，提示夹有气虚的表现，生脉散除养阴外也可益气，故选用生脉散最是适宜。

咳嗽是常见的临床症状，某些患者咳嗽迁延不愈，四处求医无效，中医治疗咳嗽有其独特的优势，关键在于辨证是否准确。

（陈秀慧　整理）

〔**案6**〕

李某某，男，28岁。2017年1月12日因"夜间咳嗽1周"就诊。症见：感冒后出现右眼闭合不全，经治疗后好转。现咳嗽，以夜间咳嗽为主，咽痒，眠可，纳差，二便调。查体：咽充血（++），双扁桃体不大。鼻唇沟对称，伸舌居中，额纹对称，双眼裂等大，鼓腮有力。双肺未闻及啰音。

**西医诊断：**病毒性感冒。

**中医诊断：**咳嗽。

**证候诊断：**风邪犯肺。

**治　　法：**祛风散寒，祛邪止咳。

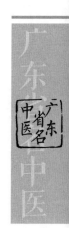

**处　　方：**

紫菀15 g          桔梗10 g          荆芥穗15 g（后下）          地龙10 g

百部10 g          防风15 g          白前10 g          布渣叶20 g          鸡内金5 g

山楂15 g          甘草6 g

4剂，每天1剂，水煎服。

2017年1月16日复诊。咳嗽基本消失，眠可，口干，纳差，二便调。舌淡红，苔薄白，脉弦。

**证候诊断:** 脾肺气虚。

**治 法:** 益气健脾。

**处 方:**

| | | | | |
|---|---|---|---|---|
| 莲子15 g | 砂仁10 g(后下) | | 白扁豆15 g | 白术15 g |
| 桔梗10 g | 茯苓15 g | 党参20 g | 山药15 g | 黄芪30 g |
| 稻芽30 g | 麦芽30 g | 甘草6 g | | |

7剂,每天1剂,水煎服。

【按语】患者因病毒性感冒致面神经麻痹。面神经麻痹症状好转后,见咳嗽不止,乃正气不足,卫气虚弱致风邪入中。面瘫患者早期以祛风通络为主,代表方为牵正散。患者面瘫已明显改善,但仍有咳嗽,证为风邪犯肺,治宜祛风止咳。后期宜益气固表,以防风邪再次侵袭。

(陈秀慧 整理)

〔**案7**〕

罗某某,女,44岁。2017年8月21日因"反复咳嗽1个多月"就诊。症见:咳嗽1个多月,咽痒,痰色白无泡沫。无发热,眠纳可,二便调。舌淡,苔薄白,脉沉。有颈椎病病史。查体:双肺未闻及干湿啰音,心率82次/分,律整。外院行颈椎片提示颈4~6骨质增生。

**西医诊断:** 过敏性咳嗽?

**中医诊断:** 咳嗽。

**证候诊断:** 风邪犯肺。

**治 法:** 宣肺止咳。

**处 方:**

| | | | | |
|---|---|---|---|---|
| 紫菀15 g | 桔梗10 g | 百部10 g | 白前10 g | 陈皮10 g |
| 甘草6 g | 浙贝母15 g | 地龙10 g | 荆芥穗15 g(后下) | |
| 葛根30 g | 党参20 g | | | |

5剂,每天1剂,水煎服。

2017年8月28日复诊。咳嗽较前明显减轻,痰多,难咳,色黄。昨晚出现头晕，向左侧转头时症状加重，持续时间短，无恶心呕吐。眠纳可，二便调。舌淡边有齿印，苔薄白，脉沉。

**处　方：**

| 紫菀15 g | 桔梗10 g | 百部10 g | 白前10 g | 陈皮10 g |
| 甘草6 g | 浙贝母15 g | 地龙10 g | 荆芥穗15 g | 葛根30 g |
| 白芷15 g | 党参20 g | | | |

5剂，每天1剂，水煎服。

【按语】《黄帝内经》虽云："五脏六腑皆令人咳，非独肺也。"临床上，多见外感咳嗽。外感咳嗽，其病变在上焦肺卫，然四季时令特点各异，人体所感外邪也不尽相同，因而多有寒热等偏重。且风为百病之长，风邪常兼他邪合而致病，为外邪之先导，因风邪四季皆有，其性善行而数变，凡寒、湿、暑、燥、热诸邪，常依附于风而侵犯人体，从而形成外感风寒、风热、风燥、风痰。患者咳嗽虽属于中医"久咳"范畴，临床上黄德弘教授多采用止嗽散，取得了较好的治疗效果。止嗽散出自清代名医程钟龄《医学心悟》，原方由桔梗、荆芥穗、紫菀、百部、白前、甘草、陈皮组成。紫菀、百部以润肺、祛痰、止咳；桔梗开宣肺气，白前降气化痰，止咳平喘，陈皮理肺气，荆芥穗散风解表，甘草缓急止咳。本方温润平和，不寒不温，无攻击过当之虞，大有启门驱贼之势，对于治疗多种咳嗽都有良好效果。

（许辛仪　整理）

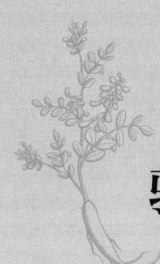

第三章

# 验案选录

# 第一节　口僻案

〔**案1**〕

蔡某某，女，53岁。2015年6月15日因"左侧面瘫1周"就诊。患者1周前晚上睡觉时吹风扇后出现左侧面瘫，于外院治疗后效果不佳，头痛，头晕，体倦乏力，眠欠佳，多梦，小便黄，大便干。舌淡红，苔薄白，脉浮弦。查体：神清，左额纹变浅，左眼睑闭合不全、露白3 mm，左鼻唇沟变浅，鼓腮左侧漏气，伸舌居中。

**西医诊断：** 左面神经炎。

**中医诊断：** 口僻。

**证候诊断：** 风邪入络。

**治　　法：** 祛风通络。

**处　　方：**

| 僵蚕10 g | 全蝎5 g | 蜈蚣3 g | 防风10 g | 荆芥穗15 g |

3剂，每天1剂，水煎服。

2015年6月18日二诊。患者左眼睑闭合不全改善，露白2.5 mm，无头痛头晕，体倦乏力，眠改善，二便调。舌淡红，苔薄白，脉弦。

**处　　方：**

| 僵蚕10 g | 全蝎5 g | 蜈蚣3条 | 防风10 g | 荆芥穗15 g |
| 地龙10 g | 薏苡仁20 g |

4剂，每天1剂，水煎服。

2015年6月22日三诊。患者左眼睑闭合完全，无头痛头晕，体倦乏力，眠改善，二便调。舌淡红，苔薄白，脉弦。

效不更方，守上方4剂，每天1剂，水煎服。

**【按语】**此为风痰阻于头面经络所致口僻。足阳明之脉挟口环唇，足太阳之脉起于目内眦。太阳外中于风，阳明内蓄痰浊，风痰循经阻于头面经络，则经隧不利，筋肉失养，故不用而缓；无邪之处，气血运行通畅，筋肉相对而急，缓者为急者牵引，故口眼㖞斜，口目瞤动。治宜祛风化痰，通络止痉。因医院无白附子，改予防风、荆芥穗祛风化痰，治头面之风，全蝎、僵蚕均能祛风止痉，其中全蝎长于通络，僵蚕有化痰作用，共为臣药。3剂后，患者症状改善，予上方加地龙、蜈蚣以通络，薏苡仁以祛湿通络。

"口僻"初起宜祛风通络，方用牵正散。治疗过程中随症加减，后期可加强益气固卫，如配合针刺治疗，效果更加明显，但针刺应掌握各期刺激量，以免弄巧成拙。

（许幸仪　整理）

〔案2〕

王某某，男，62岁，2016年7月28日因"左侧口眼㖞斜3天"就诊。患者3天前睡醒后出现左侧口眼㖞斜，无头痛，颈部转侧灵活，无发热，无咳嗽咳痰，眠纳可，二便调。舌淡红，苔薄白，脉浮。

既往有高血压病、糖尿病病史。查体：左侧额纹、鼻唇沟变浅，左眼闭合不全，贝尔氏征（+），不能鼓腮、吹气，伸舌居中。四肢肌力正常。

**西医诊断：**左侧面神经炎。

**中医诊断：**口僻。

**证候诊断：**表虚不固，风邪入中。

**治　　法：**祛风通络，益气固表。

**处　　方：**

| | | | | |
|---|---|---|---|---|
| 黄芪20 g | 白术15 g | 防风15 g | 茯苓20 g | 地龙10 g |
| 全蝎5 g | 川芎15 g | 菊花15 g | | |

4剂，每天1剂，水煎服。

2016年8月1日复诊。患者左侧口眼㖞斜较前改善。舌脉同前。

处　方：

| 黄芪20 g | 白术15 g | 防风15 g | 茯苓20 g | 地龙10 g |
| 全蝎5 g | 川芎15 g | 桃仁10 g | 红花10 g | 鸡血藤30 g |

7剂，每天1剂，水煎服。

【按语】本案患者为口僻，西医称面神经炎。西医一般用激素治疗面神经炎，但激素的副作用较多，糖尿病、高血压病的患者对激素的使用有相对禁忌。予该患者短时激素和中药联合治疗，激素的副作用也不明显，效果不错。本例予玉屏风散加祛风药。患者年老表虚不固易致风邪入中而口眼㖞斜，故予玉屏风散益气固表治本，祛风药治标，标本兼顾，见效很快。

面瘫急性期治疗的代表方为牵正散，祛风通络为先，但不应拘泥于此，若体虚患者应予扶正，尤其是反复发病者。

（陈秀慧　整理）

〔案3〕

梁某某，女，44岁，2016年8月4日因"左侧面瘫1周"就诊。患者1周前晚上睡觉时吹风扇后出现左侧面瘫，于外院治疗后效果不佳，到我院就诊。现症见：头痛，头晕，口干、口苦，眠可，多梦，小便黄，大便干。舌边尖微红，舌苔薄黄，脉浮数。查体：神清，左额纹变浅，左眼睑闭合不全、露白3 mm，左鼻唇沟变浅，鼓腮左侧漏气，伸舌居中。

**西医诊断：**左面神经炎。

**中医诊断：**口僻。

**证候诊断：**风热袭络。

**治　法：**祛风清热，活血通络。

处　方：

| 川芎10 g | 秦艽10 g | 当归5 g | 赤芍10 g | 石膏15 g（先煎） |
| 羌活10 g | 防风9 g | 黄芩12 g | 生地黄10 g | 金银花10 g |
| 野菊花10 g | 僵蚕10 g | 甘草5 g | | |

7剂，每天1剂，水煎服。

2016年8月11日复诊。患者诸症明显好转。舌脉同前。

效不更方。继续服上方7剂,每天1剂,水煎服。

【按语】口僻,中医认为本病多由于风邪乘虚入中头面阳明脉络,使颜面一侧营卫不和,气血痹阻,经脉失养而发病。本病辨证论治当辨清外感与内伤。本例患者外感风热之邪,早期以疏散风邪为法,后期以祛风化痰为主。秦艽祛风通行经络,羌活、防风祛风散邪,当归、赤芍、生地黄、川芎养血和血,黄芩、石膏、金银花、野菊花凉血清热,僵蚕祛风通络,甘草和中调药。

面瘫早期和后期治疗侧重点不同,早期不必拘泥于"牵正散"一方,应四诊合参辨证施治,后期应视情况加强扶正固表。

（许幸仪　整理）

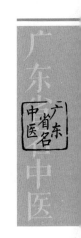

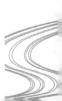

# 第二节　眩晕案

〔**案1**〕

张某某，男，50岁，2015年3月5日因"头晕2天"就诊。患者3天前出现浑身酸痛，曾有低热，于外院打点滴后症状可缓解（具体药物、用量不详），无天旋地转感，无恶心欲吐，无颈项酸痛，纳一般，眠欠佳，难入睡。舌淡暗胖，苔白腻，脉弦。患者既往有慢性胃炎、十二指肠溃疡病史。

**西医诊断：** 上呼吸道感染。

**中医诊断：** 眩晕。

**证候诊断：** 风邪入络。

**治　　法：** 祛风散寒。

**处　　方：**

| | | | | |
|---|---|---|---|---|
| 川芎15g | 羌活15g | 细辛3g | 白芷15g | 甘草6g |
| 防风10g | 薄荷6g（后下） | | 葛根30g | 白术15g |

4剂，每天1剂，水煎服。

1周后电话联系患者，获知服药3天后症状消失。

**【按语】** 患者虽然热退，但表邪未解，故祛风散寒，投以川芎茶调散。岭南之地，多夹湿气，羌活乃辛苦温燥之品，其辛散祛风，味苦燥湿，性温散寒，故可祛风除湿止痛；防风、白芷入太阳经，祛风通窍，且善止眩晕；细辛祛风散寒，通窍止痛；川芎活血行气，祛风止痛；薄荷疏解少阳；葛根升阳解肌；因舌胖、苔白腻，加白术以健脾燥湿；甘草调和诸药。辨证准确，配伍得当，疗效立现。

（许幸仪　整理）

〔**案2**〕

黄某，男，61岁，2015年9月14日因"突发头晕1周"就诊。患者1周前突发反复发作活动后头晕，每次持续1分钟，天旋地转感，口干，时有烦躁，二便调。唇发暗，舌暗红，舌下静脉迂曲，苔薄白，脉沉。

**西医诊断：**良性阵发性位置性眩晕。

**中医诊断：**眩晕。

**证候诊断：**气滞血瘀。

**治　　法：**行气活血化瘀。

**处　　方：**

| 桃仁10g | 红花10g | 熟地黄15g | 川芎15g | 赤芍10g |
| 蒺藜10g | 蔓荆子10g | 夏枯草30g | 大枣15g | 全蝎5g |
| 党参20g | | | | |

7剂，每天1剂，水煎服。

1周后电话随访，症状消失。

【**按语**】桃红四物汤临床应用广泛。脉为血之府，脉络遍布全身，该方能逐脉中瘀滞，所治诸证均是脉中瘀血为患。该患者表现为眩晕反复发作，唇色暗，舌暗红，舌下静脉迂曲，乃瘀血阻络，脑脉郁滞挛急，脑失营阴濡养所致。方中桃仁、红花、赤芍、川芎行脉中瘀血；蔓荆子、蒺藜、全蝎疏肝祛风通络；夏枯草清泄郁热，党参、大枣健脾益气，熟地黄补血，在活血之中寓含益气、补血，以达脑脉盈满通畅，脑得血养，眩晕诸症可除。

患者症见眩晕突发，口干，烦躁，貌似"肝阳上亢"之征。但其唇发暗，舌暗红，舌下静脉迂曲，脉沉而不弦。故辨"血瘀"为主，治以活血化瘀，佐以疏肝理气祛风。

头痛、眩晕、肩颈痛的患者常辨证为"气滞血瘀"，虽然患病不同，但证相同，均可予理气活血，即"异病同治"。

（许幸仪　整理）

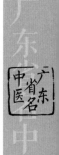

〔**案3**〕

郑某某，女，51岁，2015年9月21日因"头晕2天"就诊。患者头晕，胸闷，胁痛，口苦，纳可，眠差，二便调。舌淡红，苔薄白，脉弦。

**西医诊断**：更年期综合征？

**中医诊断**：眩晕。

**证候诊断**：肝气郁结。

**治　　法**：疏肝理气。

**处　　方**：

| | | | | |
|---|---|---|---|---|
| 柴胡25g | 黄芩10g | 法半夏10g | 大枣10g | 党参10g |
| 炙甘草6g | 木香6g（后下） | | 石菖蒲15g | 川芎15g |
| 陈皮6g | 酸枣仁30g | 合欢皮30g | 桔梗10g | |

7剂，每天1剂，水煎服。

2015年9月28日复诊。近两天头晕、胸闷时有反复，胁痛明显减轻，无口苦，眠改善。舌淡红，苔薄白，脉弦。

**处　　方**：

| | | | | |
|---|---|---|---|---|
| 柴胡25g | 黄芩10g | 法半夏10g | 大枣10g | 党参10g |
| 炙甘草6g | 木香6g（后下） | | 石菖蒲15g | 川芎15g |
| 酸枣仁30g | 天麻10g | 白芷15g | 郁金10g | |

7剂，每天1剂，水煎服。

【**按语**】本例予小柴胡汤加减治疗。小柴胡汤原是治疗伤寒邪在半表半里，和解少阳的方剂，黄德弘教授在本例中运用小柴胡汤疏肝理气，减去了小柴胡汤中解表的生姜，加木香、郁金以加强理气的作用，予酸枣仁、合欢皮安神，天麻平肝，川芎养血，诸药合用，起到疏肝理气、养血平肝的功效。黄德弘教授认为运用经方时，只要主证符合便可应用。

（陈秀慧　整理）

〔**案4**〕

雷某某，女，49岁，2015年11月12日因"反复头晕1周"就诊。患者1

周来反复出现头晕，伴耳鸣，无心悸，纳呆，眠差。二便调。舌淡红，苔薄白，脉弦细。诉近几月经期延迟，经量减少。查体：血压120/80 mmHg，神清，眼震（－），双眼球运动正常，四肢肌力、肌张力正常，指鼻试验稳准。病理征（－）。

**西医诊断：**头晕查因：后循环缺血？

**中医诊断：**眩晕。

**证候诊断：**脾肾两虚。

**治　　法：**补脾益肾。

**处　　方：**

牡丹皮15 g　熟附子10 g（先煎）　　　山药10 g　　　生地黄20 g

泽泻15 g　　桂枝15 g　　山茱萸10 g　茯苓20 g　　　党参20 g

酸枣仁30 g　合欢皮30 g　川芎15 g　　远志10 g　　　山楂15 g

7剂，每天1剂，水煎服。

2015年11月19日复诊。患者自诉晨起少许头晕，左耳少许耳鸣，无心悸，眠可，纳呆。舌淡红，苔薄白，脉弦细。

**处　　方：**

牡丹皮15 g　熟附子10 g（先煎）　　　山药15 g　　　生地黄20 g

泽泻15 g　　桂枝15 g　　山茱萸10 g　茯苓20 g　　　党参20 g

合欢皮30 g　麦芽20 g　　稻芽20 g　　鸡内金5 g

7剂，每天1剂，水煎服。

**【按语】**四诊合参，辨为"脾肾亏虚"，予肾气丸加味。初诊在肾气丸基础上加安神的酸枣仁、远志、合欢皮，川芎为引经药，山楂消食开胃。之后患者睡眠改善，但仍纳呆，就减去安神药，改予党参、稻芽、麦芽、鸡内金等药健脾开胃。

该患者尚有经期延迟，经量减少，考虑气血不足，肝肾亏虚，脾失健运，故以固先天之本并补后天之本。

（陈秀慧　整理）

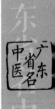
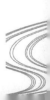

卢某某，男，61岁，2015年11月12日因"反复头晕3天"就诊。患者头晕，恶心，欲呕，手指麻木，心悸，无胸闷，汗出，纳差，二便调。舌淡，苔薄黄，脉弦滑。

**西医诊断：**后循环缺血。

**中医诊断：**眩晕。

**证候诊断：**痰浊中阻。

**治　　法：**化痰降浊和中。

**处　　方：**

| 法半夏15 g | 陈皮5 g | 茯苓20 g | 炙甘草6 g | 枳实15 g |
| 竹茹10 g | 桃仁10 g | 红花10 g | 白术15 g | 川芎15 g |
| 桔梗10 g | 龙脷叶20 g | | | |

4剂，每天1剂，水煎服。

2015年11月16日复诊。患者自述头晕减，无恶心、欲呕，手指麻木减轻，汗减，无心悸，觉神疲体倦，干咳无痰，时咽痒，纳改善，眠可，二便调。舌淡，苔薄黄，脉弦滑。

**证候诊断：**痰浊中阻兼气虚。

**治　　法：**化痰降浊益气。

**处　　方：**

| 法半夏15 g | 陈皮5 g | 茯苓20 g | 炙甘草6 g | 枳实15 g |
| 竹茹10 g | 桃仁10 g | 红花10 g | 白术15 g | 川芎15 g |
| 党参20 g | 黄芪30 g | | | |

4剂，每天1剂，水煎服。

**【按语】**该例用温胆汤加味治疗。考虑患者痰浊中阻导致头晕，痰浊阻滞经络故见手指麻木，脾虚易生痰湿，神疲、体倦、纳差均为脾虚之象。方中予温胆汤化痰降浊，再加桃仁、红花活血，党参、黄芪、白术补气健脾，以绝痰液化生之源，川芎为引经药，引药上达头部。

痰瘀互结，临床常见，临证时须辨清孰轻孰重，确定治疗原则。用药时以化痰为主兼以祛瘀，还是以活血为主兼以化痰，应仔细掂量。

痰浊中阻，清阳不升之眩晕的患者临床上并不少见，只要辨证准确，可获良效。眩晕患者不能一味投以"镇肝潜阳"或"补益气血"之品。

（陈秀慧　整理）

〔案6〕

关某某，男，62岁，2015年12月10日因"头晕2天"就诊。患者头晕，疲乏，目眩，胃纳一般，睡眠欠佳，二便调。舌淡红，苔薄白，脉细。

**西医诊断：** 后循环缺血。

**中医诊断：** 眩晕。

**证候诊断：** 气阴两虚。

**治　　法：** 益气养阴安神。

**处　　方：**

| | | | | |
|---|---|---|---|---|
| 生地黄20 g | 黄芪30 g | 党参20 g | 五味子10 g | 柏子仁15 g |
| 丹参15 g | 当归10 g | 麦冬10 g | 酸枣仁20 g | 远志10 g |
| 桔梗10 g | 茯苓15 g | 合欢皮30 g | | |

7剂，每天1剂，水煎服。

2015年12月21日复诊。服药后头晕症状明显减轻，现仍有头胀感，体倦减，怕冷，口干，眠欠佳，多梦，纳一般，小便多，大便调。舌淡红，苔白，脉沉细。

效不更方。守上方7剂。服药后症状消失。

【按语】四诊合参，属气血不足，因夜寐不安，故投以天王补心丹、生脉散加减，以补心血，宁心神。方中加大黄芪用量，增强补气之功，生地黄养血活血，黄芪、党参、茯苓益气宁心，酸枣仁、五味子以收敛心气而安心神，柏子仁、远志、麦冬以养心安神，合欢皮以疏肝解郁，当归、丹参以凉血养血，桔梗以载药上行。遣方得当，效果显著。

（许幸仪　整理）

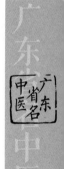

曾某某，女，63岁，2016年2月28日因"头晕反复发作2年，加重1个月"就诊。患者现头晕反复发作，夜间明显，头昏沉感，耳鸣，头部隐痛，起床后痰多，色白，睡后易醒，梦多，夜尿频，大便正常。舌暗红，苔薄黄，脉沉细。查体：血压110/70 mmHg，神清，记忆力正常，四肢肌力、肌张力正常。

**西医诊断：** 脑动脉硬化？

**中医诊断：** 眩晕。

**证候诊断：** 肝肾不足。

**治　　法：** 补益肝肾。

**处　　方：**

| 山茱萸10 g | 熟地黄15 g | 川牛膝10 g | 枸杞子20 g | 龟甲15 g（先煎） |
| 山药15 g | 菟丝子15 g | 龙骨30 g（先煎） | | 牡蛎30 g（先煎） |
| 牡丹皮15 g | 川芎15 g | 石菖蒲15 g | | |

7剂，每天1剂，水煎服。

2016年3月10日二诊。患者诸症均改善。效不更方。守上方14剂。

2016年3月28日三诊。患者头晕明显减轻，睡眠改善，少许耳鸣，夜尿减少。舌暗红，苔薄黄，脉沉。

**处　　方：**

| 山茱萸10 g | 熟地黄15 g | 川牛膝10 g | 枸杞子20 g | 山药15 g |
| 龟甲15 g（先煎） | | 菟丝子15 g | 牡丹皮15 g | 石菖蒲15 g |
| 黄芪30 g | 党参20 g | 郁金15 g | | |

14剂，每天1剂，水煎服。

【按语】眩晕是患者对于空间关系的定向感觉障碍或平衡感觉障碍。中医认为，眩晕的病因病机多为风、火、痰、虚、瘀等，病位在脑，与肝、脾、肾关系密切，其中尤以肝为重。黄德弘教授认为，虚证的眩晕多见于老年人。该患者年过六旬，精髓不足，不能上充于脑，故眩晕；肾虚，心肾不交，故少寐多梦；腰为肾之府，肾虚则腰膝酸软；肾开窍于耳，肾虚故时时耳鸣；精关不固，则见夜尿频；偏阴虚则生内热，故五心烦热，舌红，脉弦细数。方以熟地黄滋阴补肾，填精益髓；臣以山茱萸补养肝肾，并能涩精；山药补益脾阴，亦能固肾；牡丹皮清泄虚热；枸杞子滋阴清热，龟甲、牡蛎、龙骨息风潜阳；川芎、郁金活血；石菖蒲开窍安神。

眩晕一证病因复杂，虚实夹杂者亦不少见，因此临床须四诊合参，攻补兼施，标本兼治。

（许幸仪　整理）

## 〔案8〕

顾某某，女，64岁，2016年3月10日因"反复头晕2个月"就诊。患者2个月前开始出现头部转侧时突发头晕，每次持续数秒可以缓解，每天发作十数次至二十多次不等，影响日常活动，发作时伴旋转感，无呕吐。曾西医诊断为"耳石症"，多次手法复位。复位后头晕缓解，但不久复发。纳差，疲乏，焦虑，眠差，二便调。舌淡，苔薄白，脉沉无力。既往有高血压病3年，一直服降压药治疗，血压稳定。体查：Dix-Hallpike体位试验阳性。

**西医诊断：** 耳石症。

**中医诊断：** 眩晕。

**证候诊断：** 中气不足。

**治　　法：** 补益中气。

**处　　方：**

| 黄芪25 g | 白术15 g | 当归10 g | 陈皮6 g | 升麻10 g |
|---|---|---|---|---|
| 柴胡6 g | 生姜9片 | 大枣6枚 | 郁金10 g | 茯苓12 g |
| 太子参15 g | 丹参10 g | 茉莉花10 g | 炙甘草10 g | |

4剂，每天1剂，水煎服。

2016年3月15日复诊。头晕发作减少、发作程度减轻，纳稍差，眠略好转，焦虑减，二便调。舌淡，苔薄白，脉沉无力。

**处　　方：**

| 黄芪30 g | 白术15 g | 当归10 g | 陈皮6 g | 升麻10 g |
|---|---|---|---|---|

| 柴胡6 g | 生姜9片 | 大枣6枚 | 郁金10 g | 茯苓12 g |
|---------|---------|---------|----------|----------|
| 太子参15 g | 丹参10 g | 茉莉花10 g | 山楂10 g | |
| 炙甘草10 g | | | | |

7剂，每天1剂，水煎服。

**【按语】**良性位置性眩晕又称为耳石症，是指头部迅速运动至某一特定头位时出现的短暂阵发性发作的眩晕和眼震，多发于中年人，女性略多，发病突然，症状的发生常与某种头位或体位变化有关，可周期性加重或缓解，病程时间长短不一。耳石症西医治疗方法为手法复位。该患者头晕2个月曾多次手法复位，但不久复发，病情缠绵，甚为焦虑。经辨证发现患者头晕的同时伴有气虚及肝郁症状，按气虚予补中益气汤治疗并酌情加入茉莉花、郁金疏肝解郁，丹参活血以助行气，效果颇佳，患者发作明显减少。

补中益气汤是黄德弘教授常用的方剂，他善用该方治疗多种疾病，如头晕、头痛、失眠、心悸、麻木、痹证、颤证、虚劳等，只要患者具有明显的中气不足的舌脉证候表现，黄德弘教授往往会首选这个方剂。临床中只要辨证准确，运用此方疗效往往立竿见影。

补中益气汤中黄芪、升麻、柴胡是补气升阳的基本结构；太子参、白术、炙甘草为补气药；当归养血，血为气之母，养血可助补气之力；陈皮理气，使补而不滞；山楂消食健脾。本例加用了疏肝解郁的茉莉花、郁金，活血的丹参，使气行顺畅。诸药合用，补中益气的效果明显。

（陈秀慧　整理）

〔**案9**〕

罗某某，女，66岁，2016年7月7日因"左侧肢体乏力伴头晕2年多"就诊。症见：左侧肢体乏力，麻木，头晕，多于起床、低头时头晕，呈天旋地转感，无恶心呕吐，伴有耳鸣，持续约1分钟，伴有汗出，偶有胸痛，无腹痛腹泻，纳可，眠一般，二便调。舌暗淡，苔白腻，脉沉滑。有高血压病。查体：血压150/75 mmHg，心肺（－）。眼震（－），Dix-Hallpike试验未引出眼震。指鼻试验（－）。

**西医诊断：**耳石症？

**中医诊断：**眩晕。

**证候诊断：**痰浊阻窍。

**治　　法：**化痰降浊，通络开窍。

**处　　方：**

| | | | | |
|---|---|---|---|---|
| 法半夏15g | 陈皮5g | 茯苓20g | 竹茹10g | 枳实15g |
| 大枣15g | 桃仁10g | 红花10g | 川芎15g | 桂枝15g |
| 细辛5g | 炙甘草6g | | | |

7剂，每天1剂，水煎服。

2016年7月14日复诊。症状好转，舌脉同前。

**处　　方：**

| | | | | |
|---|---|---|---|---|
| 法半夏15g | 陈皮5g | 党参20g | 白术15g | 茯苓20g |
| 郁金10g | 桃仁10g | 红花10g | 地龙10g | 黄芪30g |
| 葛根30g | 炙甘草6g | | | |

7剂，每天1剂，水煎服。

【按语】患者的舌脉提示痰浊阻窍，予温胆汤为主行气化痰，首诊加用桃仁、红花、川芎以活血，桂枝、细辛以温化。复诊时症状改善予郁金舒郁理气，桃仁、红花、地龙活血通络，黄芪益气健脾以绝生痰之源，葛根升阳以助黄芪补气，诸药合用，药效显著。

"善治痰者，治痰而治气"，"善治痰者，惟能使之不生，方是补天之手"，先贤之训，至今仍有重要的指导意义。

（陈秀慧　整理）

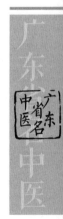

〔**案10**〕

刘某某，男，76岁，2016年10月10日因"突发眩晕1次"就诊。患者于9月28日在公园散步突发头晕，站立不稳，时间约几秒，近几天走路欠稳，自觉短气，胃纳可，大便干结，小便调。舌暗红，苔薄白，脉弦。有高血压病10年余。查体：神清，颅神经检查未见异常，四肢肌张力正常，肌力Ⅴ级，未引出病理征。

**西医诊断：**后循环缺血？

**中医诊断：**眩晕。

**证候诊断：**气虚血瘀。

**治　　法：**益气活血通络。

**处　　方：**

| | | | | |
|---|---|---|---|---|
| 黄芪40 g | 当归10 g | 赤芍15 g | 地龙10 g | 川芎15 g |
| 桃仁10 g | 红花10 g | 白术30 g | 杜仲15 g | 牛膝15 g |
| 茯苓20 g | 薏苡仁20 g | | | |

4剂，每天1剂，水煎服。

2016年10月13日二诊。患者无头晕，走路尚稳，纳眠可，二便调。舌暗红，苔薄白，脉弦。查头颅MRI：双侧基底节区及左侧丘脑陈旧性腔隙性脑梗死，脑白质变性。

**处　　方：**

| | | | | |
|---|---|---|---|---|
| 黄芪40 g | 当归10 g | 赤芍15 g | 地龙10 g | 川芎15 g |
| 桃仁10 g | 红花10 g | 白术30 g | 杜仲15 g | 牛膝15 g |
| 鸡血藤30 g | 益母草30 g | | | |

4剂，每天1剂，水煎服。

2016年10月20日三诊。患者无头晕，走路尚稳，纳眠可，二便调。舌暗红，苔薄白，脉弦。效不更方。继续守上方7剂，每天1剂，水煎服。

【按语】眩是指眼花或眼前发黑，晕是指头晕甚或感觉自身或外界景物旋转，二者常同时并见，故统称为"眩晕"。《景岳全书·眩晕》中指出："眩晕一证，虚者居其八九，而兼火兼痰者，不过十中一二耳。"强调"无虚不能作眩"。

清代医家王清任吸收了朱丹溪治以"四物汤加桃仁、红花"的经验，在活血化瘀药物的应用上注重活血与补血之品同用，并且主张在辨治血瘀证时，必须"审气血之荣枯，辨经络之通滞"，若"能使周身之气通而不滞，血活而不瘀，气通血活，何患疾病不除"，即"治瘀必求于气"，创补阳还五汤名方。黄德弘教授师其意，异病同治，予补气活血化瘀治疗气虚血瘀证的眩晕。

临床上"补阳还五汤"应用广泛，相关报道很多，不必拘泥该方为治疗半身不遂的代表方。黄德弘教授除在治疗中风时运用补阳还五汤，治疗眩晕、痹病等疾病时也使用此方。其中黄芪补后天之本，益脾气；当归补血活血，以大量的补气药与少量的活血药相配，使气旺则血行；当归、赤芍、川芎、桃仁、红花以活血化瘀，地龙以通络，白术、茯苓、薏苡仁以健脾益气渗湿，牛膝、杜仲以补益肝肾。4剂后，患者症状好转，去茯苓、薏苡仁，改予鸡血藤、益母草以补血活血。

老年患者往往症状复杂，病程较长，虚实夹杂，故治宜攻补兼施，既要攻邪，又要注意扶正。

（许幸仪　整理）

〔**案11**〕

朱某某，女，36岁，2016年12月22日因"头晕1周"就诊。症见：头晕，耳鸣，无肩颈痛，眠差难入睡，纳可，二便调。舌淡红，苔薄白，脉弦细。

**西医诊断：**神经官能症。

**中医诊断：**眩晕。

**证候诊断：**心脾两虚。

**治　　法：**健脾养心。

**处　　方：**

| | | | |
|---|---|---|---|
| 远志10g | 龙眼肉10g | 木香10g（后下） | 党参20g |
| 茯苓15g | 黄芪30g | 当归10g | 白术15g | 酸枣仁20g |
| 合欢皮30g | 菟丝子15g | 金樱子15g | 肉桂3g（焗服） | 炙甘草6g |

4剂，每天1剂，水煎服。

2016年12月25日复诊。患者头晕、耳鸣减，右耳牵拉痛，纳眠可，二便调。舌淡红，苔薄白，脉弦细。

处　方：

| | | | | |
|---|---|---|---|---|
| 远志10g | 龙眼肉10g | 木香10g（后下） | | 党参20g |
| 茯苓15g | 黄芪30g | 当归10g | 白术15g | 酸枣仁20g |
| 合欢皮30g | 菟丝子15g | 金樱子15g | 葛根30g | 炙甘草6g |

7剂，每天1剂，水煎服。

【按语】四诊合参，当属心脾两虚证，投以治心脾两虚的代表方归脾汤。归脾汤临床应用十分广泛，如眩晕、头痛、失眠、心悸、便血、崩漏等均可使用，中医治疗既要辨病，更要辨证，故有"同病异治"和"异病同治"。

（陈秀慧　整理）

〔案12〕

刘某某，女，53岁，2017年2月9日因"反复头晕1年余，手指麻木10余天"就诊。患者反复头晕1年余，近十几天右手指麻木，嗜睡，纳可，二便调。舌暗红，苔黄腻，脉滑。查体：颈椎无压痛，颈椎诱发试验（－）。

**西医诊断：**颈椎病？

**中医诊断：**眩晕。

**证候诊断：**瘀血阻络。

**治　法：**祛瘀通络。

**处　方：**

| | | | | |
|---|---|---|---|---|
| 川芎15g | 当归10g | 生地黄20g | 牛膝15g | 红花10g |
| 桔梗10g | 桃仁10g | 枳壳15g | 柴胡10g | 赤芍15g |
| 葛根30g | 桂枝15g | 细辛3g | 甘草6g | |

4剂，每天1剂，水煎服。

2017年2月13日二诊。患者头晕、右手指麻木改善，嗜睡，纳可，二便调。舌暗红，苔黄腻，脉滑。

效不更方，守上方6剂。

2017年2月20日三诊。患者时有少许头晕，右手指麻木明显改善，嗜睡，纳可，二便调。舌暗红，苔薄黄，脉弦沉细。2017年2月16日颈椎MRI提示：颈椎退行性改变，颈3/4、颈4/5、颈5/6椎间盘向后方突出，颈3/4水平相应椎管轻度狭窄。

**处　方：**

| | | | | |
|---|---|---|---|---|
| 川芎15 g | 当归10 g | 生地黄20 g | 牛膝15 g | 红花10 g |
| 桔梗10 g | 桃仁10 g | 枳壳15 g | 柴胡10 g | 赤芍15 g |
| 葛根30 g | 桂枝15 g | 细辛3 g | 甘草6 g | 黄芪30 g |

10剂，每天1剂，水煎服。

【按语】患者反复头晕1年余，新发症状为"手指麻木10余天"，考虑有"臂丛神经损害"，结合舌脉，辨为"血瘀"。眩晕是常见多发性病，如《仁斋直指方》指出："瘀滞不行，皆能眩晕。"患者年过五旬，饮食失调，湿浊内生，痰滞经络，气机不畅，血行瘀滞，痰瘀互结，上扰清窍，发为眩晕。此例先予血府逐瘀汤化裁，桃仁破血行滞而润燥，红花活血祛瘀以止痛，赤芍、川芎活血祛瘀；牛膝活血通经，祛瘀止痛，生地黄、当归养血益阴，清热活血；桔梗、枳壳，一升一降，宽胸行气；柴胡疏肝解郁，升达清阳，葛根以升阳解肌，桂枝、细辛以温阳通经，甘草调和诸药。服药4剂后症状明显减轻，考虑患者平素喜睡，舌苔虽黄，但脉沉细，仍为脾气不足，运化失司，不能濡养清窍，故在前方加黄芪30 g以补益脾气。

（许辛仪　整理）

〔案13〕

李某，女，60岁，2017年6月12日因"反复头晕3年，发作半天"就诊。患者就诊当天头晕发作，四肢麻木，颈项酸痛，心悸、气短、目涩、二便调。舌淡，边有齿印，苔薄白，脉沉细。查体：第6、第7颈椎压痛（＋），颈椎诱发试验（＋）。

**西医诊断：**颈椎病。

**中医诊断：**眩晕。

**证候诊断：**气血两虚。

**治　法：**益气养血。

**处　　方：**

| | | | | |
|---|---|---|---|---|
| 川芎15 g | 白术15 g | 白芍15 g | 茯苓20 g | 党参20 g |
| 生地黄20 g | 当归10 g | 黄芪30 g | 杜仲15 g | 牛膝15 g |
| 葛根30 g | 白芷15 g | 细辛5 g | 桂枝15 g | 炙甘草10 g |

4剂，每天1剂，水煎服。

2017年6月15日二诊。患者服药后头晕改善，现觉后枕部头皮发麻，四肢麻木，颈项酸痛，心悸、气短，目涩，口干，眠差，易醒，纳可，大便干结，小便调。体格检查：第6、第7颈椎压痛（＋），颈椎诱发试验（＋）。舌淡，边有齿印，苔薄白，脉沉细。

**证候诊断：** 心血不足。

**治　　法：** 益气养血安神。

**处　　方：**

| | | | | |
|---|---|---|---|---|
| 五味子10 g | 柏子仁15 g | 丹参15 g | 当归10 g | 麦冬15 g |
| 酸枣仁20 g | 远志10 g | 桔梗10 g | 茯苓20 g | 党参20 g |
| 生地黄20 g | 枸杞子15 g | 黄芪30 g | 白术30 g | |

4剂，每天1剂，水煎服。

2017年6月19日三诊。患者头晕进一步改善，现觉后枕部头皮发麻，四肢麻木，颈项酸痛，心悸、气短、目涩、口干减轻，眠好转，易醒，纳可，二便调。舌淡，边有齿印，苔薄白，脉沉细。

**证候诊断：** 心脾两虚。

**治　　法：** 益气养血。

**处　　方：**

| | | | | |
|---|---|---|---|---|
| 柏子仁15 g | 木香10 g | 茯苓20 g | 党参20 g | 黄芪30 g |
| 白术15 g | 酸枣仁20 g | 五味子10 g | 菟丝子15 g | 杜仲15 g |
| 牛膝15 g | 续断15 g | 炙甘草6 g | | |

6剂，每天1剂，水煎服。

**【按语】** 四诊合参结合舌脉考虑气血亏虚所致，予八珍汤加补肾温经的药物治疗，经治疗后患者的头晕症状好转。八珍汤中的熟地黄，黄德弘教授多改用生地黄，因黄德弘教授认为熟地黄过于温燥滋腻。二诊患者头晕好转，出现目涩、口干、大便干结等血虚症状，考虑气虚症状好转，变为心血不足的表现，故改为天王补心丹养阴治疗其头晕以及失眠、心悸。三诊患者症状进一步好转，在二诊方子的基础上加了固肾的杜仲、牛膝、续断、菟丝子等药物，补肾精之不足，使肾精上承，制约心火，从根本上改善患者的症状。

临证时要做好四诊合参，对症下药。随着病情变化，还必须抓住主要矛盾，"气血两虚"必须分清"气虚"为主还是"血虚"为主，随症加减，方奏良效。

（陈秀慧　整理）

---

〔**案14**〕

杨某某，女，51岁，2017年9月4日因"反复头晕头痛15年"就诊。症见：头晕以头部昏沉感为主，无天旋地转感，伴颈部酸痛、伴头部隐痛，麻木感。患者自诉看电子产品会加重头昏感，近10多天出现鼻头麻木感，在五官科喷鼻等治疗未见好转。患者易疲乏，四肢困重，无明显恶寒，口干口苦，晨起明显，眠可，纳一般，易反酸，二便调，间有大便完谷不化。舌暗淡，苔薄黄，脉弦滑。既往有颈椎病、腰椎间盘突出症病史。查体：血压100/65 mmHg，四肢肌力正常，病理征未引出。

**西医诊断：**慢性主观性头晕？

**中医诊断：**眩晕。

**证候诊断：**痰浊中阻。

**治　法：**祛痰化浊，健脾和中。

**处　方：**

| | | | | |
|---|---|---|---|---|
| 法半夏15 g | 大枣15 g | 茯苓20 g | 天麻10 g | 甘草6 g |
| 白术15 g | 陈皮5 g | 羌活15 g | 党参20 g | 厚朴10 g |
| 砂仁10 g（后下） | | 香附10 g | | |

4剂，每天1剂，水煎服。

2017年9月7日复诊。患者头部昏沉感减轻，无天旋地转感，伴肩颈部仍有酸痛，头部隐痛，时轻时重，仍有麻木感，鼻头麻木感，时有面部麻木，腰痛，易疲乏，四肢困重，口干口苦，纳一般，无反酸，小便调，便溏，今日大便正常。眠差，多梦。舌暗淡，苔薄黄，脉弦细滑。

**处　方：**

| 法半夏15g | 大枣15g | 茯苓20g | 天麻10g | 甘草6g |
| 白术15g | 陈皮5g | 党参20g | 厚朴10g | 砂仁10g（后下） |
| 香附10g | 葛根30g | 杜仲15g | 川牛膝15g | |

7剂，每天1剂，水煎服。

**【按语】**该患者有头晕、麻木、昏沉、酸痛等症状，结合舌暗淡、苔薄黄、脉弦细滑等表现，考虑为脾虚致痰湿内停、阻滞气机的痰浊中阻证，予半夏白术天麻汤加减。实际治疗上是半夏白术天麻汤、陈夏六君汤的合方，并加用了厚朴、砂仁、香附等理气药以行气理滞、助脾胃运化，进一步加强健脾化湿的效果。另加川牛膝、羌活等祛风湿的药物，以缓解肌肉酸痛的症状。诸药合用，起到很好的祛痰化浊、健脾和中作用，使患者的诸多症状得以缓解。

（陈秀慧　整理）

〔**案15**〕

张某某，女，48岁，2017年10月19日因"反复头晕头痛半年"就诊。患者半年前开始反复出现头晕头痛，伴右手麻木酸痛，口干口苦，善饥，嗳气，眠差，大便干结，小便黄。舌淡红，苔薄黄，脉弦。查体：第3、第4颈椎棘突压痛（＋），颈椎诱发试验（＋）。

**西医诊断：**颈椎病。

**中医诊断：**眩晕。

**证候诊断：**肝郁火旺。

**治　法：**疏肝理气，清肝解郁。

**处　方：**

| 柴胡15g | 川芎15g | 香附10g | 石膏30g（先煎） |

炙甘草6 g　　黄连10 g　　枳壳15 g　　知母15 g　　蒺藜10 g

蔓荆子10 g　　白芍15 g　　陈皮5 g

4剂，每天1剂，水煎服。

2017年10月23日复诊。仍有少许头晕，发作时欲呕，天旋地转感，头重不适，耳痒及双手大拇指麻木改善，近日有下腹部疼痛，口干口臭，欲饮温水，善饥，嗳气改善，眠差，大便好转，小便黄。舌淡红，苔薄黄，脉弦。查体：第3、第4、第5颈椎棘突压痛，颈椎诱发试验（＋）。辅助检查：颈椎片提示"颈椎退行性骨关节病"。

**处　　方：**

柴胡15 g　　川芎15 g　　香附10 g　　石膏30 g（先煎）

炙甘草6 g　　黄连10 g　　枳壳15 g　　蒺藜10 g　　蔓荆子10 g

白芍15 g　　陈皮5 g　　黄芩10 g　　白芷15 g　　葛根30 g

7剂，每天1剂，水煎服。

**【按语】** 该患者脉弦非常明显，且有口干口苦、大便干结、小便黄、苔黄等热证表现，乃肝郁化火之征，药用柴胡疏肝散加味，加用知母、黄连、石膏等以清热，另蒺藜、蔓荆子为引经药，引药上达头部。

此病例存在"臂丛神经损伤"，既往黄德弘教授常用血府逐瘀汤治疗该病。但本例患者主症及舌脉一派肝郁火旺之象，故予疏肝解郁。即辨"证"为主，辨"病"次之。

（陈秀慧　整理）

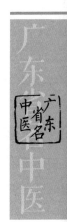

〔**案16**〕

侯某某，男，62岁，2018年1月4日因"反复头晕1个月"就诊。症见：头晕，行走时有踩棉花感，腰酸，双下肢乏力，言语欠清，眠纳可，大便4天1次，质软，尿频。舌暗红，苔薄白，脉弦细。有脑萎缩病史。查体：构音欠清，闭目难立征（＋）。2017年12月头颅MRA提示：橄榄桥脑小脑萎缩可能性大。

**西医诊断：** 多系统萎缩？

**中医诊断：** 眩晕。

**证候诊断：** 气虚血瘀。

**治　　法：** 补气活血。

**处　　方：**

| | | | | |
|---|---|---|---|---|
| 黄芪30 g | 当归10 g | 赤芍15 g | 地龙10 g | 川芎15 g |
| 桃仁10 g | 红花10 g | 杜仲15 g | 牛膝15 g | 桔梗10 g |
| 石菖蒲15 g | 山药15 g | 菟丝子15 g | 白术30 g | 枳壳15 g |

10剂，每天1剂，水煎服。

2018年1月18日复诊。患者头晕减轻，仍言语不清，腰酸，双下肢乏力，言语欠清，眠纳可，大便4天1次，质软，尿频。舌暗红，苔薄白，脉弦细。

效不更方。守上方14剂，每天1剂，水煎服。

**【按语】** 眩晕是风、火、痰、瘀上扰清窍或精亏血少所致，以清窍失养为基本病机，以头晕、眼花为主要临床表现的一类病证。治疗老年人头晕，平肝的同时，注意养阴，不宜攻伐太过，易伤津液。该方取补阳还五汤补气活血；杜仲、牛膝、山药、菟丝子、白术滋补脾肾；桔梗、石菖蒲治痰，牛膝引血下行。诸药合用以达标本兼治。

（翁旭亮　整理）

# 第三节　抽动障碍案

　　柯某某，男，13岁，2016年2月15日因"右眼、口角反复抽动3年，再发2个月"就诊。症见：右眼、口角反复抽动，精神紧张时加重，纳眠可，大便干结，小便调。舌淡红，苔薄白，脉细。患者为早产儿，自幼多病。查体：神清，四肢肌力、肌张力正常。外院MRI检查未见异常。

**西医诊断：**抽动障碍。

**中医诊断：**痉病。

**证候诊断：**肝肾阴虚。

**治　　法：**补益肝肾。

**处　　方：**

| | | | |
|---|---|---|---|
| 熟地黄15 g | 麦冬10 g | 白芍10 g | 牡蛎30 g（先煎） |
| 五味子10 g | 黄精10 g | 远志10 g | 龙骨30 g（先煎） |
| 柏子仁10 g | 火麻仁15 g | 炙甘草6 g | 龟甲15 g（先煎） |

7剂，每天1剂，水煎服。

　　2016年2月22日二诊。患者眼角、口角仍抽动，次数减少，眠纳可，二便调。舌淡红，苔薄白，脉细。

**处　　方：**

| | | | |
|---|---|---|---|
| 熟地黄15 g | 麦冬10 g | 白芍10 g | 牡蛎30 g（先煎） |
| 五味子10 g | 黄精10 g | 远志10 g | 龙骨30 g（先煎） |
| 柏子仁10 g | 火麻仁15 g | 川芎10 g | 龟甲15 g（先煎） |
| 炙甘草6 g | | | |

14剂，每天1剂，水煎服。

　　2016年3月3日三诊。患者眼角、口角无抽动，眠纳可，二便调。舌淡

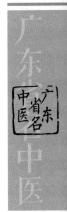

红，苔薄白，脉细。

效不更方。守上方14剂，隔天1剂，水煎服。

【按语】抽动障碍为"肌张力障碍"的一种，主要表现为不自主的、快速的、无目的的、单一或多部肌群的收缩，如眨眼、皱眉、努嘴、耸鼻、点头、吞咽、打呃等运动抽动或（和）发声抽动，并可共存注意力不集中、多动或其他障碍。上述症状可单独或交替发生，一天出现多次，至少持续2周。

中医对此病的认识，最先在儿科"疳积"中有部分描述，一些症状亦与中医"瘛疭"相似。至明代傅仁宇在《审视瑶函》一书中以"目糊"命名，认为此病虽以不自主地眨眼为突出症状，但却是一种多与肝、胆、脾、肾相关的脏腑功能失调的儿科疾病。

黄德弘教授认为此病多与先天不足有关。患儿或由于先天不足，肾阴不充，或缘于后天失调，损及阴液，肝失濡养，虚火上炎，致胞睑频频抽动。治以滋肾养肝，息风解痉。熟地黄滋阴补肾，填精益髓，臣以黄精补养肝肾，并能涩精，取"肝肾同源"之意；麦冬、白芍养阴；远志、柏子仁、五味子宁心安神；川芎活血行气；火麻仁润肠通便；龟甲、牡蛎、龙骨以息风潜阳。

治疗抽动障碍有儿科医师喜用"健脾"之法治之，此患者为早产儿，先天禀赋不足，故以补肝肾为法。小儿为"纯阳之体"，病情往往较成人简单，故效不更方。

（许幸仪　整理）

# 第四节 痹病案

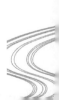

---
〔案1〕
---

黄某某，女，85岁，2015年4月13日因"双下肢麻痹疼痛乏力6个月"就诊。患者双下肢麻痹疼痛乏力，左侧手掌肿胀、无疼痛、无红肿，双下肢轻度水肿，晚上尤甚，时有口干口苦，纳可，眠欠佳，易醒，夜尿多，大便调。舌淡，苔白稍厚，脉弦。查体：神清，颅神经，双下肢肌张力正常，肌力Ⅴ⁻级。双巴宾斯基征（－）。左侧手掌肿胀、无红肿，双下肢水肿（＋）。

**西医诊断：** 坐骨神经痛。

**中医诊断：** 痹病。

**证候诊断：** 肝肾不足。

**治 法：** 养血祛风，通络止痛。

**处 方：**

| | | | | |
|---|---|---|---|---|
| 独活15g | 桑寄生20g | 秦艽15g | 防风15g | 细辛3g |
| 当归10g | 杜仲15g | 牛膝15g | 党参20g | 茯苓20g |
| 桂枝15g | 甘草6g | | | |

10剂，每天1剂，水煎服。

2015年5月4日二诊。患者双下肢麻痹疼痛乏力减轻，天气变化时加重，时有头部昏沉感，纳可，眠欠佳，易醒，夜尿多，晚上10余次，大便调。舌淡，苔白，脉弦。

**处 方：**

| | | | | |
|---|---|---|---|---|
| 独活15g | 桑寄生20g | 秦艽15g | 细辛3g | 当归10g |
| 杜仲15g | 牛膝15g | 党参20g | 茯苓20g | 桂枝15g |
| 木瓜15g | 豨莶草30g | 甘草6g | | |

14剂，每天1剂，水煎服。

2015年6月15日三诊。患者双下肢麻痹疼痛乏力减轻，时有头部昏沉感，手心脚心烦热，口舌干，纳可，眠易醒，夜尿多，一晚上7～8次，大便调。舌淡红，苔黄稍厚，脉弦。

**证候诊断：**肝肾阴虚。

**治　　法：**滋阴补肾。

**处　　方：**

| | | | | |
|---|---|---|---|---|
| 熟地黄15g | 山茱萸10g | 山药15g | 牡丹皮15g | 泽泻15g |
| 茯苓20g | 生地黄20g | 地骨皮15g | 白薇20g | 杜仲15g |
| 牛膝15g | | | | |

10剂，每天1剂，水煎服。

**【按语】**独活寄生汤是治痹病的常用方。"治风先治血，血行风自灭"，该方于养血药上加用补肝肾、祛风湿药治疗，养血祛风并用，治疗效果显著。二诊减防风，加用木瓜、豨莶草加强祛风湿止痹痛作用。三诊，患者症状好转，但出现阴虚症状，考虑前二诊温药稍太过，引动虚火，故予养肾阴之品巩固先天。

本案患者肝肾不足，治疗时应攻补兼施。若一味祛邪，往往欲速则不达。

（陈秀慧　整理）

---

〔**案2**〕

王某，女，44岁，2015年5月25日因"右手指麻木10余天"就诊。现症见：觉头晕头痛，时伴恶心欲吐，颈项僵痛，时伴右上肢疼痛，腰痛，痛处固定，有痰，眠差，纳可，二便调。舌暗红，苔薄白，脉沉细。查体：双肺呼吸音清，心率86次/分，律整，四肢肌力、肌张力正常，双侧浅感觉对称。

**西医诊断：**颈椎病。

**中医诊断：**痹病。

**证候诊断：**痰瘀阻络。

**治　　法：**活血化瘀，行气止痛。

**处 方：**

| | | | | |
|---|---|---|---|---|
| 川芎15 g | 甘草6 g | 当归10 g | 生地黄20 g | 牛膝15 g |
| 红花10 g | 桔梗10 g | 桃仁10 g | 柴胡10 g | 赤芍15 g |
| 葛根30 g | 浙贝母15 g | 桂枝15 g | | |

4剂，每天1剂，水煎服。

2015年5月28日复诊。患者右上肢麻木疼痛消失，无头晕头痛，颈项僵痛明显好转，无腰痛，无痰，眠一般，纳可，二便调。舌暗红，苔薄白，脉沉细。

**处 方：**

| | | | | |
|---|---|---|---|---|
| 川芎15 g | 甘草6 g | 当归10 g | 生地黄20 g | 牛膝15 g |
| 红花10 g | 桔梗10 g | 桃仁10 g | 柴胡10 g | 赤芍15 g |
| 葛根30 g | 桂枝15 g | 细辛5 g | 羌活15 g | |

7剂，每天1剂，水煎服。

【按语】黄德弘教授善用血府逐瘀汤治疗颈椎病之臂丛神经损害。方中桃仁破血行滞而润燥，红花活血祛瘀以止痛，共为君药。赤芍、川芎助君药活血祛瘀；牛膝活血通经，祛瘀止痛，引血下行，共为臣药。生地黄、当归养血益阴，清热活血；桔梗能升能降，宽胸行气；柴胡疏肝解郁，与桔梗同用，能理气行滞，使气行则血行，以上均为佐药。桔梗并能载药上行，兼有使药之用；甘草调和诸药，亦为使药。合而用之，使血活瘀化气行，则诸症可愈。此患者有痰，考虑瘀血久滞，内生痰积，加浙贝母以化痰，加葛根以解痉，桂枝以调和营卫。4剂后患者疼痛好转，痰消失，故去浙贝母改予羌活以祛风除湿。

"颈椎病"所致之"痹"常痛有定处，夜间尤甚，乃"血瘀"之象，治宜行气活血，解痉止痛，如兼痰浊内阻，则活血、化痰兼施，以求良效。

（许幸仪 整理）

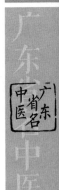

〔案3〕

邝某某，女，37岁，2015年10月19日因"反复左手麻木、双手持物乏

235

力1个月"就诊。现症见：无左手麻木，时双前臂阵发性胀痛，双手持物乏力，眠差，纳可，二便调。舌淡红，苔薄白，脉弦。查体：神经系统体格检查未见异常。

**西医诊断：** 左手麻木查因：周围神经病？神经症？

**中医诊断：** 痹病。

**证候诊断：** 肝肾阴虚。

**治　　法：** 滋补肝肾。

**处　　方：**

山茱萸10g　生地黄20g　牛膝15g　　枸杞子20g　龟甲15g（先煎）

山药15g　　菟丝子15g　太子参20g　远志10g　　酸枣仁30g

合欢皮30g　黄芪30g　　葛根30g

10剂，每天1剂，水煎服。

2015年11月2日复诊。患者双手持物乏力改善，觉口干，疲倦，眠、纳可，二便调。舌淡红，苔薄白，脉弦。

**证候诊断：** 气阴两虚。

**治　　法：** 益气养阴。

**处　　方：**

党参20g　　白术15g　　陈皮6g　　当归10g　　木香10g（后下）

升麻10g　　柴胡10g　　茯苓15g　黄芪40g　　菟丝子15g

山药15g　　生地黄20g　麦冬15g

10剂，每天1剂，水煎服。

【按语】该患者年纪较轻，却出现老年人常见的乏力、麻木等痹病症状，而西医检查未见异常，故考虑为虚损所致。治疗上初予六味地黄汤滋补肝肾，后予补中益气汤补中益气，是为先补先天之肾精，后补后天之脾土，二者联合，使患者精气充足而病向愈。

患者就诊时有眠差，有心肾不交之证，故在滋阴补肾的基础加用安神药品，睡眠改善之后，根据"脾主四肢肌肉"故予补脾培土。

（陈秀慧　整理）

黎某某，男，88岁，2015年11月23日因"右上肢麻痹1年余"就诊。现症见：自觉右手麻木，阵发性抽痛，右手大鱼际肌萎缩，眠纳可，二便调。舌暗红，苔薄白，脉弦细。查体：右手大拇指痛觉减退，右手大鱼际肌萎缩，四肢肌张力正常，肌力Ⅴ级。外院行肌电图检查提示右侧腕管综合征。

**西医诊断：** 右侧腕管综合征。

**中医诊断：** 痹病。

**证候诊断：** 气虚血瘀。

**治　　法：** 益气活血，祛瘀通络。

**处　　方：**

| | | | | |
|---|---|---|---|---|
| 黄芪30 g | 当归10 g | 赤芍15 g | 地龙10 g | 川芎15 g |
| 桃仁10 g | 红花10 g | 葛根30 g | 杜仲15 g | 牛膝15 g |
| 桂枝10 g | 细辛3 g | | | |

7剂，每天1剂，水煎服。

2015年11月30日二诊。患者仍有右手麻木，阵发性抽痛稍减，眠纳可，二便调。舌暗红，苔薄白，脉弦细。

**处　　方：**

| | | | | |
|---|---|---|---|---|
| 黄芪30 g | 当归10 g | 赤芍15 g | 地龙10 g | 川芎15 g |
| 桃仁10 g | 红花10 g | 葛根30 g | 杜仲15 g | 牛膝15 g |
| 桂枝10 g | 细辛3 g | 知母15 g | 龟甲15 g（先煎） | |

4剂，每天1剂，水煎服。

2015年12月3日三诊。患者右手麻木稍改善，阵发性抽痛明显减轻，眠纳可，二便调。舌暗红，苔薄白，脉弦细。

**处　　方：**

| | | | | |
|---|---|---|---|---|
| 黄芪30 g | 当归10 g | 赤芍15 g | 地龙10 g | 川芎15 g |
| 桃仁10 g | 红花10 g | 葛根30 g | 杜仲15 g | 牛膝15 g |
| 桂枝10 g | 细辛3 g | 木瓜15 g | 豨莶草30 g | |

6剂，每天1剂，水煎服。

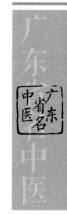

2015年12月10日四诊。患者右手麻木明显改善，抽痛基本消失，眠纳可，二便调。舌暗红，苔薄白，脉弦细。

**证候诊断：**气虚血瘀，肝肾不足。

**治　　法：**益气活血，兼补肝肾。

**处　　方：**

| | | | | |
|---|---|---|---|---|
| 黄芪30 g | 当归10 g | 赤芍15 g | 地龙10 g | 川芎15 g |
| 桃仁10 g | 红花10 g | 葛根30 g | 杜仲15 g | 牛膝15 g |
| 桂枝10 g | 细辛3 g | 桑寄生20 g | 羌活15 g | 菟丝子15 g |

7剂，每天1剂，水煎服。

【按语】补阳还五汤适用于气虚血瘀之证。肢体麻木疼痛者，凡痛有定处，同时见气虚表现者，不妨一试该方，不必拘泥于是否"偏瘫"。黄芪补气，气旺则血行；当归、赤芍、川芎、桃仁、红花以活血化瘀；地龙以通络；再加上桂枝、细辛以温通阳气；杜仲以补肾通络；葛根升提阳气；牛膝以活血通络。服14剂中药后患者疼痛减轻，继续予强健筋骨，加用木瓜、豨莶草祛风除湿。症状消失后以上方加桑寄生以补肾，加羌活以祛风以巩固疗效。

补阳还五汤是治疗气虚血瘀型中风的著名汤剂。本例选用治疗中风的补阳还五汤治疗痹病，效果颇佳。其实，只要辨证准确，按证型选用相应的方药就不会错。同病异治，异病同治，是中医辨证论治的具体体现，关键在于"证"。

（许辛仪　陈秀慧　整理）

〔**案5**〕

文某某，女，83岁，2016年2月15日因"左足背红肿热痛2天"就诊。症见：患者无明显诱因出现左足背红肿热痛，口干、口苦，眠差，腰酸，小便黄，大便正常。舌淡红，苔薄黄，脉弦细。查体：左足皮肤色红，皮温高，肿痛（＋）。

**西医诊断：**痛风。

**中医诊断：**痹病。

**证候诊断：** 风湿热痹。

**治　　法：** 清热祛湿，通络止痛。

**处　　方：**

| | | | | |
|---|---|---|---|---|
| 苍术15 g | 薏苡仁20 g | 牛膝15 g | 杜仲15 g | 黄柏15 g |
| 木瓜15 g | 豨莶草15 g | 泽泻20 g | 桑寄生20 g | 羌活15 g |

4剂，每天1剂，水煎服。

2016年2月18日复诊。患者右足背红肿热痛明显减轻，无口干、口苦，眠改善，无腰酸，小便黄，大便正常。舌淡红，苔薄黄，脉弦细。

**处　　方：**

| | | | |
|---|---|---|---|
| 苍术15 g | 薏苡仁20 g | 牛膝15 g | 杜仲15 g | 黄柏15 g |
| 木瓜15 g | 豨莶草15 g | 泽泻20 g | 三七片10 g（先煎） | |

4剂，每天1剂，水煎服。

【按语】热痹属中医学"痹病"之范畴。中医历代医家对风、寒、湿痹论述较多，而有关热痹的论述相对较少。但在临床上热痹患者并不少见，其病情变化快，关节肿痛症状明显，且致残率较高，故了解热痹的证型特点并对其进行辨证施治就显得尤为重要。热痹之名最早出自《素问·四时刺逆从论》"厥阴有余病阴痹；不足病生热痹"。机体正气不足、内有蕴热是热痹发生的内在基础，感受各种外邪是诱发条件。除具有关节疼痛、肌肉肿胀等痹病的主症外，热痹还具有发病急骤、病情变化快、局部皮温较高、得冷则舒、发热、咽痛口渴、溲赤便秘、舌红、苔黄或黄腻、脉滑数或弦数等特点。湿偏重者，兼以关节肌肉酸楚、重着、麻木，脉濡数等；热偏重者，关节红肿疼痛，灼热感明显，发热较重，皮肤可见红斑，痛风性关节炎急性发作期属风湿热痹阻型热痹。黄德弘教授治疗热痹，以四妙丸加味。方中以黄柏为君药，取其寒以胜热，苦以燥湿，且善除下焦之湿热；苍术苦温，健脾燥湿除痹，共为臣药；薏苡仁以驱热除湿；牛膝活血通经络，补肝肾，强筋骨，且引药直达下焦；桑寄生、杜仲、豨莶草以祛湿补肾，羌活以祛风除湿，泽泻、木瓜以渗湿泄热。本例服药4剂后患者症状明显好转，去桑寄生、羌活，改予三七以活血化瘀止痛。治疗此型热痹时，应注重清热而不留

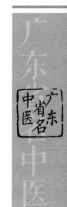

湿、清热而防伤阴、清热而不忘健脾补肾的原则。

（许幸仪　整理）

---

〔**案6**〕

黄某某，女，47岁，2016年3月3日因"左手指麻木1个月"就诊。症见：患者1个月前出现左手指麻木，颈项酸痛，纳眠可，二便调。舌淡红，苔薄白，脉细。查体：手指无畸形，无红肿热痛。感觉检查未见异常。

**西医诊断：** 臂丛神经损害？

**中医诊断：** 痹病。

**证候诊断：** 风寒湿痹。

**治　　法：** 祛风除湿，散寒除痹。

**处　方：**

| 桂枝15 g | 黄芪30 g | 大枣15 g | 白芍15 g | 桑寄生20 g |
| 细辛3 g | 当归10 g | 赤芍15 g | 木瓜10 g | 豨莶草30 g |
| 葛根30 g | 甘草6 g | 生姜10片（自行加入） | | |

4剂，每天1剂，水煎服。

2016年3月7日复诊。患者左手指麻木、颈项酸痛均明显好转，纳眠可，二便调。舌脉同前。

**处　　方：**

| 桂枝15 g | 黄芪30 g | 大枣15 g | 白芍15 g | 桑寄生20 g |
| 细辛3 g | 当归10 g | 赤芍15 g | 三七10 g（先煎） | |
| 葛根30 g | 甘草6 g | 生姜10片（自行加入） | | |

7剂，每天1剂，水煎服。

【按语】考虑为风寒湿痹之血痹，予黄芪桂枝五物汤加味治疗。黄芪桂枝五物汤主治血痹证，以肌肉不仁为主或兼有轻微的酸痛，血行障碍，有如风痹之状为主要表现。黄芪补气行气，桂枝既达肌腠，又入血分，既活血和营，又祛风通络。二者相配，既益气活血，又能祛风除痹。

"不通则痛"，此类患者治疗可重用黄芪补气，以助血行通畅。

（陈秀慧　整理）

〔案7〕

谭某某，男，60岁，2016年4月28日因"左上肢痛3周"就诊。症见：患者3周前无明显诱因出现左上肢疼痛，服西药未见好转，纳眠可，二便调。舌淡红，苔薄白，脉沉。既往有高血压病病史。查体：左上肢无肌肉萎缩，无活动障碍，肩关节无红肿，皮肤无皮疹。辅助检查：尿酸501 mmol/L。

**西医诊断：** 退行性关节炎？

**中医诊断：** 痹病。

**证候诊断：** 风寒湿痹。

**治　法：** 祛风除湿，散寒除痹。

**处　方：**

| | | | | |
|---|---|---|---|---|
| 独活10 g | 桑寄生15 g | 茯苓15 g | 杜仲10 g | 党参10 g |
| 当归6 g | 川芎6 g | 生地黄15 g | 白芍20 g | 防风10 g |
| 秦艽10 g | 肉桂3 g（焗服） | 牛膝10 g | 细辛3 g | 甘草3 g |

7剂，每天1剂，水煎服。

2016年5月5日复诊。患者诸症减轻，但觉服药后稍有上火感、口干、口苦。舌脉同前。

**处　方：**

| | | | | |
|---|---|---|---|---|
| 独活15 g | 防风10 g | 秦艽10 g | 牛膝10 g | 肉桂3 g（焗服） |
| 桑枝20 g | 茯苓15 g | 杜仲10 g | 太子参15 g | 当归10 g |
| 川芎10 g | 生地黄15 g | 白芍20 g | 细辛3 g | 络石藤15 g |
| 黄柏15 g | 知母15 g | 甘草3 g | | |

7剂，每天1剂，水煎服。

**【按语】** 四诊合参符合"风寒湿痹"，予独活寄生汤化裁。复诊时患者觉"上火"，改党参为太子参，加黄柏、知母。临证时应注意辨别夹杂之证，遣方有的放矢，方可获效。独活寄生汤是治疗久痹而肝肾两虚、气血不

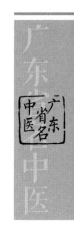

足之常用方。四诊合参，符合风寒湿痹，肝肾不足，投以独活寄生汤。此病例由于辨证准确，配伍合理，疗效立现。

（陈秀慧　整理）

〔案8〕

陈某某，女，57岁，2016年11月21日因"四肢远端麻木1个月"就诊。患者1个月前开始出现四肢远端手套袜套样麻木，无肢体乏力，无关节红肿疼痛，无外感史，无进行性加重，纳眠可，二便调。舌淡暗，苔薄白，脉沉细。查体：双上肢手掌以下、双下肢小腿下1/3以下浅感觉减退，双侧腱反射（＋），病理征（＋）。

**西医诊断：**多发性神经病。

**中医诊断：**痹病。

**证候诊断：**气虚血瘀。

**治　法：**益气活血。

**处　方：**

| | | | | |
|---|---|---|---|---|
| 黄芪30 g | 当归10 g | 赤芍15 g | 川芎15 g | 桃仁10 g |
| 红花10 g | 桂枝15 g | 细辛5 g | 木瓜15 g | 豨莶草30 g |
| 羌活10 g | 桑寄生20 g | | | |

7剂，每天1剂，水煎服。

2016年11月28日复诊。患者四肢远端麻木较前减轻，纳眠可，二便调。舌脉同前。

**处　方：**

| | | | | |
|---|---|---|---|---|
| 黄芪30 g | 当归10 g | 赤芍15 g | 川芎15 g | 桂枝15 g |
| 细辛5 g | 木瓜15 g | 豨莶草30 g | 羌活10 g | 姜黄10 g |
| 三七片10 g（先煎） | | 党参20 g | | |

7剂，每天1剂，水煎服。

**【按语】**黄德弘教授喜用补阳还五汤治疗周围神经病，西医治疗这类疾病多予营养神经的药物。周围神经病属中医学"痹病"之范畴，痹病多因风、寒、湿、热等外邪侵袭人体，闭阻经络而导致气血运行不畅，久则血瘀，亦有气虚而致血瘀出现肌肉、筋骨、关节等部位酸痛或麻木、重着、屈伸不利。患者年过五旬，素食生冷之物，脾阳受损，血瘀脉络而致颈、肩疼痛。本例病机乃气虚无力运血，血停而成瘀，阻塞脉络而导致的。故"异病同治"，予补阳还五汤以益气活血祛瘀通络，使气行血脉通畅，"通则不痛"。补阳还五汤，黄芪补气，气旺则血行；当归、赤芍、川芎、桃仁、红花以活血化瘀；桂枝、细辛以温通阳气；木瓜、豨莶草祛风除湿，强健筋骨；羌活祛风胜湿；姜黄、三七以加强活血行气。

补阳还五汤乃治疗中风的代表方，临床上若遇肢体伸展不利、麻木的患者，不妨灵活试用之，关键是抓住"气虚血瘀"辨证要点，不必拘泥于"半身不遂"。灵活加以运用，往往有意想不到的效果。

（陈秀慧　整理）

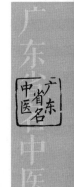

〔**案9**〕

冯某某，男，50岁，2017年8月7日因"肩颈疼痛伴左手麻木1周余"就诊。症见：患者1周来头后仰时颈肩疼痛甚，左手麻木，眠差，纳可，二便调。舌暗，苔薄白，脉弦。查体：颈椎无明显压痛，左侧臂丛神经牵拉试验阳性，颈椎诱发试验（＋）。

**西医诊断：**颈椎病。

**中医诊断：**痹病。

**证候诊断：**气滞血瘀。

**治　　法：**理气行滞，活血化瘀。

**处　　方：**

| 川芎15 g | 当归10 g | 生地黄20 g | 牛膝15 g | 木瓜15 g |
| 红花10 g | 豨莶草30 g | 葛根40 g | 桔梗10 g | 桃仁10 g |
| 柴胡10 g | 赤芍15 g | 甘草6 g | | |

4剂，每天1剂，水煎服。

2017年8月10日二诊。患者肩颈疼痛伴左手麻木较前改善，头后仰时颈

第三章　验案选录

243

肩无疼痛，左手少许麻木，项强，眠差，纳可，二便调。舌暗红，苔薄白，脉弦。

**证候诊断：**风邪入络。

**治　　法：**祛风通络。

**处　　方：**

葛根40 g（先煎）　　麻黄10 g　　大枣10 g　　桂枝10 g　　白芍10 g

羌活10 g　　　　　　炙甘草6 g

4剂，每天1剂，水煎服。

2017年8月14日三诊。患者肩颈疼痛伴左手麻木较前改善，头后仰时有固定痛点，左手少许麻木，项强改善，眠差，纳可，二便调。舌暗红，苔薄白，脉弦。

**证候诊断：**风邪入络。

**治　　法：**祛风通络。

**处　　方：**

葛根40 g　　　大枣10 g　　　桂枝10 g　　　白芍10 g　　　羌活10 g

细辛5 g　　　薏苡仁20 g　　三七片10 g（先煎）　　　　炙甘草6 g

7剂，每天1剂，水煎服。

【按语】一诊时患者疼痛明显、手麻、舌暗，黄德弘教授辨证为气滞血瘀，予血府逐瘀汤治疗。服药后明显好转。二诊时患者项强，黄德弘教授改用葛根汤治疗。葛根汤是黄德弘教授喜用的汤剂，凡项强者，若无明显热像，都可用此方剂缓解症状。葛根汤是桂枝汤加入葛根、麻黄而成。方中葛根解肌散邪，生津通络；辅以麻黄、桂枝疏散风寒，发汗解表；白芍、甘草生津养液，缓急止痛；大枣调和脾胃，鼓舞脾胃生发之气。诸药配伍，有发汗解表，升津舒经之功效。黄德弘教授用葛根汤时葛根一般是重用，用30～40 g，而且按仲景原方中的要求，建议患者先煎葛根，以更好地发挥葛根的功效。另外若患者寒湿较重，黄德弘教授一般会加用细辛、薏苡仁以温化寒湿。

臂丛神经损害，痛有定处，夜间尤甚，结合舌脉，症见手麻，病位在膈以上，故予血府逐瘀汤加减。但见"项背强几几"之患者，若无基础复杂之兼证，予葛根汤多能奏效。

（陈秀慧　整理）

〔案10〕

梁某某，男，73岁，2017年8月14日因"反复四肢麻木、双下肢浮肿7个月余"就诊。症见：患者自2017年元旦后出现双下肢麻木，后延至四肢麻木，伴双下肢紫癜、浮肿。曾在外院诊断为"周围神经病：结节性血管炎可能副肿瘤综合征未排"，后在外院风湿科就诊，诊断为"结节性多动脉炎"，予口服泼尼松片、环磷酰胺片，双下肢浮肿改善，但仍有四肢麻木。半个月后出现左下肢乏力明显。后减少泼尼松片及环磷酰胺片用量。现仍有四肢麻木，双下肢浮肿及左下肢乏力，皮肤少许紫癜。自觉上身怕热汗多，下半身怕冷。口干、口苦，纳可，眠差，难入睡。二便调。舌红，苔薄白，脉弦滑。查体：四肢肌张力正常，肌力Ⅴ级，双下肢痛觉呈袜套样减退，双下肢浮肿（++）。

**西医诊断：**①结节性多动脉炎；②周围神经病。

**中医诊断：**痹病。

**证候诊断：**痰湿内停。

**治　　法：**除湿通络。

**处　　方：**

| | | | | |
|---|---|---|---|---|
| 白术15 g | 泽泻20 g | 桂枝15 g | 猪苓15 g | 茯苓20 g |
| 杜仲15 g | 牛膝15 g | 细辛5 g | 酸枣仁20 g | 合欢皮30 g |

6剂，每天1剂，水煎服。

2017年8月21日二诊。患者睡眠稍改善，仍有四肢麻木，双下肢浮肿好转，皮肤少许紫癜。上身怕热汗多及下半身怕冷感稍减轻。口干、口苦减轻，纳可，二便调。舌红，舌根苔黄厚，脉弦滑。

**处　　方：**

| | | | | |
|---|---|---|---|---|
| 白术15 g | 泽泻20 g | 桂枝15 g | 猪苓15 g | 茯苓20 g |

| 杜仲20 g | 牛膝20 g | 细辛5 g | 酸枣仁20 g | 合欢皮30 g |
| 苍术15 g | 薏苡仁20 g | 黄柏15 g | | |

7剂，每天1剂，水煎服。

2017年8月28日三诊。患者睡眠改善，麻木感较前改善，口干口苦减轻，纳可，大便烂，小便调。舌红，舌根苔黄厚，脉弦滑。

**处　　方：**

| 苍术15 g | 薏苡仁20 g | 黄柏15 g | 白术15 g | 桂枝15 g |
| 茯苓20 g | 黄芪30 g | 杜仲20 g | 牛膝20 g | 细辛5 g |
| 酸枣仁20 g | 合欢皮30 g | | | |

7剂，每天1剂，水煎服。

2017年9月4日四诊。患者四肢仍有麻木感，口干口苦，脐周隐痛，遇冷加重，双下肢怕冷，上身怕热，汗多好转，纳可，眠改善，可入睡，但易醒，大便调，小便偏黄。舌红，舌根苔黄厚，脉弦滑。

**证候诊断：**痰湿内停，脾气虚弱。

**治　　法：**除湿通络，健脾益气。

**处　　方：**

| 苍术15 g | 薏苡仁20 g | 黄柏15 g | 牛膝20 g | 白术15 g |
| 桂枝15 g | 茯苓20 g | 黄芪30 g | 杜仲20 g | 柴胡15 g |
| 干姜10 g | 黄芩10 g | | | |

7剂，每天1剂，水煎服。

2017年9月11日五诊。患者四肢麻木感较前减轻，足底间有刺痛感，疲乏较前改善，口干口苦减轻，脐周仍隐痛，遇冷加重，双下肢怕冷，上身怕热，头颈部汗多，纳眠可，大便调，小便偏黄。舌淡红，舌根苔黄厚，脉弦滑。

**证候诊断：**痰湿内停，脾肾两虚。

**治　　法：**除湿通络，健脾补肾。

**处　　方：**

| 苍术15 g | 薏苡仁20 g | 黄柏15 g | 牛膝20 g | 白术15 g |

| 桂枝15 g | 茯苓20 g | 酸枣仁20 g | 黄芪30 g | 杜仲20 g |
|---|---|---|---|---|
| 柴胡15 g | 干姜10 g | 黄芩10 g | 泽泻20 g | |

7剂，每天1剂，水煎服。

2017年9月18日六诊。患者四肢麻木感略减轻，右脚趾间有刺痛感，双下肢肿胀，疲乏改善，口干口苦减轻，脐周仍隐痛，遇冷加重，双下肢怕冷，上身怕热，近两天少许前额头痛，纳眠可，大便调，小便偏黄。舌淡红，舌根苔黄厚，脉弦滑。

**证候诊断：**痰湿内停，脾肾两虚。

**治　　法：**除湿通络，健脾补肾。

**处　　方：**

| 苍术15 g | 薏苡仁20 g | 黄柏15 g | 牛膝20 g | 白术15 g |
|---|---|---|---|---|
| 桂枝15 g | 茯苓20 g | 酸枣仁20 g | 黄芪50 g | 杜仲20 g |
| 柴胡15 g | 干姜10 g | 黄芩10 g | 泽泻20 g | |

7剂，每天1剂，水煎服。

2017年9月25日七诊。患者四肢麻木感减轻，有刺痛感，双下肢肿胀改善，疲乏改善，无口干口苦，脐周冷痛改善，双下肢怕冷改善，上身怕热，近一周前额头痛，纳眠可，大便调，小便偏黄。舌暗红，舌根苔黄厚，脉弦滑。

**证候诊断：**痰瘀互结。

**治　　法：**益气活血通络。

**处　　方：**

| 桃仁10 g | 红花10 g | 当归10 g | 川芎15 g | 赤芍15 g |
|---|---|---|---|---|
| 杜仲20 g | 白术15 g | 茯苓20 g | 酸枣仁20 g | 桂枝15 g |
| 黄芪50 g | 柴胡15 g | 干姜10 g | 茜草30 g | |

7剂，每天1剂，水煎服。

2017年10月9日八诊。患者四肢麻木感继续减轻，有刺痛感，双下肢肿胀、疲乏继续改善，少许口干口苦，脐周冷痛及双下肢怕冷改善明显，上身无怕热，前额头痛减轻，纳眠可，大便调，小便偏黄。舌红，苔薄黄，脉弦滑。

**证候诊断：**痰瘀阻络。

**治　法：**凉血活血，益气通络。

**处　方：**

| | | | | |
|---|---|---|---|---|
| 桃仁10 g | 红花10 g | 当归10 g | 川芎15 g | 赤芍15 g |
| 仙鹤草30 g | 杜仲20 g | 白术15 g | 茯苓20 g | 桂枝10 g |
| 黄芪50 g | 柴胡15 g | 干姜10 g | 茜草30 g | |

7剂，每天1剂，水煎服。

2017年10月16日九诊。患者双上肢及手指麻木改善明显，双足有刺痛感。双下肢肿胀、疲乏继续改善，少许口干口苦，无脐周冷痛，双下肢怕冷改善，上身汗出，前额阵发性头痛，纳眠可，大便调，小便偏黄。舌红，苔薄黄，脉弦滑。

**证候诊断：**痰瘀阻络，脾气虚弱。

**治　法：**益气健脾，活血通络。

**处　方：**

| | | | | |
|---|---|---|---|---|
| 桃仁10 g | 红花10 g | 当归10 g | 川芎15 g | 砂仁10 g（后下） |
| 鸡内金5 g | 赤芍15 g | 杜仲20 g | 白术15 g | 茯苓20 g |
| 桂枝10 g | 黄芪50 g | 柴胡15 g | 干姜10 g | |

7剂，每天1剂，水煎服。

2017年10月23日十诊。患者四肢麻木及刺痛感改善。双下肢肿胀、疲乏同前，口干口苦，双下肢怕冷改善，上身汗出，前额阵发性头痛改善，食欲较前减，间嗳气，眠可，大便调，小便偏黄。舌红，苔薄黄，脉弦滑。

**证候诊断：**痰瘀阻络，脾胃虚弱。

**治　法：**健脾养胃，活血通络。

**处　方：**

| | | | | |
|---|---|---|---|---|
| 桃仁10 g | 红花10 g | 当归10 g | 川芎15 g | 砂仁10 g（后下） |
| 麦芽30 g | 稻芽30 g | 赤芍15 g | 杜仲20 g | 白术15 g |
| 茯苓20 g | 桂枝10 g | 黄芪50 g | 柴胡15 g | |

14剂，每天1剂，水煎服。

2017年11月13日十一诊。患者四肢麻木及刺痛感改善。双下肢肿胀消退，口干口苦，双下肢怕冷改善，上身怕热汗出，食欲较前减，无嗳气，眠可，二便调。舌暗红，苔薄白，脉弦滑。

**证候诊断：** 痰瘀阻络。

**治　　法：** 健脾活血通络。

**处　　方：**

| | | | | |
|---|---|---|---|---|
| 桃仁10g | 红花10g | 当归10g | 川芎15g | 砂仁10g（后下） |
| 鸡内金5g | 黄连10g | 赤芍15g | 杜仲20g | 白术15g |
| 茯苓20g | 桂枝10g | 黄芪50g | 柴胡15g | |

14剂，每天1剂，水煎服。

2017年11月27日十二诊。患者双上肢麻木明显改善，双下肢麻木及刺痛感改善，触及地面时刺痛感明显减轻。双下肢肿胀消退，肌肤甲错，少许口干口苦，双下肢怕冷明显改善，纳可，无嗳气，眠可，小便调，大便溏烂。舌暗红，苔薄白，脉弦滑。

**证候诊断：** 痰瘀阻络，脾胃虚弱。

**治　　法：** 健脾养胃，活血通络。

**处　　方：**

| | | | | |
|---|---|---|---|---|
| 桃仁10g | 红花10g | 当归10g | 川芎15g | 砂仁10g |
| 鸡内金5g | 白头翁30g | 细辛3g | 赤芍15g | 杜仲20g |
| 白术15g | 茯苓20g | 桂枝10g | 黄芪60g | |

14剂，每天1剂，水煎服。

**【按语】** 周围神经疾病属于中医"痹病""麻木"等范畴。若脾运久滞，气机失畅，津液不能正常输布，故津凝为痰，瘀阻脉道，故则四肢麻木。叶天士云："病久气血推行不利，血络之中，必有瘀凝，故致病气缠绵不去。其瘀滞之邪，久存脉道，络中气血阻滞不通，必卒然而痛。"《素问·举痛论》云："经脉流行不止，患周不休……泣而不行，客于脉外则血少，客于脉中则气不通，故卒然痛。"此病多辨证为正虚邪实，正虚为脾胃亏虚，邪实为瘀血、痰浊、寒湿等。故以标本兼顾为治则。

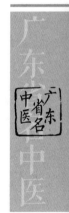

患者年过七旬，正气不足，痰湿内停，侵入经络，留于关节，导致经脉气血闭阻不通，不通则痛，故为痹病。正如《证治汇补》所说："风湿多侵于上，肩背麻木，手腕硬痛。寒湿多侵于下，脚腿木重，足膝疼酸，上下俱得，身如板夹，脚如石坠。"黄德弘教授首诊患者考虑湿留经脉，予五苓散以利水渗湿，温阳化气，杜仲以补益肾气，牛膝引药下行，细辛以温化痰饮，酸枣仁、合欢皮以宁心安神。守方1个月，患者水肿及睡眠改善后，黄德弘教授认为其寒热夹杂，上热下寒，改予四妙散合柴胡桂枝干姜汤，并加黄芪以补中益气，杜仲以温补肾气。又服药1个月后，患者症状明显改善，黄德弘教授认为，痹病日久必虚，必兼瘀，并在前方上加桃红四物汤以活血化瘀，重用黄芪以大补元气。

该患者西医诊断为"结节性多动脉炎"，由于循环障碍，有周围神经性损害情况存在，中医善于"异病同治"，该例病程每一时段症候有所差别，故根据当时辨证制定治法。该患者结合中药治疗后，病情明显改善，中医药治疗疑难杂症疗效确切，颇具特色优势。

（许幸仪　整理）

# 第五节　心悸案

何某某，女，45岁，2016年3月7日因"反复心悸2周"就诊。患者2周前无明显诱因出现心悸，伴睡眠差，入睡困难，纳差，眠可，二便调。舌红，苔薄白，脉细数。

**西医诊断：**心悸查因：心脏神经官能症？

**中医诊断：**心悸。

**证候诊断：**心血不足。

**治　　法：**补益心血。

**处　　方：**

| 五味子10 g | 柏子仁15 g | 丹参15 g | 当归10 g | 麦冬15 g |
| 酸枣仁15 g | 远志10 g | 天冬10 g | 桔梗10 g | 茯苓20 g |
| 党参20 g | 生地黄20 g | 厚朴10 g | | |

4剂，每天1剂，水煎服。

2016年3月10日复诊，患者诸症好转。舌脉同前。

**处　　方：**

| 五味子10 g | 柏子仁15 g | 丹参15 g | 当归10 g | 麦冬15 g |
| 酸枣仁15 g | 远志10 g | 天冬10 g | 桔梗10 g | 茯苓20 g |
| 党参20 g | 生地黄20 g | 合欢皮30 g | 素馨花10 g | |

7剂，每天1剂，水煎服。

【按语】患者的心悸伴有失眠的症状，考虑为心血不足、阴血亏虚所致，予天王补心丹治疗。方中生地黄、天冬、麦冬滋阴，丹参、当归养血，党参益气健脾，茯苓益气安神，柏子仁、酸枣仁、远志、五味子安神，桔梗载药上浮。诸药共奏养血滋阴、养心安神之功。此外，酌加合欢皮、素馨花

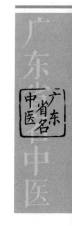

解郁助眠。

（陈秀慧　整理）

# 第六节　腹痛案

谢某某，女，45岁，2016年10月27日因"反复腹痛1周"就诊。患者腹痛，以腹部隐隐疼痛为主，部位不定，时左时右，有时可自行缓解，伴嗳气、太息，纳可，眠差，便秘，小便调。舌淡暗，苔薄白，脉弦。查体：腹软，无压痛反跳痛。肠鸣音正常。肝脾肋下未触及。墨非氏征（－），麦氏点压痛（－）。双肾区无压痛。

**西医诊断：**腹痛查因：神经官能症？

**中医诊断：**腹痛。

**证候诊断：**肝气郁结。

**治　　法：**疏肝理气止痛。

**处　　方：**

| | | | | |
|---|---|---|---|---|
| 柴胡15 g | 川芎10 g | 香附10 g | 枳壳15 g | 白芍15 g |
| 陈皮5 g | 党参20 g | 黄连5 g | 酸枣仁20 g | 远志10 g |
| 合欢皮30 g | 炙甘草6 g | | | |

7剂，每天1剂，水煎服。

2016年11月10日复诊。患者服药后腹痛缓解明显。近三天腹痛又作，伴嗳气、太息，纳差，便秘，小便调。舌淡暗，苔薄白，脉弦。

效不更方。守上方7剂。

**【按语】**肝主疏泄，性喜条达，其经脉布胁肋循少腹。若情志不遂，木失条达，则致肝气郁结，经气不利，故见脘腹胀痛、胁肋疼痛，善太息、嗳气等。该患者的临床表现符合上述肝气郁结的表现，予柴胡疏肝散治疗，效果颇佳。黄德弘教授认为该方芳香辛燥，易耗气伤阴，不宜久服，此类患者后期可适当健脾气，益胃阴。

　　神经官能症症状多种多样，可同时出现多个系统症状，中医治疗有一定优势，关键在于辨证。

（陈秀慧　整理）

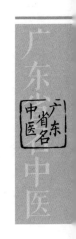

# 第七节　胃痛案

────────────〔**案1**〕────────────

陈某，女，51岁，2015年9月10日因"反复腹胀1个月"就诊。患者腹胀时伴胸闷，恶心，进食后可缓解，觉咽痒，咳嗽，无反酸嗳气，纳果，眠差，二便调。舌淡红，苔薄白，脉弦细。查体：腹软，剑突下压痛，无反跳痛。

**西医诊断：**慢性胃炎？

**中医诊断：**胃痛。

**证候诊断：**肝气犯胃。

**治　　法：**疏肝理气。

**处　　方：**

| | | | | |
|---|---|---|---|---|
| 炙甘草6 g | 川芎15 g | 柴胡20 g | 香附10 g | 枳壳15 g |
| 白芍15 g | 陈皮6 g | 木香10 g（后下） | | 郁金10 g |
| 石菖蒲10 g | 砂仁10 g（后下） | | 桔梗10 g | |

7剂，每天1剂，水煎服。

2015年9月17日电话回访，患者无腹胀、胃痛。

【按语】此方为柴胡疏肝散加木香、郁金、石菖蒲、砂仁、桔梗。木香助香附理气，石菖蒲、郁金以宽胸解郁，桔梗利咽。患者咽痒，咳嗽，并非呼吸道疾患，临床上某些胃痛患者常因呃逆、吞酸刺激咽喉，时咽痒不适、咳嗽无痰，应该注意辨别。

（许辛仪　整理）

〔案**2**〕

陈某某，男，56岁，2016年8月4日因"胃痛反复发作2个月"就诊。患者腹胀，喜按，恶心，纳呆，眠差，二便调。舌淡红，苔薄白，脉弦细。查体：腹软，剑突下压痛，无反跳痛。外院胃镜检查提示：慢性胃炎。

**西医诊断：**慢性胃炎。

**中医诊断：**胃痛。

**证候诊断：**肝郁脾虚。

**治　　法：**健脾和胃，疏肝止痛。

**处　　方：**

| 柴胡15g | 川芎15g | 香附10g | 枳壳15g | 炙甘草6g |
| 白芍15g | 陈皮6g | 木香10g（后下） | | 党参20g |
| 茯苓20g | 白术15g | 砂仁10g（后下） | | 首乌藤30g |

7剂，每天1剂，水煎服。

2016年8月11日复诊。患者胃痛减轻，偶有嗳气，舌脉同前。

效不更方。守上方7剂，每天1剂，水煎服。

【按语】胃痛，又称胃脘痛，是由外感邪气、内伤饮食情志、脏腑功能失调等导致气机郁滞，胃失所养，以上腹胃脘部近歧骨处疼痛为主症的病证。患者年过五旬，饮食不节，脾胃虚弱，肝气犯胃，胃气不和，故见胃痛。取柴胡入肝、胆经，升发阳气，疏肝解郁，透邪外出，为君药；白芍敛阴养血柔肝，条达肝气；枳壳、陈皮理气，川芎、香附以理气止痛；木香、砂仁行气、醒脾；党参、白术、茯苓、炙甘草健脾；首乌藤养血安神。

"胃痛"的患者除了与饮食失调、外邪侵犯、素体脾虚相关外，情志不畅也是胃痛的重要原因，临床仔细观察可以发现此类患者症状加重往往与工作压力、精神紧张等因素有关，故柴胡类方在这方面十分常用。

肝气犯胃在"胃痛"患者中较为常见，若病情反复，可见"脾失健运"，故在"疏肝"的同时应予"健脾"，疗效更佳。

（许幸仪　整理）

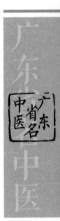

# 第八节　腰痛案

〔案1〕

戴某某，女，41岁，于2015年4月2日因"腰痛向双下肢放射10余年"就诊。患者腰痛向双下肢放射，以右下肢明显，间歇性跛行，足趾麻木，眠纳可，夜尿3次，二便调。月经量可。舌淡红，苔白微腻，脉弦。查体：L4棘旁压痛（＋），右坐骨神经行程压痛（＋），右直腿抬高试验45°（＋）。辅助检查：无。

**西医诊断：** 腰椎间盘突出症？

**中医诊断：** 腰痛。

**证候诊断：** 肝肾不足。

**治　　法：** 益肝肾，祛风湿，止痹痛。

**处　　方：**

| | | | | |
|---|---|---|---|---|
| 独活15 g | 桑寄生20 g | 秦艽15 g | 防风15 g | 细辛10 g |
| 当归10 g | 赤芍15 g | 杜仲15 g | 牛膝15 g | 党参15 g |
| 甘草6 g | 桂枝10 g | 茯苓20 g | 丹参20 g | 豨莶草30 g |
| 木瓜15 g | | | | |

7剂，每天1剂，水煎服。

2015年4月9日复诊。患者腰痛、右下肢放射痛症状较前缓解，足趾麻木减，眠欠佳，梦多，纳可，二便调。舌淡暗，苔薄白，脉弦。2015年4月2日腰椎MR提示"①腰椎退行性改变：1/2腰椎间盘髓核疝，腰椎3/4、腰椎4/5、腰椎5/骶1椎间盘膨出并向后突出、椎间盘纤维环撕裂；②第1骶椎水平骶管小囊肿"。

效不更方。守上方14剂，每天1剂，水煎服。

**【按语】**此方在独活寄生汤基础上加减。独活祛风寒湿邪，为君药。桑寄生补肝肾、祛风湿，秦艽祛风湿，共为臣药。牛膝、杜仲补益肝肾，强壮筋骨；党参、茯苓、甘草益气扶脾，为佐药。细辛、桂枝温经驱寒，防风、木瓜、豨莶草祛风寒湿邪，当归、丹参、赤芍活血通络。各药合用，是为标本兼顾，扶正祛邪之剂。对风、寒、湿三气着于筋骨的痹病，为常用有效的方剂。

"腰椎间盘突出"系退行性病变，故通常有"肝肾不足"征象，年轻患者发病常与外伤有关，即有"血瘀"之象，故在"补益肝肾，通经活络"的基础上，酌加活血之品，可增强疗效。

（许幸仪　整理）

林某某，男，42岁，2015年8月24日因"右侧腰部酸痛半月余"就诊。症见：无尿频、尿急、尿痛，无肉眼血尿，眠差，纳可，便溏。舌暗红，苔黄厚，脉细滑。查体：腰椎无明显压痛，右肾区叩击痛（＋）。查腰椎X线示：腰椎退行性骨关节病，腰4/5椎间隙变窄，建议进一步检查椎间盘。彩超示：前列腺囊肿。双肾、膀胱未见明显异常。

**西医诊断：**腰椎间盘突出症。

**中医诊断：**腰痛。

**证候诊断：**湿热下注。

**治　　法：**清热祛湿。

**处　　方：**

| | | | | |
|---|---|---|---|---|
| 黄柏15g | 苍术15g | 牛膝15g | 薏苡仁15g | 杜仲15g |
| 丹参20g | 川芎15g | 桑寄生30g | 豨莶草30g | |

7剂，每天1剂，水煎服。

2015年9月7日二诊。患者右侧腰部酸痛减轻。眠差，纳可，便溏。舌暗红，苔黄厚，脉细滑。

**证候诊断：**湿热下注。

治　　法：清热祛湿。

处　　方：

| 黄柏15 g | 苍术15 g | 牛膝15 g | 薏苡仁15 g |
| 杜仲15 g | 丹参20 g | 桑寄生30 g | 白术15 g |
| 白扁豆15 g | 党参20 g | 黄芪30 g | 菟丝子15 g |

7剂，每天1剂，水煎服。

2015年9月14日三诊。患者右侧腰部酸痛减轻。眠差，纳可，便溏。舌暗红，苔白略厚，脉弦细。

**证候诊断：**脾肾两虚。

治　　法：补益脾肾。

处　　方：

| 黄芪40 g | 党参20 g | 白术15 g | 陈皮6 g | 当归10 g |
| 木香10 g（后下） | | 升麻6 g | 柴胡10 g | 茯苓15 g |
| 菟丝子15 g | 山药15 g | 杜仲15 g | 牛膝15 g | |

7剂，每天1剂，水煎服。

2015年9月21日四诊。患者右侧腰部酸痛明显改善。体倦，眠纳可，便溏，舌暗红。苔白略厚，脉弦细。

效不更方。守上方7剂，每天1剂，水煎服。

【按语】黄德弘教授用四妙丸治疗湿热下注之证。方中苍术以燥湿健脾，黄柏以清热利湿，薏苡仁以祛湿热，利筋络，牛膝以补肝肾，强经络；桑寄生、杜仲以补肾利湿，豨莶草以祛风湿，川芎以活血。服药7剂后患者腰痛减轻，守方加白术、白扁豆以健脾利湿，当归以活血。

患者初诊见腰痛，便溏，苔黄厚，脉滑，证属"湿热下注"，治宜清热利湿止痛，后患者诉以往有反复腰痛，"肾结石"病史，现腰膝酸软，体倦，舌苔转白，考虑"久病必虚"，治以补中益气，佐以补益肝肾。

（许幸仪　整理）

麦某某，男，67岁，2016年4月14日"反复腰痛1年余"就诊。患者1年前无明显诱因出现右侧腰痛，放射至右下肢，曾在当地医院求治，症状稍缓解。1个月前腰痛加剧，放射至下肢，右侧为主，咳嗽及喷嚏时加重，双髋关节疼痛，双下肢乏力，怕冷，口干，纳眠可，大便一天一行，觉大便无力，小便调。舌淡胖，苔薄白，脉弦滑。查体：腰椎及椎旁压痛，叩击痛（-），右侧骶髂关节叩击痛，右侧4字试验（+），直腿抬高试验（+），左下肢肌力Ⅴ级，右下肢肌力Ⅳ级，未引出病理征。外院腰椎MR检查提示：腰椎4/5、腰骶5/骶1椎间盘变性并轻度膨出。

**西医诊断：**腰椎间盘突出症。

**中医诊断：**腰痛。

**证候诊断：**肾阳虚。

**治　　法：**补肾阳，益肾气。

**处　　方：**

| | | | | |
|---|---|---|---|---|
| 枸杞子20g | 山茱萸10g | 熟地黄15g | 熟附子15g | 山药15g |
| 菟丝子15g | 当归10g | 杜仲15g | 肉桂3g | 桃仁10g |
| 红花10g | 木瓜15g | 豨莶草30g | | |

7剂，每天1剂，水煎服。

2016年4月21日二诊。患者右髋部疼痛减轻，仍腰痛放射至下肢。舌脉同前。

**证候诊断：**肾阳虚。

**治　　法：**补肾阳，益肾气。

**处　　方：**

| | | | | |
|---|---|---|---|---|
| 枸杞子20g | 山茱萸10g | 黄芪40g | 熟附子15g | 山药15g |
| 菟丝子15g | 当归10g | 杜仲15g | 木瓜15g | 肉桂3g（焗服） |
| 桃仁10g | 红花10g | 豨莶草30g | | |

14剂，每天1剂，水煎服。

2016年5月9日三诊。患者双髋部疼痛减轻，腰痛稍减轻。舌淡胖，苔薄白，脉弦。

**证候诊断：**肾阳虚。

**治　　法：**补益肾气，佐以活血。

**处　　方：**

| | | | | |
|---|---|---|---|---|
| 山茱萸10g | 桂枝10g | 熟附子15g | 熟地黄15g | 茯苓15g |
| 牡丹皮10g | 杜仲15g | 续断15g | 牛膝10g | 黄芪40g |
| 三七粉3g（冲服） | | 牛大力30g | | |

14剂，每天1剂，水煎服。

2016年5月30日四诊。患者双髋部疼痛减轻，腰痛明显减轻。舌淡胖，苔薄白，脉弦。

守上方加桑寄生20g。14剂，每天1剂，水煎服。

**【按语】**腰痛是指一侧或双侧腰部疼痛，甚则痛连脊骨。《备急千金要方·腰痛第七》指出"凡腰痛有五：一曰少阴，少阴肾也。十月万物阳气皆衰，是以腰痛"。患者年已六旬，肾精亏损所致腰痛反复发作。治宜补肾阳，益肾气为主。此方以肾气丸为主，方中熟地黄、山茱萸、杜仲、牛膝、续断补益肝肾、补骨壮骨，黄芪补益脾气，熟附子、桂枝以通阳益气，当归、桃仁、红花、三七等药以养血活络止痛，桑寄生、牛大力以补肾祛湿。

肾为先天之本，肾主骨，腰为肾之府，腰椎间盘突出多见于中老年人，"肾虚"为本。患者疼痛较为剧烈，腰痛达1年之久。久病必瘀，依黄德弘教授经验，腰椎间盘突出患者用药酊加活血之品，疗效更为显著。

（许幸仪　整理）

〔案4〕

吴某，男，75岁，于2017年5月22日因"腰酸痛4天"就诊。症见：腰痛，小便淋漓，口干，纳欠可，眠可。便溏，日3～4次。舌暗，苔薄白，脉弦细。

**西医诊断：**腰肌劳损？

**中医诊断：**腰痛。

**证候诊断：**脾肾两虚。

治　　法：益脾气，补肾阳。

处　　方：

| 熟附子10 g | 山药15 g | 生地黄20 g | 桂枝15 g | 山茱萸10 g |
| 茯苓20 g | 泽泻15 g | 牡丹皮15 g | 党参20 g | 白术15 g |
| 金樱子15 g | 杜仲15 g | 牛膝15 g | | |

4剂，每天1剂，水煎服。

2017年5月25日复诊。患者腰痛，小便淋漓较前改善，口干明显减轻，纳眠可。便溏，近2天大便量少，日1次，痰白。舌暗红，苔少，脉弦。

**证候诊断：**脾肾两虚。

治　　法：益脾气，补肾阳。

处　　方：

| 熟附子10 g | 山药15 g | 生地黄20 g | 桂枝15 g | 山茱萸10 g |
| 茯苓20 g | 泽泻15 g | 牡丹皮15 g | 太子参20 g | 白术15 g |
| 杜仲15 g | 牛膝15 g | 桔梗10 g | | |

7剂，每天1剂，水煎服。

**【按语】**《素问·脉要精微论》指出："腰者，肾之府，转摇不能，肾将惫矣。"说明了肾虚腰痛的特点。患者年过七旬，脾气不足，运化失司，故纳差，便溏；肾精亏损，故见腰痛，小便淋漓不尽，结合舌脉，患者以脾肾两虚为主。治宜益脾气，补肾阳，予肾气丸为主，予地黄滋阴补肾生精，山茱萸、山药补肝养脾益精，泽泻、茯苓利水渗湿，牡丹皮活血散瘀，熟附子、桂枝以通阳益气，党参、白术以健脾益气，杜仲、金樱子以补肾固精缩尿，牛膝以引药下行。

老年患者"腰痛"多与腰椎退行性变相关，肝肾虚衰者常见，一般予补益肝肾。但切忌教条主义，"湿盛""血瘀"等也不少见，故应仔细辨证分析，对症下药。

（许幸仪　整理）

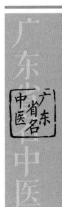

# 第九节　耳鸣案

吴某某，男，72岁，于2017年9月28日因"反复耳鸣3年"就诊。患者近3年自觉耳鸣反复发作，音调低，自行按压双耳后症状缓解，无耳痛、听力下降，鼻塞，无流涕，时伴头痛，休息好时头痛缓解，疲乏，口淡，睡眠浅，偏食，纳一般，小便调，大便干。舌淡红，苔薄白，边有齿痕，脉细滑。

**西医诊断：**耳鸣。

**中医诊断：**耳鸣。

**证候诊断：**脾虚湿困。

**治　　法：**健脾祛湿通窍。

**处　　方：**

| | | | | |
|---|---|---|---|---|
| 黄芪30 g | 党参20 g | 白术30 g | 陈皮5 g | 当归10 g |
| 木香10 g（后下） | | 升麻10 g | 柴胡10 g | 枳壳15 g |
| 茯苓20 g | 桔梗10 g | 石菖蒲15 g | | |

7剂，每天1剂，水煎服。

2017年10月9日复诊。患者服药后近两天无耳鸣发作，间少许鼻塞，无头痛，疲乏感减轻，口淡，睡眠改善，纳较前好转。小便调，大便干。舌淡红，苔薄白，边有齿痕，脉细滑。

**证候诊断：**脾虚湿困。

**治　　法：**健脾祛湿通窍。

**处　　方：**

| | | | | |
|---|---|---|---|---|
| 黄芪30 g | 党参20 g | 白术30 g | 陈皮5 g | 当归10 g |
| 木香10 g（后下） | | 升麻10 g | 柴胡10 g | 枳壳15 g |
| 茯苓20 g | 桔梗10 g | 石菖蒲15 g | 郁李仁15 g | 火麻仁15 g |

7剂，每天1剂，水煎服。

【按语】耳鸣是多种病症的常见症状，常与耳聋合并出现，多发于中老年人，故有"聋为鸣之渐，鸣为聋之始"之说。中医认为肾与耳关系密切，亦与脾肺相关。耳鸣有虚实之分。《素问·脉解》言："所谓耳鸣者，阳气万物盛上而跃，故耳鸣也。"《灵枢·海论》言："髓海不足，则脑转耳鸣。"《景岳全书》言："凡暴鸣而声大者多实，渐鸣而声细者多虚；少壮热盛者多实，质清脉细，素多劳倦者多虚。"

此患者饮食不节，脾胃气弱，内生痰浊，循经上壅，耳窍被蒙，故耳鸣不休。治疗以补中益气汤为主，方中黄芪味甘微温，入脾经，补中益气，升阳固表，党参、茯苓、白术以补气健脾，当归养血和营，陈皮理气和胃，升麻、柴胡升阳举陷，桔梗载药上行，枳壳以行气，石菖蒲化湿开胃，开窍豁痰。

此外，该患者有鼻塞症状，考虑有慢性鼻炎可能，按压双耳后症状可缓解，怀疑分泌物堵塞咽鼓管，结合临床，考虑清阳不升。必须指出的是，治疗耳鸣耳聋不单"补肾"一法。

（许幸仪　整理）

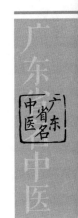

# 第十节　风疹案

陈某某，女，42岁，2017年2月18日因"双侧面部反复出现风团样皮疹1个月余"就诊。患者1个多月来双侧面部反复出现风团样皮疹，面部针刺样不适、发热感。近半月来左侧面部感觉减退，面部浮肿感，纳可，眠可。二便调。舌淡红，苔薄白，脉细。查体：暂未见双侧面部皮疹，左侧面部中上区浅感觉减退。

**西医诊断：** ①过敏性皮炎？荨麻疹？②三叉神经病变？

**中医诊断：** 风疹。

**证候诊断：** 风热夹湿。

**治　　法：** 利水化湿，清热祛风。

**处　　方：**

| 桂枝10 g | 干姜8 g | 猪苓15 g | 茯苓15 g | 泽泻10 g |
| 防风10 g | 荆芥穗10 g | 蝉蜕10 g | 桑叶10 g | 岗梅10 g |
| 六神曲10 g | 炙甘草5 g | | | |

7剂，每天1剂，水煎服。

2017年3月2日二诊。患者服药后诸症明显减轻，查体：舌淡红，苔薄白，脉细。未见双侧面部皮疹，左侧面部中上区浅感觉减退较前好转。效不更方。守上方7剂，每天1剂，水煎服。

2017年3月9日三诊。患者左侧面部中上区浅感觉减退消失，1周来未再出现皮疹，无面部发热感，面部浮肿明显消退。查体：舌淡红，苔薄白，脉细。未见双侧面部皮疹，左侧面部中上区浅感觉正常。效不更方。守上方7剂，每天1剂，水煎服。

**【按语】** 患者反复面部皮疹、浮肿、发热感、麻木感，黄德弘教授考虑为营卫不和、风湿热之邪入侵面部经络所致。故予五苓散为主方利水化湿，去掉五苓散中的白术，改用干姜以增强温经之力，以利水湿消散，防风、荆芥穗、蝉蜕祛风，岗梅、桑叶清热，六神曲消食健脾，炙甘草调和诸药。诸药合用，起到利水化湿、清热祛风之功。辨证准确，药到病除。

（陈秀慧　整理）

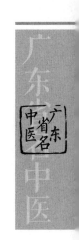

# 第十一节　痒风案

─────────────〔**案1**〕─────────────

余某某，女，41岁，2016年3月14日因"背部及双侧小腿胀痛、瘙痒3个月，加重1周"就诊。症见：背部、双侧小腿胀痛、瘙痒3个月，加重1周，夜间明显，面部潮红、瘙痒，恶寒，腰酸，口和，胃纳可，眠差，难入睡，二便调。舌淡，苔白腻，左脉沉，右脉滑。查体：面部色红，肤温高。

**西医诊断：** 瘙痒症。

**中医诊断：** 痒风。

**证候诊断：** 血虚生风。

**治　　法：** 健脾养血，祛风止痒。

**处　　方：**

| 党参20 g | 黄芪30 g | 当归10 g | 茯苓15 g | 龙眼肉5 g |
|---|---|---|---|---|
| 黄精15 g | 首乌藤30 g | 白术15 g | 酸枣仁30 g | 远志10 g |
| 木香10 g（后下） | | 炙甘草6 g | | |

7剂，每天1剂，水煎服。

2016年3月21日复诊。患者瘙痒明显减轻，睡眠好转。舌脉同前。

效不更方，守上方7剂，每天1剂，水煎服。

【按语】瘙痒症是指临床上无原发性皮损，而以瘙痒为主的感觉神经功能异常性皮肤病，临床上可分为全身性与局限性两种，属于中医"风瘙痒"和"痒风"的范畴。《外科证治全书·痒风》记载"遍身瘙痒，并无疮疥，搔之不止"，其特点是皮肤阵发性瘙痒，搔抓后常出现抓痕、血痂、色素沉着和苔藓样等，泛发性者可泛发全身。瘙痒症的病因病机复杂，既有外邪，又有内伤及内外邪相合致病，外邪多为风、寒、湿、热，内因为脏腑功能及气血阴阳失调，由上述原因导致血热生风，血虚生风，湿热内蕴，风盛作痒，瘀血阻滞等。治疗原则为清热、利湿、凉血、养血、润燥、消风、化瘀、止痒。

本例患者脾胃虚弱，气血生化乏源，形成血虚生风证，治宜健脾养血，祛风止痒，治予归脾汤加味。方中黄芪以补升脾气，四君子汤补气健脾，使脾胃强健，则气血自出、气能统血；当归补血汤补气生血，使气固血充，龙眼肉、酸枣仁、远志养心安神，木香理气醒脾，使补而不滞，黄精、首乌藤以补益脾肾，养血安神。遣方体现"虚者补之"治则，未予一味祛风药治疗，然疗效甚佳。

老年人皮肤瘙痒，以"血虚""阴虚"为多见，入秋之后，痒痛更多，除药物治疗外，尚需注意饮食起居，忌辛燥之品，尽量避免使用肥皂等洗涤品。

（许辛仪　整理）

〔**案2**〕

甘某某，男，50岁，2017年8月2日因"全身汗出后刺痒感1年"就诊。患者素喜饮冰镇啤酒，1年前运动后冷水洗澡后，即外出饮冰镇啤酒。3天后出现全身刺痒感，运动后尤为明显。曾在当地医院皮肤科求治，症状未能减轻。就诊时患者全身汗出后出现刺痒感，纳眠可，二便正常。舌微红，苔黄腻，脉滑。查体：神清，四肢躯干未见皮疹。

**西医诊断**：胆碱能性荨麻疹？

**中医诊断**：瘙痒症。

**证候诊断**：湿热郁表。

**治　　法**：解表散邪，清热除湿。

**处　　方**：

| | | | | |
|---|---|---|---|---|
| 麻黄5 g | 杏仁10 g | 薏苡仁30 g | 赤小豆10 g | 连翘10 g |
| 荆芥10 g | 葛根20 g | 香薷10 g | 茵陈10 g | 淡豆豉5 g |
| 栀子5 g | | | | |

6剂，每天1剂，水煎服。

2017年8月9日复诊。患者全身汗出后刺痒感减轻。舌脉同前。

**证候诊断：** 湿热郁表。

**治　　法：** 解表散邪，清热除湿。

**处　　方：**

| 麻黄5g | 杏仁10g | 薏苡仁30g | 赤小豆10g | 连翘10g |
| 荆芥10g | 葛根20g | 香薷10g | 茵陈10g | 淡豆豉10g |
| 栀子10g | | | | |

7剂，每天1剂，水煎服。

**【按语】** 患者为中年男性，运动后喜冷饮，内生寒湿；运动后马上洗冷水澡，又食冷物，风湿蕴肤，而致全身刺痒；寒湿郁久生热，故运动后刺痒感明显；舌微红，苔黄腻，脉滑均为风湿蕴肤之征象，故予麻黄连翘赤小豆汤加减。麻黄连翘赤小豆汤出自张仲景《伤寒论·辨阳明病脉证并治》，可以解表散邪，清热除湿退黄，主治兼有表邪的湿热黄疸病症，患者患皮肤瘙痒类疾病因风邪客于腠理不散，故予麻黄发汗正可发泄郁热，透散邪毒，杏仁宣肺，薏苡仁除湿化湿，连翘、赤小豆清热解毒；荆芥、淡豆豉、香薷以解表化湿，葛根、栀子、茵陈以清热祛湿。

（许幸仪　整理）

# 第十二节 淋证案

郑某某，女，36岁，2016年8月15日因"尿频反复半年，再发1周"就诊。症见：尿频，尿急，小便黄，夜间明显，无肉眼血尿，腰酸，口干，纳可，便溏。舌暗红，苔黄厚，脉细滑。查体：双肾无叩击痛。尿常规检查未见异常。

**西医诊断：** 尿频查因：尿路感染？

**中医诊断：** 淋证。

**证候诊断：** 湿热下注，肝肾亏虚。

**治　　法：** 清热祛湿，补益肝肾。

**处　　方：**

| | | | | |
|---|---|---|---|---|
| 栀子10 g | 瞿麦15 g | 萹蓄15 g | 茵陈10 g | 菟丝子15 g |
| 女贞子15 g | 墨旱莲30 g | 山药15 g | 白术30 g | 生地黄20 g |
| 杜仲15 g | 金樱子15 g | | | |

7剂，每天1剂，水煎服。

2016年8月22日复诊。患者尿频、尿急明显改善。

效不更方。守上方7剂，每天1剂，水煎服。

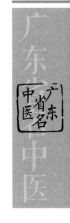

【按语】本例患者为虚实夹杂之证。黄德弘教授以标本兼治为原则，取八正散之意，自拟方加减，瞿麦利水通淋，清热凉血；萹蓄、茵陈清热利湿，利窍通淋，以栀子清热泻火，引热下行；墨旱莲、女贞子、杜仲、菟丝子、生地黄以补益肝肾，白术、山药以健脾渗湿，金樱子以补肾涩精。

（许幸仪　整理）

# 第十三节 自汗案

房某，女，56岁，2017年8月17日因"汗出反复1个月"就诊。症见：汗出以头顶部明显，白天明显，腰痛，易醒，纳可，二便调。舌淡红，边有齿痕，苔薄白，脉弦细。

**西医诊断：** 自主神经功能紊乱。

**中医诊断：** 自汗。

**证候诊断：** 气虚。

**治　　法：** 益气固表止汗。

**处　　方：**

| | | | | |
|---|---|---|---|---|
| 黄芪40 g | 防风15 g | 白术30 g | 党参20 g | 茯苓20 g |
| 浮小麦30 g | 金樱子15 g | 五味子10 g | 山药15 g | 杜仲15 g |
| 牛膝15 g | 酸枣仁20 g | | | |

10剂，每天1剂，水煎服。

2017年8月28日复诊。患者汗多较前稍改善，无腰痛，觉右臀部少许酸痛，眠改善，纳可，二便调。舌淡红，边有齿痕，苔薄白，脉弦。

**证候诊断：** 气虚。

**治　　法：** 益气固表止汗。

**处　　方：**

| | | | | |
|---|---|---|---|---|
| 黄芪40 g | 防风15 g | 白术30 g | 党参20 g | 茯苓20 g |
| 浮小麦30 g | 金樱子15 g | 五味子10 g | 山药15 g | 杜仲15 g |
| 牛膝15 g | 生地黄20 g | 牡丹皮15 g | 泽泻15 g | |

10剂，每天1剂，水煎服。

【按语】汗证是指由于阴阳失调，腠理不固，而致汗液外泄失常的病证。其中，不因外界环境因素的影响，而白昼时时汗出，动辄益甚者，称为自汗；寐中汗出，醒来自止者，称为盗汗。《临证指南医案·汗》谓："阳虚自汗，治宜补气以卫外；阴虚盗汗，治当补阴以营内。"

患者素体薄弱，病后体虚，耗伤肺气，肺与皮毛相表里，肌表疏松，表虚不固，腠理开泄而致自汗。故予玉屏风散加味，黄芪益气固表止汗，白术健脾益气，党参、山药以益气固摄，防风祛表散邪，浮小麦固表敛汗，五味子养阴敛汗，金樱子、杜仲以摄精固肾，酸枣仁以养血安神，牛膝以引药下行。

汗证也可以作为症状独立出现，临床也常见伴随其他症状，但少数人因体质差异，平素易汗出，但无其他不适，此类人群无须治疗，正如《笔花医镜·盗汗自汗》所说"盗汗为阴虚，自汗为阳虚，然亦有秉质如此，终岁习以为常，此为不必治也"。

（许幸仪　整理）

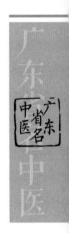

# 第十四节　口臭案

　　蔡某某，男，61岁，2016年3月10日因"口臭1周"就诊。症见：口臭，口腔溃疡，口苦，纳眠可，大便干结，小便黄。舌暗红，苔薄黄，脉弦细。查体：双肺未闻及干湿啰音，心率74次/分，律整。

**西医诊断：**口臭。

**中医诊断：**口臭。

**证候诊断：**肝火犯胃。

**治　　法：**清肝泻火。

**处　　方：**

| | | | | |
|---|---|---|---|---|
| 柴胡15 g | 川芎10 g | 香附10 g | 黄芩10 g | 黄连5 g |
| 枳壳15 g | 白芍15 g | 陈皮6 g | 炙甘草6 g | |

4剂，每天1剂，水煎服。

　　2016年3月14日二诊。患者口臭、口腔溃疡减轻，少许口苦，眠纳可，小便黄，大便如常。舌暗红，苔薄黄，脉弦细。

　　效不更方。守上方4剂，每天1剂，水煎服。

　　2016年3月21日三诊。患者无口臭，无口腔溃疡，诉易醒，口干，无口苦，纳可，二便调。舌红，苔微腻，脉沉细。

**西医诊断：**睡眠障碍。

**中医诊断：**不寐。

**证候诊断：**心血不足。

**治　　法：**养心安神。

**处　　方：**

| | | | | |
|---|---|---|---|---|
| 五味子10 g | 柏子仁15 g | 丹参15 g | 当归10 g | 麦冬15 g |

酸枣仁20 g　　远志10 g　　天冬15 g　　桔梗10 g　　茯苓15 g

党参20 g　　石菖蒲15 g　　菟丝子15 g

7剂，每天1剂，水煎服。

【按语】中医认为口臭是口内出气臭秽，它的产生源于五脏六腑失调。如清代《杂病源流犀烛》中说："虚火郁热，蕴于胸胃之间则口臭，或劳心味厚之人亦口臭，或肺为火灼口臭。"

患者年过六旬，肝肾亏虚，浊气上逆，肝胆火郁热上蒸，肝火犯胃，火气上炎，升降失司而致口臭。治疗上以柴胡疏肝散加味。柴胡入肝、胆经，升发阳气，疏肝解郁，透邪外出；白芍敛阴养血柔肝，川芎、香附以疏肝行气，黄连、黄芩以清肝胃之热，陈皮、枳壳理气解郁，泄热破结；炙甘草以调和诸药，益脾和中。患者口臭治愈，后出现不寐，考虑心血不足而致，而予天王补心丹调理。

口臭有实有虚，临证当细辨。

（许幸仪　整理）

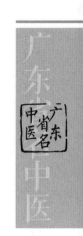

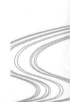